住院医师规范化培训推荐用书
临床技能与临床思维系列丛书

全科医学分册

总主编　王　毅　张秀峰

主　编　张秀峰　马礼兵

副主编　邓宏军　马　力　陈向红

人民卫生出版社
·北京·

图书在版编目（CIP）数据

临床技能与临床思维系列丛书 . 全科医学分册 / 张
秀峰，马礼兵主编 . —北京：人民卫生出版社，2021.3（2023.2重印）
ISBN 978-7-117-31289-9

Ⅰ.①临⋯　Ⅱ.①张⋯②马⋯　Ⅲ.①临床医学 – 技
术培训 – 教材②家庭医学 – 技术培训 – 教材　Ⅳ.①R4

中国版本图书馆 CIP 数据核字（2021）第 032445 号

人卫智网　**www.ipmph.com**　医学教育、学术、考试、健康，
　　　　　　　　　　　　　　　购书智慧智能综合服务平台
人卫官网　**www.pmph.com**　人卫官方资讯发布平台

临床技能与临床思维系列丛书
全科医学分册
Linchuang Jineng yu Linchuang Siwei Xilie Congshu
Quanke Yixue Fence

主　　编：张秀峰　马礼兵
出版发行：人民卫生出版社（中继线 010-59780011）
地　　址：北京市朝阳区潘家园南里 19 号
邮　　编：100021
E - mail：pmph @ pmph.com
购书热线：010-59787592　010-59787584　010-65264830
印　　刷：北京铭成印刷有限公司
经　　销：新华书店
开　　本：710×1000　1/16　印张：23
字　　数：425 千字
版　　次：2021 年 3 月第 1 版
印　　次：2023 年 2 月第 2 次印刷
标准书号：ISBN 978-7-117-31289-9
定　　价：75.00 元

打击盗版举报电话：**010-59787491**　E-mail：**WQ @ pmph.com**
质量问题联系电话：**010-59787234**　E-mail：**zhiliang @ pmph.com**

编委（按姓氏笔画排序）

丁相福（吉林大学）　　　　李建民（湖南师范大学）

马　力（首都医科大学）　　李艳博（吉林大学）

马礼兵（桂林医学院）　　　李章平（温州医科大学）

王　智（南华大学）　　　　肖　奎（中南大学）

王　毅（海南医学院）　　　肖丽艳（南华大学）

王　霞（南华大学）　　　　吴少芳（海南医学院）

王雪艳（天津医科大学）　　吴熊军（海南医学院）

韦　玲（海南医学院）　　　沈建箴（福建医科大学）

巴　根（中国医科大学）　　张丽媛（海南医学院）

邓宏军（南华大学）　　　　张秀峰（海南医学院）

邓启华（海南医学院）　　　陈　斌（南华大学）

邓青春（海南医学院）　　　陈　磊（海南医学院）

石大志（南华大学）　　　　陈向红（海南医学院）

龙发青（海南医学院）　　　陈兴峰（海南医学院）

申佳凡（南华大学）　　　　林芳崇（海南医学院）

白　敏（海南医学院）　　　易文铁（海南医学院）

朱丽霞（华中科技大学）　　周纳新（三峡大学）

朱俊勇（武汉大学）　　　　赵　莹（吉林大学）

庄海容（海南医学院）　　　钟　宁（山东大学）

刘　珏（南华大学）　　　　费书珂（南华大学）

刘彦合（海南医学院）　　　顾申红（海南医学院）

李　民（陆军军医大学）　　凌　静（南华大学）

李　坑（首都医科大学）　　郭晓云（广西医科大学）

李　芳（郑州大学）　　　　唐晓鸿（中南大学）

李志军（南华大学）　　　　崔培元（蚌埠医学院）

3

董春玲（吉林大学）　　　黎尚荣（中山大学）

蔡正维（三峡大学）　　　颜红霞（南华大学）

裴　华（海南医学院）　　霍开明（海南医学院）

熊　伟（海南医学院）　　穆　林（长治医学院）

秘书　易文轶

前　言

幅员辽阔、卫生与教育资源不平衡的中国，如何实现"健康梦"是中国政府为之奋斗的目标之一。住院医师规范化培训制度的建立为其提供了人才保障，人才培养的规范化和同质化是这一制度设计的美好愿景。临床技能与临床思维作为衡量人才质量的两个重要维度，使住院医师经过一段时间的规范化培训后，能用缜密而又符合临床实际的思维方式，指导并选择精准的操作完成临床患者的诊治过程，是住院医师规范化培训的终极目标。

实现这一目标的前提和基础是规范化，需要规范的不仅是培训的管理过程、培训内容、培训标准，更是学员专业能力，特别是临床技能。只有实现培训的规范化才有可能实现培养的同质化。

鉴于此，我们组织了全国200多名具有丰富临床与教学经验的专家编写了《临床技能与临床思维》系列丛书，作为住院医师规范化培训的规划教材，旨在提升所有参加住院医师规范化培训的学员临床岗位胜任能力，将本专业及相关专业的临床医学基础理论与基本知识融会贯通于临床实践的全过程，以期达到培养的同质化。

《临床技能与临床思维》系列丛书已陆续出版内科学、外科学、儿科学、妇产科学、神经病学、全科医学、耳鼻喉头颈外科学等分册。每分册收录本专业常见临床技能操作，从实训临床技能和临床思维角度出发，详尽列出了各临床技能的适应证、禁忌证、标准操作规程、常见并发症及处理，并将操作流程中的重点、难点及细节以疑点导航的形式呈现，数千个临床情景实例与临床思维分析，全面系统地阐述了临床技能操作的适用范围、具体要求以及临床思维要点，让学员在阅读中顿悟临床思维真谛的同时，达到规范化、精准化和同质化的培养目的。

本系列丛书中部分临床技能操作具有通识性，涉及多个学科，编写时将其分别编入到相应分册中，使学员在本专业分册中即能全面学习，无须查阅其他分册。

本书的200多位编者来自全国30多所院校，是我国临床医学教育和临床一线的中青年骨干，具有深厚的教学与临床工作经历，编者们严谨的治学态度、活跃的学术思想和尚教敬业的工作作风为本系列丛书的撰写提供了质量保证。

　　与此同时,全科医学分册在撰写过程中得到了海南省高等教育教学改革研究重点项目(Hnjg2020ZD-34)的资助,在此深表谢忱。

　　由于编者水平有限,疏忽遗漏在所难免,恳请广大师生和临床工作者不吝赐教,以便再版时予以修正。

王　毅　张秀峰

目　录

第一篇　内　科

第二篇　儿　　科

第三篇　外　　科

第四篇　妇　产　科

第五篇 急 诊 科

第六篇 眼 科

第七篇 耳 鼻 喉 科

第八篇　传　染　科

第 一 篇

内 科

第 一 章 胸腔穿刺术
Thoracentesis

一、适应证

1. 胸腔积液需要明确诊断。

2. 大量胸腔积液且患者有呼吸困难等压迫症状,需要抽出液体促进肺复张,缓解症状。

3. 胸腔内给药。

二、禁忌证

1. 凝血功能障碍或重症血小板减少者。

2. 穿刺部位有感染。

三、标准操作规程(表 1-1)

表 1-1 胸腔穿刺术标准操作规程

准备	医师准备:穿工作服,戴口罩、帽子,洗手
	核对患者信息,如床号、姓名;嘱患者排尿并询问麻醉药过敏史
	知情同意并签字,测血压、脉搏
	用物准备:胸腔穿刺包、络合碘、无菌棉签、手套、胶布、2% 利多卡因,5ml、20ml 或 50ml 注射器
操作过程	体位[1]:常用反骑跨位,患者取坐位,面向椅背,两前臂置于椅背上,前额伏于前臂上;不能取坐位者可取半卧位,患侧前臂上举双手抱于枕部
	穿刺点选择[2]:复习患者胸部 X 线片,肺部叩诊、听诊;常规选取肩胛下角线或腋后线第 7~8 肋间、腋中线第 6~7 肋间、腋前线第 5 肋间,包裹性积液结合超声定位;准确判断穿刺点及标记
	消毒顺序:以穿刺点为圆心,由内向外
	消毒范围:直径 15cm 以上
	消毒 3 次,消毒不留空隙,每次范围小于前 1 次,最后范围大于孔巾直径

操作过程	取胸穿包,检查有效期
	打开胸穿包的外层 3/4
	打开胸穿包的外层 1/4 及内层
	清点物品,铺孔巾
	检查穿刺针及胶管通畅性
	核对麻醉药,正确开启
	于穿刺点行皮丘注射
	沿穿刺点垂直进针
	边进针边回抽及推药
	若抽到胸腔积液则停止注药
	取穿刺针,止血钳夹闭穿刺针橡胶管[3]
	固定穿刺部位的皮肤
	沿穿刺点垂直进针,有突破感后停止进针
	助手用止血钳协助固定穿刺针
	连接注射器后松止血钳[3]
	操作过程中应该注意观察患者生命体征,如有头晕、面色苍白、出汗、心悸、胸部压迫或剧痛、昏厥等胸膜反应[4],或出现连续性咳嗽、气促、咳泡沫痰等现象时,应立即停止抽液
	配合抽液(及时夹闭胶管),首次抽液量不超过 700ml,以后每次抽液量不超过 1 000ml[5]
	留取胸腔积液标本送检[6]:常规、生化、脱落细胞;必要时予以胸腔内给药[7]
	夹闭胶管,拔出穿刺针,纱布按压 1~2min
	消毒穿刺点,敷料覆盖,胶布固定
	操作完成后为患者复原衣物
	术后嘱患者卧位或半卧位休息半小时,测血压,术后观察生命体征、有无出血及继发感染等

疑点导航:

1. **小儿胸腔穿刺体位**　年长儿体位同成人;婴幼儿由助手坐在椅子上,将患儿面向自己抱坐在腿上,使患儿稍前倾,背部暴露并略突出,一手将患侧手臂固定在头顶,另手固定患儿腰臀部,使之身体不动。小婴儿需选择水合氯醛灌肠、地西泮肌注或苯巴比妥肌注行适当镇静。

2. 穿刺点选择下肋的上缘 包裹性积液或积液量不多者需在 B 超定位下进行。

3. 始终保持胸腔与外界的隔离,防止气胸的形成。

4. 胸膜反应一般出现在穿刺针刚刚穿破胸膜时发生,原因有以下几点。

(1) 生理因素:胸腔穿刺所致的反射性迷走神经功能亢进;年轻患者对刺激的反应敏感,胸膜反应的发生率明显升高。在空腹状态下行胸腔穿刺,胸膜反应的发生率更高,这可能与饥饿状态下血糖偏低、机体不易耐受各种刺激有关。另外,当患者体质虚弱时,身体的抵抗力反应和控制力反应降低,对很小的刺激会发生与刺激强度不成比例的夸大反应。

(2) 心理因素:由于患者对胸穿过程、目的不了解,存在紧张和恐惧心理。

(3) 医源因素:医师操作不熟练,术前定位不准确,反复穿刺常导致胸膜反应。

(4) 疾病因素:患者体质虚弱或有其他并发症,比一般情况良好者发生率高。

(5) 局部麻醉(简称局麻)因素:皮肤及壁层胸膜麻醉效果欠佳,加之患者的痛阈较低。

5. 复张性肺水肿 因气胸、胸腔积液造成病侧肺萎陷,经胸腔闭式引流,解除对肺的压迫,使萎陷肺得以复张,患侧肺或双肺在短时间内(数分钟至数小时内)发生急性肺水肿,称为复张性肺水肿。故操作过程中注意放液量及速度,但脓胸应尽量全部抽净。小儿胸腔穿刺首次抽液量一般不超过 500ml,以后每次抽液量不超过 1 000ml。

6. 胸腔积液的送检重点内容根据患者的积液病因有所选择,如癌性胸腔积液:脱落细胞、肿瘤标志物;结核性胸腔积液:结核菌培养、结核抗体;感染性胸腔积液:细菌培养+药物敏感试验等。

7. 胸膜腔内注射药物 恶性胸腔积液在多次抽取后可向内注入博来霉素、顺铂、丝裂霉素等抗肿瘤的药物。结核性胸膜炎为防止粘连可向内注入链激酶或尿激酶,但无需注入抗结核药物;脓胸可用 2% 的 $NaHCO_3$ 或 0.9% NaCl 注射液反复冲洗脓腔,然后可以注入少量抗生素及链激酶,使脓液便于引流。

四、常见并发症及处理

1. 胸膜反应

(1) 停止操作,平卧,皮下注射 0.1% 肾上腺素 0.3~0.5ml。

(2) 开放静脉通道,予以心电监护,吸氧(采用常规湿化,氧流量调节为

2~4L/min)。

(3) 与患者家属交代病情,处理完后常规复查患者血压、脉搏。

2. 气胸

(1) 停止操作,平卧,检查生命体征,并行胸部重点体格检查。

(2) 行床旁胸部 X 线检查,少量气胸(侧胸壁与肺边缘 <2cm,气胸线与胸腔顶部距离 <3cm)且生命体征稳定者观察即可,同时予以吸氧;大量气胸(侧胸壁与肺边缘≥2cm,气胸线与胸腔顶部距离≥3cm)或生命体征不稳定者,应立即予以吸氧,心电监护,锁骨中线第 2 肋间穿刺排气,放置胸腔闭式引流管。

(3) 与患者家属交代病情,处理完后常规复查患者血压、脉搏。

3. 复张性肺水肿

(1) 停止操作,半卧,立即予以吸氧,心电监护,建立静脉通道。

(2) 限制入量,利尿(呋塞米 20mg 静脉注射);必要时使用地塞米松 5mg 静脉注射。

(3) 与患者家属交代病情,处理完后常规复查患者血压、脉搏。

4. 血胸

(1) 停止操作,半卧,立即予以吸氧,心电监护,建立静脉通道。

(2) 输液、胸腔闭式引流,必要时输血,甚至开胸探查止血。

(3) 与患者家属交代病情,处理完后常规复查患者血压、脉搏。

5. 腹腔脏器损伤

(1) 尽量避免在肩胛下角线第 9 肋间和腋后线第 8 肋间以下穿刺。

(2) 停止操作,建立静脉通道,补液,必要时输血,甚至外科手术治疗。

(3) 与患者家属交代病情,处理完后常规复查患者血压、脉搏。

五、临床情景实例与临床思维分析

临床情景实例 1

(1) 患者,男性,65 岁,因低热、胸痛、活动后气促 1 周,再发加重 3 天后入院,请阅读胸部 X 线片(图 1-1、图 1-2)并行胸腔穿刺抽液。

(2) 患者穿刺后出现咳嗽频繁、咳大量泡沫状痰、气促、双肺满布湿啰音,PaO_2 下降。最可能的原因是什么?此种现象还见于呼吸系统何种疾病的何种处理后?请继续处理。

临床思维分析:①核对患者和 X 线片信息,图 1-1 可见双侧巨大乳腺影,为女性患者胸部 X 线片,提示 X 线片信息不正确,需根据图 1-2,结合体格检查确定穿刺点,必要时于 B 超下选择穿刺点;②胸腔穿刺术后患者出现复张性肺水肿表现,提示发生复张性肺水肿,应该及时处理;③复张性肺水肿还可见于其他原因导致肺不张,原因解除后肺迅速复张者,如气胸患者行胸腔闭式引

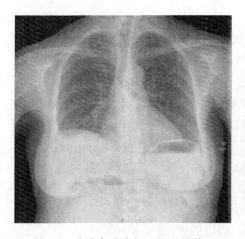 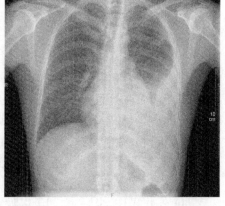

图 1-1　患者备选胸部正位 X 线片 1　　　　图 1-2　患者备选胸部正位 X 线片 2

流术后等。

临床情景实例 2

(1) 患者,男性,6 岁,胸痛气促 1 周就诊。经 B 超检查诊断为右侧胸腔积液,现需作诊断性胸腔穿刺术。

(2) 穿刺中患者出现头晕、面色苍白、出汗、心悸、胸部压迫感或剧痛、血压下降、脉细、肢冷、昏厥,请作相应处理。

临床思维分析:①小儿行胸腔穿刺术需要必要的镇静,并固定好体位;②穿刺过程中出现胸膜反应,应该按照患者的体重计算肾上腺素的剂量,没有直接告知体重时,可根据患者年龄计算患儿的体重,再按照每公斤体重 0.1% 肾上腺素 0.01ml 计算肾上腺素剂量。

临床情景实例 3

(1) 患者,男性,28 岁,经查体及 X 线片诊断为右侧胸腔积液,现需作胸腔穿刺。目前医院无利多卡因,需要使用普鲁卡因作为局麻药品。

(2) 患者出现皮疹,全身皮肤瘙痒,血压下降,出汗,请予以处理。

临床思维分析:①胸腔穿刺术局部麻醉药物普鲁卡因使用时,需要先行普鲁卡因皮试;②胸腔穿刺术中出现过敏性休克应及时终止操作,使用肾上腺素及糖皮质激素,及时补充血容量。

临床情景实例 4

患者,男性,60 岁,右半肢体乏力 2 天就诊,诊断脑出血,住院第 3 日出现呼吸困难、发绀,床边胸部 X 线片示左肺野大片密度增高影,气管右移。为尽快缓解症状,最宜采取何种措施?

临床思维分析:①患者系脑血管意外患者,需要跟家属进行有效沟通后行胸腔穿刺术;②患者不能使用反骑跨位行胸腔穿刺术,可采用半卧位,在左侧腋中线或腋前线穿刺。

临床情景实例5

（1）患者，男性，40岁，咳嗽咳痰、胸痛、发热1周入院。白细胞计数20×10^9/L，中性粒细胞百分比90%。既往有卡塔格纳（Kartagener）综合征。胸部X线片如图1-3。体格检查：体温39.5℃，呼吸、咳嗽受限。请行胸腔穿刺术，并留取胸腔积液行相关检查。

（2）胸腔积液检查提示白细胞计数10×10^9/L，中性粒细胞百分比

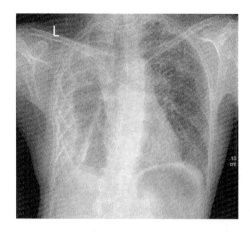

图1-3 患者胸部正位X线片3

95%；胸腔积液葡萄糖0.2mmol/L，腺苷脱氨酶（ADA）10IU/L。患者诊断考虑什么？请继续处理。

临床思维分析：① Kartagener综合征病史提示患者有右位心，需要注意胸片是否左右放反；②没有告知何侧胸痛，体格检查信息也较少，需要完善病史采集及体格检查；③患者出现感染症状，胸部X线片提示包裹性胸腔积液，需要使用超声定位指导胸腔穿刺术；④胸腔积液送检除常规项目外，重点注意胸腔积液培养检查；⑤分析胸腔积液检查提示脓胸可能，需要充分引流，并积极抗感染治疗；⑥可考虑胸腔内使用生理盐水及2%碳酸氢钠注射液灌洗治疗。

临床情景实例6

（1）患者，男性，60岁，气促浮肿10天入院。既往有冠心病病史10年。1周前外院CT提示右侧大量胸腔积液，左侧少量胸腔积液。在外院利尿治疗5天后仍有气促。体格检查：体温36.5℃，呼吸、咳嗽受限，被迫坐位，双下肺叩诊浊音，呼吸音低，心率120次/min，律齐，二尖瓣区可及3/6收缩期吹风样杂音。双下肢中度凹陷性浮肿。精神高度紧张。请尽快行胸腔穿刺术明确诊断胸腔积液性质。

（2）穿刺中患者剧烈咳嗽，后出现气促加重。体格检查：左肺叩诊呈鼓音，呼吸音减低。请继续处理。

临床思维分析：①冠心病患者全心衰竭时可以出现双侧胸腔积液，通过利尿等治疗后，胸腔积液会出现一些变化，不能用1周前的CT检查结果指导目前的胸腔穿刺术；②操作前应该再次详细体格检查协助定位，必要时使用超声定位；③过度紧张患者的胸腔穿刺术需要必要的镇静；④穿刺过程中出现气胸，患者症状明显，需要重新选择锁骨中线第二肋间行胸腔穿刺抽气，必要时行胸腔闭式引流术。

临床情景实例 7

（1）患者，男性，40岁，呼吸困难1周就诊，伴乏力、食欲缺乏、盗汗，无明显发热。既往诊断为强直性脊柱炎；既往有结核性胸膜炎病史。体格检查：右下肺语颤减弱，叩诊浊音，呼吸音消失，左肺正常。予以相应处理，帮助诊断和治疗。

（2）穿刺后期患者诉右上腹部疼痛，抽吸物呈红色，查血压下降，请继续予以处理。

临床思维分析：①强直性脊柱炎患者行胸腔穿刺术不常用反骑跨位，可采用半卧位；②患者胸腔积液原因尚不明确，尤其需要鉴别结核性胸膜或结缔组织疾病导致的胸腔积液，胸腔积液送检除常规项目外注意送检结核抗体检查，并注意查自身抗体谱检查等；③穿刺过程中出现右上腹疼痛，抽吸物含血液，血压下降，提示腹腔脏器损伤，需要立即停止操作，补液治疗，必要时外科手术治疗。

临床情景实例 8

（1）患者，男性，34岁，因发热7天入院，伴畏寒寒战，咳嗽咳痰。体格检查：左下肺叩诊浊音，呼吸音低。入院后予以抗感染治疗无效。血培养未见致病菌；痰培养示咽喉杂菌。为进一步指导抗感染治疗，应如何处理？

（2）患者抗感染治疗后，仍有咳嗽、咳大量脓痰，考虑存在支气管胸膜瘘；复查胸部X线片仍有中量积液，请根据提供的物品（物品准备中提供亚甲蓝注射液）明确患者是否存在支气管胸膜瘘。

临床思维分析：①患者出现明显细菌感染症状，抗生素治疗效果不佳，血液、痰液没有明确病原体检查，可以行胸腔穿刺术留取标本行病原体检查，指导后续抗感染治疗；②并明确是否存在合并脓胸可能，必要时按照脓胸进行相应处理；使用胸腔穿刺术明确是否存在支气管胸膜瘘，可在胸腔穿刺时向胸腔内注射亚甲蓝注射液，观察患者咳嗽是否有蓝色痰液，若出现蓝色痰液则提示合并支气管胸膜瘘；③一旦患者出现支气管胸膜瘘，则不行胸腔灌洗治疗；④胸腔内给药前要确定胸穿针位于胸腔内，严格遵守无菌原则。

临床情景实例 9

（1）患者，男性，65岁，因咳嗽、右侧胸痛、呼吸困难、消瘦3个月就诊。患者伴有咯血，痰中带血，无盗汗。吸烟30年，每天2包。体格检查：右锁骨上可及1个2cm×2cm大小淋巴结，质硬；右下肺语颤减弱，叩诊浊音，呼吸音消失。胸部X线片示右侧大量胸腔积液，右上肺外周见1个2cm×2cm大小占位性病变。患者行支气管镜未能明确诊断。请帮助患者明确诊断。

（2）患者拒绝行淋巴结活检。

（3）多次留取胸腔积液中未找到癌细胞，还有哪些方法可以明确诊断。

临床思维分析:①患者考虑癌性胸腔积液可能,可以通过胸腔穿刺术,也可通过淋巴结穿刺或切除明确诊断,选择胸腔穿刺术前应该跟患者进行有效的沟通;②在患者知情同意后行胸腔穿刺术,胸腔积液送检除常规项目外,重点注意细胞病理学检查及癌胚抗原检查;③胸腔积液送检未能明确诊断时应再次跟患者沟通淋巴结组织活检或胸腔镜检查。

临床情景实例 10

(1) 患者,男性,65 岁,因咳嗽、胸痛、呼吸困难、消瘦 3 个月就诊,在外院诊断为胸腔积液,前来就诊,请尽快明确患者诊断。

提示卡 1　患者左侧胸痛。

提示卡 2　患者伴有咯血,痰中带血,无盗汗。

提示卡 3　吸烟 30 年,每天 2 包。

提示卡 4　查体:左下肺语颤减弱,叩诊浊音,呼吸音消失。

提示卡 5　血常规:正常;凝血功能:正常。胸腔穿刺术知情同意书已签署。

(2) 胸部 X 线片:左侧大量胸腔积液,左上肺有个占位性病变。请予以行胸腔穿刺术,并告知送检项目。

临床思维分析:①患者因胸痛气促就诊,虽然在外院已经诊断为胸腔积液,但必须进行详细的病史询问及体格检查,判断出最可能胸腔积液的原因;②穿刺前需完善相关检查,除外胸腔穿刺术的禁忌证;③向患者告知病情,签署知情同意书;④根据目前得到信息,根据患者最可能的诊断完善相关检查。

(马礼兵　李　芳　陈兴峰)

第 二 章

肺功能测定
Pulmonary Function Tests

一、适应证

1. 判断呼吸困难、咳嗽的原因。
2. 对支气管哮喘、慢性阻塞性肺疾病等肺气道疾病的诊断。
3. 对肺功能损害的性质和严重程度进行评估。
4. 评定药物及其他治疗方法的疗效。
5. 对胸腹部手术者及其他手术项目术前评估。
6. 评估受试者的呼吸功能、劳动耐受力和劳动强度。
7. 鉴别气道阻塞的类型。
8. 健康体检者。

二、禁忌证

（一）绝对禁忌证

1. 近 3 个月患心肌梗死、休克者。
2. 近 4 周严重心功能不稳定、心绞痛者。
3. 近 4 周大咯血者。
4. 癫痫发作需要用药物治疗者。
5. 未控制的高血压患者（收缩压 >200mmHg，舒张压 >100mmHg）。
6. 主动脉瘤患者。
7. 严重甲状腺功能亢进者。

（二）相对禁忌证

1. 心率 >120 次 /min 者。
2. 气胸、巨大肺大疱且不准备手术治疗者。
3. 孕妇。
4. 鼓膜穿孔患者（需先堵塞患侧耳道后测定）。
5. 近期呼吸道感染（<4 周）者。
6. 免疫力低下者。

三、标准操作规程(表 2-1)

表 2-1　肺功能检测标准操作规程

准备	医师准备:穿工作服、衣帽整洁得体
	核对检查申请单:患者科室、姓名、性别、年龄、体重、检查项目等信息
	详细询问患者病史、吸烟史、最近用药情况,需注意排除患者合并有用力肺功能检查的禁忌证;并向受试者详细解释检查步骤及注意事项,争取得到患者的良好配合(医务工作者可以通过示范、身体语言的提示以及不断地鼓励,使其能够更好地完成呼吸配合)
	患者准备[1]:肺功能测定前 4h 内不得使用沙丁胺醇、异丙托溴铵等速效支气管舒张剂;测定前 12h 内不得使用茶碱;检查前至少 1h 不得吸烟;检查前至少 2h 不得饮用含高浓度咖啡因的饮料,如茶和咖啡
	环境准备:作室温、室压、湿度等的校正
	物品准备:肺功能仪器[校正体温(37℃)、室压(760mmHg)、湿度等,每次启动肺量计时须经容量定标器标定,确定该肺量计工作正常]
操作过程	录入受试者基本信息:身高,体重,性别,年龄,民族等[2]
	受试者取坐位并坐直,双脚着地,双目平视,避免头过后仰或低头俯身、不要靠背
	按照医务工作者的指令练习用力呼吸动作
	口接咬口器,用唇紧密包绕咬口器,夹上鼻夹,保证口鼻不漏气,平静呼吸至少 4 个周期
	完全吸气,然后用力、快速、完全呼气,一气呵成;要求爆发力呼气,起始无犹豫,整个呼气过程中无中断,且一般情况下成人呼气要求在 6s 以上
	在呼气完全后按指令立刻用力快速吸气至完全
	休息片刻后,重复上述步骤,至少完成测定 3 次,一般不超过 8 次,一般要求最佳 2 次用力肺活量(FVC)及第 1 秒用力呼气容积(FEV_1)的变异 <5% 或 <0.2L
	必要时行最大通气量(MVV)检查[3],受试者以最大呼吸幅度、最大呼吸速度持续呼吸 12s 或 15s;选择幅度基本一致、呼吸速度均匀,持续 12s(或 15s)的曲线段;将 12s 吸入或呼出气量乘以 5 得到 MVV(15s 检查结果乘以 4)
	完成肺通气功能检查及肺容量检查
	支气管舒张试验[4]:根据患者选择舒张试验的常用药物及停用时间,正确使用储物罐,使患者能够充分地吸入药物,并根据舒张药物的药效达峰时间来设定肺功能的检查时间。如无相应禁忌证,通常经储物罐气雾吸入支气管舒张剂硫酸沙丁胺醇 400μg 后 20min,计算 FEV_1 上升率及绝对增加值(FEV_1 较基础值上升 12%,且绝对值增加 200ml 为支气管舒张试验的阳性判断标准,提示存在可逆性的气道阻塞)

续表

操作过程	支气管激发试验[5]:根据患者选择激发试验的常用药物及停用时间,药物需低温(4℃)、避光保存;使用前30min解冻;与受试者的吸气动作相配合给药;吸入后再测定肺功能,直至FEV_1下降≥20%时,或出现明显不适及临床表现,或吸入最高浓度(剂量)为止;FEV_1下降≥20%时,吸入药物剂量少于最高浓度(剂量)时,判断结果为阳性,提示存在气道高反应性;报告测试方法、吸入药物、累积剂量(或浓度)、呼吸功能指标、改变值、并发症状、结果判断等内容;激发试验阳性者应该吸入速效支气管舒张剂,患者肺功能恢复正常时,试验完成
	弥散功能[6]:嘱受试者夹上鼻夹、口含咬嘴后平静呼吸4~5个周期;待潮气末基线平稳后,指导其呼气完全至潮气量位,然后令其快速均匀吸气至肺总量位,2s内完成吸气,气道阻塞者10s内完成;之后屏气10s,最后均匀持续中速呼气完全至残气量位,2~4s内完成呼气;检测受试者的肺一氧化碳弥散量(DLCO)和肺一氧化碳弥散因子(TLCO)、肺泡容量(VA)、DLCO和肺泡容量的比值(DLCO/VA)、每升肺泡容积的一氧化碳弥散量(KCO)等
	打印检查结果,告知患者检查结果及结论[7]

疑点导航:

1. 为避免舒张药物对试验结果的影响,舒张试验前应停用支气管舒张剂,具体见表2-2。

表2-2　气道反应性测定影响因素及停用时间

药物类别		影响因素	停用时间
支气管扩张剂			
	吸入型	短效(如沙丁胺醇、特布他林)	4~6h
		中效(如异丙托溴铵)	8h
		长效(如沙美特罗、福莫特罗、噻托溴铵)	24h
	口服型	短效(如氨茶碱)	8h
		长效(如缓释茶碱或长效β_2受体激动剂)	24~48h
糖皮质激素			
	吸入型	如布地奈德、氟替卡松、丙酸倍氯米松	12~24h
	口服型	如泼尼松、甲泼尼松	48h
抗过敏药及白三烯拮抗剂			
	抗组胺药	如氯雷他定、氯苯那敏、酮替芬	48h
	肥大细胞膜稳定药	如色甘酸钠	8h
	白三烯拮抗剂	如孟鲁司特	24h
其他		食物(如茶、咖啡、可口可乐饮料、巧克力)、	6h
		剧烈运动、冷空气吸入	2h

2. 正常参考值的选取是评价肺功能是否正常的基础,各实验室应尽量选取与其适应(如地区、受试人群、检查方法等相似)的正常参考值(表 2-3)。如采用欧洲呼吸学会(ERS)推荐用于亚洲人的参考值,应考虑加用校正值。

表 2-3　肺功能操作流程

考核项目	考核内容	评分要点
1. 实验室与仪器设置	对肺功能仪器配件的安装与拆卸	主要是流量传感器
	肺功能检查计算机软件的作用	菜单、选项、快捷键等
	环境参数的测量	室温、室压、温度、海拔高度等
	定标器的操作	推拉动作均匀、连续,多种流量定标
	对定标结果的分析	误差≤30%
	定标校准	对定标结果进行校准
	仪器清洁	传感器禁忌刷洗
	仪器消毒	注意消毒剂的选择、配制、消毒与漂洗的时间
	仪器干燥	自然风干
	室内空气消毒	紫外线灯、空气过滤器
2. 实验前准备	测量受试者的身高	去鞋、立正、并腿、双目平视
	测量受试者的体重	去鞋、轻衣
	录入受试者信息	正确录入受试者姓名、性别、出生日期、身高、体重、种族
	给患者解释检查动作	表达清楚
	给患者示范检查动作	示范正确
	患者体位准备	坐直、挺胸、不靠背、双腿着地、平视或稍微上仰
3. 用力肺活量检查	指引患者深吸气至完全	容积 - 时间曲线显示吸气平台
	指引患者快速爆发力呼气	测试起始标准(流量 - 容积曲线显示呼气尖峰出现,外推容积小于 150ml 或 5%FVC)
	指引患者均匀呼气	呼气中期标准(流量 - 容积曲线平滑,无咳嗽、停顿、中断)
	指引患者持续呼气至完全	测试结束标准(容积 - 时间曲线显示呼气平台出现,容量变化 <30ml/s)

考核项目	考核内容	评分要点
3. 用力肺活量检查	判断测试的可接受性	达到测试起始、中期和结束标准
	判断测试的可重复性	检查次数不少于 3 次,最佳 2 次,FVC 及 FEV_1 的变异 <5% 或 <200ml;选择最佳测试,最佳曲线,$FVC+FEV_1$ 值最大
	结果分析	判断类型、严重程度分级
	打印检查报告	报告格式的设计
4. 支气管激发试验	影响药物和因素	常用药物、停用时间
	激发药物的配制与保存	低温(4℃)、避光保存,使用前解冻 30min
	给药动作及技巧	与受试者吸气动作的配合
	激发程序	激发药物浓度或剂量的倍增常规程序及简化程序
	计算 FEV_1 下降率	计算公式
	阳性判断标准	FEV_1 较基础值下降≥20%
	临床应用	询问病史,判断适应证,排除禁忌证,评估实验的临床意义
	支气管激发试验阳性的处理	吸入速效支气管舒张剂
5. 支气管舒张试验	影响药物和因素	常用药物、停用时间
	舒张药物的选择	药效达峰时间
	给药动作及技巧	储雾罐的使用方法
	计算 FEV_1 上升率	计算公式
	阳性判断标准	FEV_1 较基础值上升 12%,且绝对值增加 200ml
	临床应用	询问病史,判断适应证,排除禁忌证,评估试验的临床意义

3. 最大通气量(MVV)可反映通气功能的储备能力,因而应用于胸腹部外科手术的术前评估,通常 MVV>65% 预计值可行全肺切除;MVV>50% 预计值可行肺叶切除;MVV<50% 预计值一般不宜做肺切除手术。虽然其准确性不如运动心肺功能,但因操作简便、费用便宜而广泛应用于基层医院。

4. 一般基础肺功能正常者无需做支气管舒张试验,可考虑做呼气峰流量变异率(PEFR)检查;如有必要,可建议做支气管激发试验。

5. 支气管激发试验流程如图 2-1。

6. 弥散指标来衡量肺弥散功能(肺弥散功能受损的严重程度分级:正常,

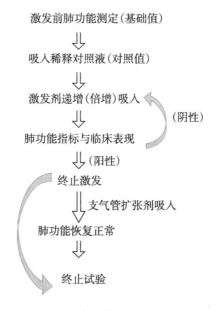

图 2-1　支气管激发试验程序

DLCO 占预计值 %≥80%；轻度障碍，60%≤DLCO 占预计值 %<80%；中度障碍，40%≤DLCO 占预计值 %<60%；重度障碍，DLCO 占预计值 %<40%）。

7. 各类型通气功能障碍的判断和鉴别（表 2-4）。

表 2-4　各类型通气功能障碍的判断及鉴别

障碍类型	FVC	FEV$_1$	FEV$_1$/FVC	RV	TLC
阻塞型	—/↓	↓	↓	↑	↑
限制性	↓	↓/—	—/↓	↓/—	↓
混合型	↓	↓↓	↓	?	?

注：FVC 为用力肺活量，FEV$_1$ 为第 1 秒用力呼气容积，RV 为残气量，TLC 为肺总量。

四、常见并发症、诱因及处理

1. 交叉感染　检查过程中患者用力呼吸或咳嗽时的唾液、痰、飞沫、口腔分泌物等可能会遗留在检查仪器的表面或者呼吸回路中，造成交叉感染。处理方法：应该加强工作环境的消毒，提高工作人员的预防意识。

2. 呼吸性碱中毒　由于患者用力深大呼吸，过度通气，可能会出现头晕、手足肢端及面部口周麻木或针刺感，严重者出现昏厥。处理方法：此时应让患者尽量放松，必要时让患者平卧，休息 5~10min，如仍未缓解，可用硬纸做成喇叭状,罩在患者的口鼻部,使呼出的二氧化碳部分回收。

3. **激发药物、运动等所导致的支气管哮喘急性发作** 由于患者反复用力呼吸、通气量增大、气道表面水分蒸发、温度和渗透压改变或激发因素诱发,引起气道收缩所致。主要症状有咳嗽、胸闷、气促、喘息等,并伴有肺部通气功能的下降。处理方法:此时应立即停止雾化吸入激发药物,并吸入短效 β_2 受体激动剂(采用定量气雾剂 + 储物罐)如沙丁胺醇气雾剂 200~400μg,一般可迅速缓解。10min 后重新评估,必要时吸氧、雾化吸入短效 β_2 受体激动剂,如仍无缓解需留观治疗。

4. **激发药物引起的非气道痉挛的不良反应** 主要表现为咳嗽、声嘶、咽痛(因咽喉部及声带受激发药物刺激充血水肿所致)、头痛、面红(因受激发药物刺激心脏兴奋、收缩力增强、心率加快)、恶心、呕吐、腹痛等(多见于儿童,因激发药物可促进胃肠平滑肌蠕动和胃肠分泌),但不伴有通气功能下降。处理方法:一般处理方式为休息 15~30min 后可自行缓解。

5. **舒张药物引起的不良反应** 主要表现为心悸、手颤。处理方法:舒张试验前,需了解受试者的用药史,并检查其基础心率,如心动过速不能耐受者可谨慎使用 β 受体阻断剂,心律失常者给予抗心律失常药物治疗。

6. **喉头水肿** 主要表现为胸闷、气短、憋气、吸气性呼吸困难、"三凹征"阳性、声音嘶哑、发音困难、恐惧感。严重时出现口唇发绀。处理方法:立即停止检查,及时吸氧,静脉应用糖皮质激素,雾化吸入支气管扩张剂等。

7. **其他** 如肺大疱破裂致气胸、支气管扩张症患者用力呼气致咯血、心功能不稳定者可发生心律失常、下颌关节脱臼、癫痫发作、腹肌抽搐、低血糖症等,应及时对症处理,避免发生后遗症。

五、临床情景实例与临床思维分析

临床情景实例 1

(1) 患者,男性,26 岁,咳嗽、呼吸困难 2 周就诊。2 周前患者受凉后出现咳嗽,呼吸困难,夜间为主,可逐渐自行缓解,白天症状不明显。已戒烟 10 年,有过敏性鼻炎病史 5 年。体格检查:双肺未闻及啰音,心率 80 次 /min,律齐,各瓣膜区无杂音。胸部 X 线片未见异常,行超声心动图检查未见异常。肺通气功能检查示 $FEV_1\%$ 为 58.1%,请尽快明确患者诊断。

(2) 行肺功能舒张试验结果见表 2-5,请向患者解释肺功能检查结果。

(3) 完成肺功能检查后,患者呼吸困难缓解,但出现心悸、手颤等不适,最可能的原因是什么?

临床思维分析:①患者诊断考虑支气管哮喘,行肺功能检测提示 $FEV_1\%$ 下降,需要进一步完成舒张试验;②表 2-5 结果示 FEV_1 绝对值增加大于 200ml,增加率大于 12%,支气管舒张试验阳性,符合支气管哮喘临床诊断;③考虑与舒张试验时吸入沙丁胺醇气雾剂有关。

表 2-5　26 岁男性患者肺功能报告单

		预计值	前次	前/预	后次	后/预	改善率
VC MAX	[L]	2.69	1.63	60.7	1.74	64.6	6.5
ERV	[L]	0.73					
IC	[L]	1.95					
FVC	[L]	2.58	1.63	63.2	1.74	67.3	6.5
FEV$_1$	[L]	2.16	1.24	58.1	1.45	67.1	15.4
FEV$_1$/FVC	[%]		76.99		83.46		8.4
FEV$_1$/VC MAX	[%]	76.94	76.99	100.1	83.46	108.5	8.4
PEF	[L/S]	5.83	4.04	69.3	4.27	73.3	5.7
MEF 75	[L/S]	5.18	3.50	67.5	4.14	79.9	18.4
MEF 50	[L/S]	3.50	1.54	43.9	2.13	60.8	38.3
MEF 25	[L/S]	1.20	0.33	27.5	0.61	51.1	85.9
MMEF 75/25	[L/S]	2.76	0.98	35.6	1.60	58.1	63.0

注:VC MAX 为最大肺活量;ERV 为补呼气量;IC 为深呼气量;FVC 为用力肺活量;FEV$_1$ 为第1秒用力呼气容积;PEF 为最高呼气流速;MEF 75 为 75% 肺活量时最大呼气流速;MEF 50 为 50% 肺活量时最大呼气流速;MEF 25 为 25% 肺活量时最大呼气流速;MMEF 75/25 为用力呼气中期流速。

临床情景实例 2

(1) 患者,男性,60 岁,反复咳嗽、咳痰 15 年余,气短 8 年余,加重伴喘息 2 天。吸烟 30 年,每日 1 包。体格检查:神志清楚,呼吸急促,桶状胸,双肺呼吸音低,可闻及散在哮鸣音。胸部 CT 提示肺大疱、肺气肿。行肺功能检查,初步检查结果如表 2-6。患者最可能的诊断是什么。

表 2-6　60 岁男性患者肺功能报告单

		预计值	前次	前/预	后次	后/预	改善率
VC MAX	[L]	2.99	2.02	67.7	2.02	67.5	−0.3
ERV	[L]	0.75					
IC	[L]	2.24					
FVC	[L]	2.86	1.88	65.7	2.02	70.5	7.2
FEV$_1$	[L]	2.41	1.06	44.0	1.17	48.5	10.3

续表

		预计值	前次	前/预	后次	后/预	改善率
FEV_1/FVC	[％]		56.34		57.94		2.8
FEV_1/VC MAX	[％]	76.75	52.39	68.3	57.94	75.5	10.6
PEF	[L/S]	6.18	3.24	52.4	3.03	49.0	−6.4
MEF 75	[L/S]	5.38	1.15	21.3	1.75	32.6	52.8
MEF 50	[L/S]	3.65	0.50	13.7	0.62	17.0	23.5
MEF 25	[L/S]	1.25	0.17	13.6	0.23	18.4	35.3
MMEF 75/25	[L/S]	2.81	0.43	15.1	0.54	19.1	26.2

注:VC MAX 为最大肺活量;ERV 为补呼气量;IC 为深呼气量;FVC 为用力肺活量;FEV_1 为第1秒用力呼气容积;PEF 为最高呼气流速;MEF 75 为75% 肺活量时最大呼气流速;MEF 50 为50% 肺活量时最大呼气流速;MEF 25 为25% 肺活量时最大呼气流速;MMEF 75/25 为用力呼气中期流速。

(2) 再次检查过程中,患者突发气促加重。体格检查:右肺叩诊呈鼓音,呼吸音减低。请继续处理。

临床思维分析:①患者病史,体格检查结果,胸部 CT 均提示慢性阻塞性肺疾病(COPD)可能,行肺功能检测结果提示阻塞性通气功能障碍,符合 COPD 诊断,进一步行支气管舒张试验;②肺功能检查过程中出现气胸,要立即停止检查,吸氧;必要时选择右锁骨中线第 2 肋间行胸腔穿刺抽气及胸腔闭式引流术。

临床情景实例 3

(1) 患者,男性,18 岁,自幼年始反复出现发作性喘息,可自行缓解,6 岁后症状逐渐消失,近 3 天来两次出现喘息,严重时影响睡眠。疑为哮喘,肺通气功能结果见表 2-7,请进一步检查明确患者诊断。

表 2-7　18 岁男性患者肺功能报告单

		预计值	前次	前/预	后次	后/预	改善率
VC MAX	[L]	2.64	2.30	87.1			
ERV	[L]	0.81					
IC	[L]	1.84					
FVC	[L]	2.56	2.30	90.0			
FEV_1	[L]	2.15	1.90	88.3			
FEV_1/FVC	[％]		82.54				
FEV_1/VC MAX	[％]	78.08	82.54	105.7			
PEF	[L/S]	5.79	5.15	89.1			

		预计值	前次	前/预	后次	后/预	改善率
MEF 75	［L/S］	5.21	5.07	97.4			
MEF 50	［L/S］	3.56	2.49	70.1			
MEF 25	［L/S］	1.31	0.72	55.2			
MMEF 75/25	［L/S］	2.91	1.85	63.6			

注：VC MAX为最大肺活量；ERV为补呼气量；IC为深呼气量；FVC为用力肺活量；FEV_1为第1秒用力呼气容积；PEF为最高呼气流速；MEF 75为75%肺活量时最大呼气流速；MEF 50为50%肺活量时最大呼气流速；MEF 25为25%肺活量时最大呼气流速；MMEF 75/25为用力呼气中期流速。

(2) 再次检查结束后，患者出现咳嗽、喘息、胸闷加重，请予以处理。

临床思维分析：①患者诊断考虑支气管哮喘，行肺功能检测提示 FEV_1%正常，需要进一步完成支气管激发试验；②此症状可能为激发药物所引起的哮喘的急性发作，应该立即停止雾化吸入激发药物，吸入短效 β_2 受体激动剂（采用定量气雾剂 + 储物罐），如沙丁胺醇气雾剂 200~400μg；必要时建立静脉通道，使用氨茶碱静脉滴注；同时心率、血氧、血压、呼吸监护；一般可迅速缓解，10min 后重新评估，必要时吸氧、雾化吸入短效 β_2 受体激动剂；如仍无缓解则需留院观察和治疗。

临床情景实例 4

(1) 患者，女性，52 岁，活动后气促 1 年。患者于 1 年前开始出现咳嗽、无痰、活动耐力下降。反复出现气促，无发热、畏寒。体格检查：听诊双肺底少许湿性啰音。辅助检查：胸部高分辨 CT 显示双肺间质性改变。肺功能检查见表2-8，请向患者解释肺功能结果。

(2) 肺功能检查过程中突然出现头晕，手足肢端及面部口周麻木，最可能的原因是什么？如何处理？

临床思维分析：①肺功能检查 DLCO% 42.4%，提示中度弥散功能障碍，符合间质性肺疾病改变；②肺功能测定过程中，患者用力深大呼吸，出现过度通气，导致呼吸性碱中毒；应立即停止检查，让患者尽量放松，必要时让患者平卧，休息 5~10min；如仍未缓解，可用硬纸做成喇叭状，罩在患者的口鼻部，使呼出的二氧化碳部分回收。

表 2-8　52 岁女性患者肺功能报告单

	预计值	实测值	实/预
DLCO	7.26	3.08	42.4
VA	4.42	3.22	72.8

续表

	预计值	实测值	实/预
KCO	1.59	0.96	60.3
TLC	4.57	3.35	73.3
RV	1.77	1.25	70.6
RV/TLC	38.68	37.31	96.4
FRC	2.57	1.72	67.0
FRC/TLC	54.38	51.47	94.6
Hb		13.40	

注:DLCO 为肺一氧化碳弥散量;VA 肺泡容积;KCO 为比弥散量;TLC 为肺总量;RV 为残气量;FRC 为功能残气量;Hb 为血红蛋白。

临床情景实例 5 患者,男性,55 岁。反复咳嗽、咳痰 10 余年,活动后气促 3 年。秋冬季节加重,加重时基本不能进行任何体力劳动,并需躺卧吸氧后方能缓解,无下肢水肿病史。吸烟 20 余年,每天 2 包,已戒烟 3 年。体格检查:桶状胸,双肺呼吸动度减弱,双肺呼吸音明显减弱,呼气相明显延长,未闻干湿啰音。胸部 X 线片提示肺气肿。请进一步检查,并向患者告知下一步如何治疗。

临床思维分析:结合病史、临床症状和胸部 X 线片检查诊断考虑慢性阻塞性肺疾病,为明确患者诊断,判断 COPD 严重程度,需要行肺功能检查及支气管舒张试验;患者肺功能检查可帮助确定患者 COPD 的分级,具体见表 2-9。

表 2-9 COPD 患者气流受限分级(吸入支气管扩张剂后的 FEV_1)

GOLD 分级	患者肺功能 $FEV_1/FVC<70\%$
GOLD 1:轻度	$FEV_1\%pred \geqslant 80\%$
GOLD 2:中度	$50\% \leqslant FEV_1\%pred < 80\%$
GOLD 3:重度	$30\% \leqslant FEV_1\%pred < 50\%$
GOLD 4:极重度	$FEV_1\%pred < 30\%$

(董春玲 肖 奎)

第 三 章 心电图操作
Electrocardiogram (ECG) Operation

一、适应证

1. 胸痛、胸闷、上腹部不适等可疑急性冠状动脉综合征、急性肺栓塞者。

2. 心律不齐可疑期前收缩、心动过速、传导阻滞者。

3. 黑矇、晕厥、头晕,可疑窦房结功能降低或病态窦房结综合征者。

4. 了解某些药物对心脏的影响,如洋地黄、奎尼丁、乙胺碘呋酮、β 受体阻滞剂等抗心律失常药物。

5. 了解某些电解质异常对心脏的影响,如血钾、血钙等。

6. 心肌梗死的演变和定位。

7. 心脏手术或大型手术的术前、术后检查及术中监测。

8. 心脏起搏器植入前、植入后及随访。

9. 各种心血管疾病的临床监测、随访。

10. 高血压、先天性心脏病、风湿性心脏病、肺源性心脏病。

11. 心血管以外其他系统危重症患者的临床监测。

12. 对心脏可能产生影响的疾病,如急性传染病、呼吸、血液、神经、内分泌及肾脏疾病等。

13. 运动医学及航天医学。

14. 正常人群体检。

15. 心血管疾病的科研与教学。

二、标准操作规程(表 3-1)

表 3-1　心电图操作标准操作规程

准备	医师准备:穿工作服、衣帽整洁得体
	核对检查申请单:患者科室、姓名、性别、年龄、检查项目等信息
	复习患者病史[1],与患者沟通,并交代检查时需如何配合,如暂时关手机、肢体勿动、保持平稳呼吸,或遵医生吩咐做深吸气、深呼气或屏气等动作

续表

准备	环境准备:室内保持温暖(不低于18℃),诊查床宽度至少80cm;必要时屏风遮挡,保护患者隐私
	物品准备:电源及地线、心电图机、各导联电缆、探查电极、心电图记录纸、导电糊或导电膏
操作过程	使用交流电的心电图机必须连接可靠地线
	接好电源,打开心电图机开关
	选定记录速度和幅度,打开抗干扰键
	检查记录纸是否充足
	检查各导联记录的同步性、灵敏性
	让患者取平卧位,做好解释工作,消除紧张心理(精神异常者、婴幼儿等不能配合者,需使用镇静剂);放松肢体,解开上衣,露出胸前皮肤及两上肢腕关节和两下肢踝关节的皮肤,保持平稳呼吸
	皮肤应用导电糊(或导电膏)涂于放置电极处的皮肤上,以减少皮肤阻抗;应尽量避免使用生理盐水或自来水处理皮肤;肢体导联电极应选择两上肢内侧腕关节和两下肢内踝关节上方5~6cm处,因为内侧皮肤较外侧皮肤细腻阻抗小
	严格按照国际统一标准,准确安放常规十二导联心电图探查电极,即 肢体导联:RA-右上肢(红色)、LA-左上肢(黄色)、RL-右下肢(黑色)、LL-左下肢(绿色); 胸前导联:C_1(V_1)-胸骨右缘第4肋间、C_2(V_2)-胸骨左缘第4肋间、C_3(V_3)-V_2与V_4连线中点、C_4(V_4)-左锁骨中线第5肋间、C_5(V_5)-左腋前线与V_4同一水平处、C_6(V_6)-左腋中线与V_4同一水平处[2]; 若病情需要记录18导联心电图,需加做如下导联:C_7(V_7)-左腋后线与V_4同一水平处、C_8(V_8)-左肩胛线与V_4同一水平处、C_9(V_9)-左脊柱旁线与V_4同一水平处、V_3R-右胸与V_3相对应处、V_4R-右胸与V_4相对应处、V_5R-右胸与V_5相对应处[3]
	若患者解开上衣、裸露四肢端后感觉冷,应盖以床单
	描记心电图:纸速设置于25mm/s、幅度设置于1(10mm/mV);必要时纸速设置于50mm/s,幅度设置于0.25(2.5mm/mV)、0.5(5mm/mV)或2(20mm/mV)
	手动方式记录时必须在每个导联转换时记录定标方波;每个导联记录长度不少于3~4个完整的心动周期[4]
	疑有或已有急性心肌梗死患者首次心电图检查必须加做V_7、V_8、V_9、V_3R、V_4R、V_5R;并将胸导联各导联放置部位用彩色笔做标记,以便以后进行动态比较[5]
	操作完成后,嘱患者或协助患者复原衣物
	记录的心电图标明患者姓名、性别、年龄、检查日期、时间及操作者姓名;手动记录要标明导联;不能平卧位的患者应注明体位
	工作结束后,清洁电极,关闭开关、拔掉电源

疑点导航：

1. 心脏活性药物的使用情况、临床初步诊断、申请理由、检测要求（如附加导联、特殊体位等）。

2. 不能以导联线的颜色分辨上肢或者下肢或左右，必须按照标记符号判识。为了准确记录右位心的电活动，校正方法为改变导联连接，左右手反接；V_1~V_6 电极依次放在 V_2、V_1、V_3R~V_6R 位置描记心电图。

3. 用记录常规十二导联心电图机记录 18 导联心电图时，建议可分三次采集。

（1）第一次按常规十二导联心电图安放探查电极。

（2）第二次将 V_1、V_2、V_3 的探查电极分别放置于 V_3R、V_4R、V_5R 处，V_4、V_5、V_6 的探查电极放置的位置不变。

（3）第三次将 V_1、V_2、V_3 的探查电极分别放置于 V_7、V_8、V_9 处，V_4、V_5、V_6 的探查电极放置的位置不变。

（4）做 18 导联心电图必须取平卧位，不应取侧卧位进行标记，因侧卧后患者心脏位置改变，其前后心电图可能不完全一致。

4. 描记 V_7、V_8、V_9 导联时，患者必须采取平卧位，可选扁平电极或吸杯电极。如无前述电极，先嘱患者或协助患者取右侧卧位，放置好 V_7、V_8、V_9 导联的探查电极后，将毛巾或者床单卷曲呈"C"形（"C"字口对外以防电极线受压）垫于患者背部，再嘱患者或协助患者取平卧位，之后录图，注意电极不能松脱。

5. 遇有心律失常时应做长程记录（常选Ⅱ导联，因该导联 P 波清晰，易于分析心脏的基本节律；也可选择其他 P 波清晰的导联做长程记录；很多心电图机出厂时已经设计好，在描记 12 导联心电图时，Ⅱ导联作为同步进行的长程记录导联），做多导联同步记录最好。

三、常见并发症及处理

局部皮肤不良反应：胸部探查电极吸附时间过长或对导电膏过敏所致，表现为局部皮肤出现小水疱或红、痒、皮疹。一般无特殊处理，去掉电极观察，严重者可予抗过敏治疗。

四、临床情景实例与临床思维分析

临床情景实例 1　患者，男性，45 岁，机器致左上肢离断 1h 入院，术前完善心电图检查。

临床思维分析：残肢患者心电图检查，宜将记录电极移至肢体残端，并在心电图纸上标明。

23

临床情景实例 2 患者,女性,65 岁,胸闷胸痛伴大汗淋漓 1h 入院,既往有高血压、冠心病病史,请为其做心电图检查。

临床思维分析:急性缺血性胸痛患者首次需行 18 导联心电图检查。

临床情景实例 3 患者,男性,3 岁,发热、咳嗽,伴阵发性呼吸困难 2 天入院。体格检查:体温 39.5℃,双肺可闻及固定的中、细湿啰音,心率 165 次/min,考虑诊断为"支气管肺炎"。请为该患儿完善心电图检查。

临床思维分析:①婴幼儿不能配合,必要时可使用镇静药物(10% 水合氯醛 0.5~0.6ml/kg 灌肠);②使用小儿心电图机,或使用小号电极片。

临床情景实例 4 患者,男性,30 岁,咳嗽、咳痰,伴胸痛 10 天入院,查心电图如图 3-1。请分析原因,并完成完整心电图检查。

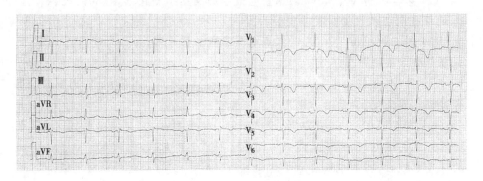

图 3-1 患者心电图

临床思维分析:①该患者心电图提示 I 导联 P 波倒置,同时 QRS-T 波向下,均倒置;胸前 V_1~V_5 导联 R 波逐渐降低,S 波逐渐增深,提示患者为右位心;②该患者需加做心电图:将患者左右手反接,胸前导联 V_1、V_2 互换,V_3~V_6 导联至于右胸相对应位置;③在记录好的心电图纸上标明。

临床情景实例 5 患者,男性,62 岁,反复咳嗽、咳痰 10 余年,再发加重伴呼吸困难 3 天入院。体格检查:胸廓前后径增大,肋间隙增宽,肺部叩诊呈过清音,双肺呼吸音减弱。请为该患者行心电图检查。

临床思维分析:①慢性阻塞性肺疾病,常规十二导联心电图检查可能出现胸导联低电压;②若将患者胸导联探查电极下移一肋间放置,胸导联低电压现象有可能消失。

临床情景实例 6 患者,女性,55 岁,因胸部带状疱疹 3 天入院。体格检查:左胸第五肋间分布簇状黄豆大小水疱,疱液澄清,外周绕以红晕,各簇水疱群间皮肤正常。请为该患者行心电图检查。

临床思维分析:①患者局部皮肤有破损,放置胸前电极,注意避开受损皮肤,必要时可予上移或下移一肋间放置探查电极;②在记录的心电图纸上标明更改后的电极位置。

临床情景实例 7 患者,男性,75 岁,既往有"慢性阻塞性肺疾病""肺源性心脏病"病史。心脏彩超示右心室肥大。请为该患者行心电图检查。

临床思维分析:右心室肥大患者可加做右心导联心电图检查。

临床情景实例 8 患者,男性,57 岁,因突发胸痛 3h 来门诊就诊。既往史:吸烟 30 年,有高血压、糖尿病病史。20 余年前曾因车祸致右腿截肢。患者欲明确诊断,最宜行何种检查并予以操作。

临床思维分析:①患者有胸痛,合并冠心病高危因素,考虑胸痛原因为心脏所致(急性冠脉综合征可能性大),宜首选心电图检查;②首次需行 18 导联心电图;③右腿肢导联电极应选择右下肢残端内侧皮肤,并在心电图纸上标明。

临床情景实例 9 患者,女性,60 岁,因突发胸痛 6h 入院,疼痛位于胸骨后,呈持续性疼痛不能缓解,伴有大汗。既往史:1 周前因左乳腺癌行手术治疗,有高血压、糖尿病病史。体格检查:胸部 2~4 肋可见固定敷料带。请予以心电图检查。

临床思维分析:①患者有冠心病高危因素,胸痛为冠脉急性缺血所致可能性大,宜行 18 导联心电图,但胸前电极宜避开固定敷料带;②在完成的心电图纸上宜标明具体情况。

(陈向红 唐晓鸿 陈 磊)

第四章 心电图运动平板试验
ECG Treadmill Test

一、适应证

1. 冠心病的诊断。
2. 已知或者可疑冠心病患者的严重程度、危险性和预防的评价。
3. 预测心血管事件和心源性死亡。
4. 评定运动能力和耐量。
5. 评定运动相关的症状。
6. 评估心脏功能。
7. 评估对医学介入治疗的反应。
8. 进行冠心病易患人群流行病学调查筛选试验。

二、禁忌证

(一) 绝对禁忌证
1. 急性心肌梗死或心肌梗死合并室壁瘤。
2. 高危不稳定型心绞痛。
3. 未控制的、伴有症状或有血流动力学障碍的心律失常。
4. 有症状的严重主动脉夹层或急性主动脉夹层。
5. 未控制的有症状的心力衰竭。
6. 急性肺栓塞或肺梗死。
7. 急性心肌炎或急性心包炎。
8. 严重残疾不能运动者。

(二) 相对禁忌证
1. 冠状动脉左主干狭窄。
2. 中重度狭窄的瓣膜心脏病。
3. 电解质异常。
4. 严重高血压(收缩压 >200mmHg 和 / 或舒张压 >110mmHg)。
5. 快速性或缓慢性心律失常。

6. 肥厚型心肌病,或其他原因所致的肥厚型心肌病,或其他原因所致的心室流出道梗阻。

7. 精神或身体异常不能配合。

8. 高度房室传导阻滞。

三、标准操作规程(表 4-1)

表 4-1 心电图运动平板试验标准操作流程

准备	医师准备:穿工作服、衣帽整洁得体
	核对检查申请单:患者姓名、性别、年龄、检查项目等信息
	复核检查适应证及禁忌证,简单询问病史,必要时体格检查,阅读 12 导联常规心电图和各种临床检查资料
	评估平板运动试验风险及选择试验方法[1]
	核实患者检查前未喝浓茶、咖啡、酒及吸烟,未行剧烈运动;若已进食,则在餐后 2h 以后进行
	向患者介绍此项检查的目的、步骤、意义及有可能发生的危险,以取得患者配合;复核检查适应证和禁忌证,评估平板运动试验风险;介绍检查可能发生的危险,签署知情同意书
	环境准备:室内保持温暖舒适;必要时屏风遮挡,保护患者隐私
	用物准备:运动平板试验检查仪、粘贴电极片,小砂片、酒精、棉球、心肺复苏设备[2]
操作过程	嘱患者解开上衣,暴露前胸,电极安放位置分布:将肢体导联的电极移到躯干部,上臂电极置于锁骨下窝的最外侧,下肢电极置于髂前上棘上方季肋部下方(另亦可将下肢电极放置在左右锁骨中线与肋弓交界处),胸前导联位置同心电图操作
	用酒精棉球涂擦电极安置部位局部皮肤表面(胸部多毛者剃除),再用小砂片轻磨皮肤表面,以清洁皮肤,降低皮肤电阻
	再次用酒精棉球擦拭脱脂
	将电极片粘贴在相应位置上,患者穿好鞋套站立在运动平板上
	将电极导联线接在相应导联电极片上
	复核导联位置
	将血压感应电极置于肱动脉搏动最强处,绑好袖带,用于运动过程中测量血压
	运动试验前:告知患者运动过程中若有不适,如胸痛、头晕、乏力等及时报告检查医师,指导患者学会运动方法
	检查由受过良好训练的心内科或心电医师参加,患者检查时现场有一名陪同人员
	运动前确定运动方案,描记立位心电图并测量血压

续表

操作过程	运动试验中：①连续监测心电图，每分钟记录1次心电图，如需要可多次记录；②血压监测，每3min测量1次，如发现异常，应每分钟测量一次；③受检者的临床监护，运动中注意观察患者的一般情况，如呼吸、意识、神态、面色、步态等，告知患者如有胸痛、严重疲乏、头晕、下肢关节疼痛等情况，要及时报告医师；④出现运动试验的终止指征[3]，要立即终止运动，防止意外发生
	运动试验后：①连续监测心电图，每分钟记录1次心电图，至少观察6min，如需要可多次记录；如6min后ST段改变仍未恢复到运动前图形，应继续观察至恢复运动前图形；②血压监测，每3min测量1次，至少观察6min；如发现异常，应每分钟测量一次；如6min后血压仍有异常波动，应每分钟测量一次，直至恢复运动前血压；③检查完毕，终止平板运动试验
	拔除导联线及血压感应电极
	检查完毕，进行结果分析[4]，书写诊断报告
	工作完毕后关机、关闭电源

疑点导航：

1. 试验方法

(1) 方案选择：根据年龄计算最大心率的Bruce方案，对年龄较大者采用Bruce修正方案。

(2) 运动负荷量的确定：分极量运动试验（指心率达到自己生理极限的负荷量）和亚极量运动试验（指达到85%~90%最大心率的负荷量）两种运动量。临床上多采用亚极量负荷试验。

2. 心肺复苏设备　除颤仪、氧气袋（或氧气钢瓶）、注射器及相关抢救药物（肾上腺素、异丙肾上腺素、阿托品、利多卡因及硝酸甘油等）、血压表、听诊器。

3. 终止运动试验指征　患者如无禁忌证，在其进行运动试验时应鼓励患者坚持运动达到适宜的试验终点，即患者心率达到亚极量水平。但在运动过程中，虽尚未达到适宜的试验终点，而出现下列情况之一时，应立即终止试验或密切观察随时终止试验。

(1) 绝对指征：①试验中运动负荷增加，但收缩压较基础血压水平下降超过10mmHg，并伴随其他心肌缺血的征象；②中、重度心绞痛；③渐进性神经系统症状（例如共济失调、眩晕或先兆晕厥）；④低灌注体征（发绀或苍白）；⑤由于技术上的困难无法监测心电图或收缩压；⑥受试者要求终止；⑦持续性室性心动过速；⑧在无诊断意义Q波的导联上出现ST段上移（≥0.1mV）（非V_1或aVR导联）。

(2) 相对指征：①试验中运动负荷增加，收缩压比原基础血压下降

≥10mmHg,不伴有其他心肌缺血的征象;②ST 段或 QRS 波改变,例如 ST 段过度下移(水平型或下垂型 ST 段下移 >0.2mV)或显著的电轴偏移;③持续性室性心动过速之外的心律失常,包括多源性室性期前收缩、室性期前收缩三联律,室上性心动过速、心脏传导阻滞或心动过缓;④劳累、气促、哮喘、下肢痉挛、跛行;⑤束支传导阻滞或心室内传导阻滞与室性心动过速无法鉴别;⑥胸痛增加;⑦高血压反应:收缩压 >250mmHg 和 / 或舒张压 >115mmHg。

4. 结果分析　运动试验阳性标准的评定。

(1) 阳性标准:①运动中出现典型的心绞痛;②运动中心电图出现 ST 段下斜型或水平型下移≥0.1mV,持续时间大于 1min;③如运动前心电图已有 ST 段下移,则运动后 ST 段在原水平上再下移≥0.1mV,持续时间大于 1min;④运动中或运动后在 R 波占优势的导联上 ST 段缺血性弓背向上型上移≥0.1mV。

(2) 可疑阳性标准:①在运动中或运动后以 R 波占优势的导联上 J 点后 80ms 处出现 ST 段水平型或下斜型下移≥0.05mV 而 <0.1mV;②ST 段上斜型下移,J 点后 60ms 处下移≥0.15mV 或 ST 段斜率 <1mV/s(25mm/s 走纸速度),持续至少 1min;③U 波倒置;④出现严重的心律失常,如多源性期前收缩、室性心动过速、房室传导阻滞、窦房阻滞、心房颤动、心房扑动;⑤异常心率恢复,从运动峰值心率到 2min 后心率的变化≤12 次 /min;⑥运动后延迟的收缩压反应,恢复期第 3min 的收缩压与第 1min 的收缩压比值 >1;⑦运动中收缩压较安静时或前一级运动时下降≥10mmHg。

四、临床情景实例与临床思维分析

临床情景实例 1　患者,男性,50 岁,平日身体健康,体检心电图示 ST-T 改变。如需要行心电图平板运动试验,请与患者沟通并完成该操作。

临床思维分析:向患者告知心电图运动平板试验的意义;为了解患者心脏功能,建议进一步行心电图平板运动试验。

临床情景实例 2　患者,女性,54 岁,近 1 个月来偶感心悸、胸闷,活动后症状明显,休息后缓解。既往有高血压病史 2 年。患者拟评价心脏功能,请完善必要的心脏无创检查。

临床思维分析:建议行心电图平板运动试验,评定运动能力、耐量及运动相关的症状,评估心脏功能。

临床情景实例 3　患者,男性,58 岁,因间歇性胸闷、气促两年,再发加重 3 天入院。现行心电图平板运动试验,患者突然出现胸闷、胸痛症状,应该如何处理?

临床思维分析:①应立即停止运动,密切观察患者呼吸、血压、心电图等情况;②如心电图出现相应改变,如 ST 段抬高或下移,让患者休息,必要时给予吸氧、舌下含服硝酸甘油并时刻观察患者情况;③如上述胸痛不能缓解,心电图、血压无趋向好转,应转送心内科进一步处理。

临床情景实例4 患者,男性,63岁,阵发性胸闷5年余,再发加重2天入院。既往有高血压病史10年,血压控制好。现行心电图平板运动试验时,患者突然出现胸前区剧烈疼痛,伴大汗淋漓,监测心电图示Ⅱ、Ⅲ、aVF导联ST段呈近似弓背型抬高,此时应该如何处理?

临床思维分析:①根据该患者病史,结合临床症状及心电图表现,应考虑该患者诱发急性下壁心肌梗死;②让患者立即卧床休息、吸氧、舌下含服硝酸甘油(若血压低慎用或不用),密切观察患者生命体征,送心内科进一步处理。

临床情景实例5 患者,女性,59岁,胸闷、气促5年,再发加重2天。既往有高血压、冠心病病史。行心电图平板运动试验时,突发呼吸困难、咳嗽咳痰,心率明显加快。请予以处理。

临床思维分析:根据患者临床表现,考虑急性左心衰竭;应立即终止平板试验,给予坐立体位、吸氧,观察不能缓解转送内科救治。

临床情景实例6 患者,男性,60岁,阵发性胸闷1月余,活动后症状加剧。现行心电图平板运动试验,心电图示频发室性早搏、室性心动过速。请予以处理。

临床思维分析:应立即停止运动;室性心动过速不能自行终止可静注利多卡因或胺碘酮,送心内科进一步处理。

临床情景实例7 患者,男性,62岁,阵发性胸闷、胸痛,既往否认高血压、冠心病病史,行心电图平板运动试验,运动中胸痛明显,伴气促、大汗淋漓,心电图较运动前ST段压低明显。请予以处理。

临床思维分析:该患者有心绞痛症状,伴有心电图ST段改变,应立即停止运动,让患者平卧,监测血压,观察不能缓解转送内科救治。

临床情景实例8 患者,女性,67岁,胸闷、气促10余年,再发加重2天,伴阵发性胸痛,既往有高血压病史10年,近1个月来血压控制不佳。行心电图平板运动试验中,患者突发晕厥,意识丧失,心脏骤停。请予以处理。

临床思维分析:一旦发生心脏骤停立即就地抢救,行心肺复苏。①立即将患者平卧,胸外按压,行人工呼吸;②如心室颤动则行电除颤;③建立静脉通道;④如为心室停搏,立即静注肾上腺素1mg;⑤立即转送心血管监护室进一步救治。

(马 力 凌 静)

第 五 章

动态心电图

Dynamic Electrocardiography, DCG / Holter

一、适应证

1. 健康人群的体检。
2. 心律失常的监测。
3. 心肌病的监测。
4. 心源性猝死机制的分析。
5. 识别与心脏病有关的症状。
6. 人工起搏器的监测。
7. 病窦综合征的监测。
8. 肺源性心脏病的监测。
9. 呼吸睡眠暂停综合征的监测。
10. 心力衰竭时心律失常的监测。
11. 冠心病的监护。
12. 研究和评价药物的效果。
13. 心率变异分析、窦性心律震荡现象、T 波变异性分析等。

二、标准操作规程(表 5-1)

表 5-1 动态心电图检查标准操作流程

准备	医师准备:穿工作服、衣帽整洁得体
	核对检查申请单:患者姓名、性别、年龄、检查项目等信息
	与患者沟通,告知患者动态心电图检查优、缺点[1];询问患者近期服药史及相关病史[2],并交代检查须知[3]
	环境准备:室内保持温暖舒适。必要时屏风遮挡,保护患者隐私
	用物准备:动态心电图记录器、电池、记录器保护套,粘贴电极片、小砂片、酒精、棉球

续表

操作过程	首先记录一份常规 12 导联的心电图,供分析动态心电图时参考
	待受检者稍作休息,情绪稳定后,嘱受检者解开上衣,暴露前胸
	用酒精棉球涂擦电极安置部位局部皮肤表面(胸部多毛者剃除),再用小砂片轻磨皮肤表面,以清洁皮肤,降低皮肤电阻
	再次用酒精棉球擦拭脱脂
	记录器清除数据并完成新患者设置,装好电池后开始记录
	将记录器装入保护套中,背带挂于患者腰部或胸前
	告知如受检者检查过程中发生特殊事件,由受检者本人或护理人员记录并填写
	向受检者讲明佩戴注意事项[4]及保护记录器的方法,即可离开检查室
	监测 24h 之后取下记录器,输入回放系统进行分析处理
	检查分析记录中出现的所有事件,对其错误及伪差进行修改删除
	筛选打印数据、图表、心电图,必须准确、清晰,记录阵发性心律失常要有头有尾,写明各种异常发生的次数、发生时间、持续时间、有无临床症状等
	工作完毕后关机、关闭电源

疑点导航:

1. 动态心电图检查的优、缺点

(1) 优点:①DCG 是在日常活动状态下作长时间记录,不受活动、体位限制,全面地反映患者在一天完整生物周期内的心电变化;②DCG 可连续记录24h(甚至更长时间),能捕捉一过性和间歇性心电变化,特别是心律失常、心肌缺血,尤其是无症状性心肌缺血;③DCG 可确定心电异常与各种活动及症状之间的关系;④DCG 可明确心律失常分布规律,是白天多发还是夜间多发、是活动时多发还是静息时多发;⑤DCG 为无创性检查,安全、方便、可重复检查。

(2) 缺点:①DCG 诊断属回顾性诊断,对严重心律失常有时会痛失最佳抢救机会。如 R-on-T 室性早搏可诱发急速型室性心动过速、心室颤动而猝死。②费用相对较高。③活动量太大时,位差波较多,影响分析的准确性。④双通道、三通道记录时,会漏诊高侧壁、下壁心肌缺血。⑤DCG 为模拟波形,其形态与常规心电图相应导联有一定的变异性。

2. 行动态心电图监测前了解患者的药物及非药物(包括心脏及非心脏)治疗情况。如植入心脏起搏器,应了解植入时间、类型及设定的有关参数。

3. 检查须知

(1) 佩戴仪器期间不能做心脏超声、腹部超声及放射类检查,远离电磁干扰的环境。

(2) 佩戴仪器期间不可洗澡,不可撕扯仪器导联线。

(3) 避免剧烈活动,少出汗,以免肌电干扰产生伪差,影响心电波形的准确性或电极片脱落导致数据不完整。上臂活动宜小,如自身症状与活动有关可适当运动,如快步走、爬楼梯等。

4. 注意事项

(1) 发现机器故障,导线脱离时,应及时报告医护人员,及时排除故障。

(2) 记录器应防水、防震动。

(3) 午间休息及夜间睡眠时应取下背带,将记录器放在床边安全处,起床时立刻佩戴在身上。

(4) 记录日常活动情况(工作、休息、活动、进餐、服药、激动时间、睡眠等)及时间。若出现症状,应详细记录症状起始、结束时间及感受。

(5) 告知患者次日取下记录器的时间。

三、临床情景实例与临床思维分析

临床情景实例 1 患者,男性,50 岁,平日身体健康,体检查心电图示偶发室性早搏。应为该患者完善哪项检查监测心律失常。

临床思维分析:该患者需要完善动态心电图检查,监测 24h 内心律失常发生的时间和频率。

临床情景实例 2 患者,女性,52 岁,近 2 个月来偶感心悸、胸闷,可自行缓解。既往体健。心电图正常。心脏彩超示心脏结构大小尚可;左室舒张功能正常。请与该患者沟通是否需要完善动态心电图检查,若需要请完成动态心电图检查。

临床思维分析:为监测心律失常及辅助诊断心血管疾病,告知动态心电图检查的优缺点,建议进一步行动态心电图检查。

临床情景实例 3 患者,男性,68 岁,因晕厥 3 次入院,既往体健。头颅CT 未见明显异常。心电图正常。空腹血糖 4.5mmol/L。请与该患者沟通是否需要完善动态心电图检查,若需要请完成动态心电图检查。

临床思维分析:心脏停搏、三度房室传导阻滞等心律失常可引起晕厥;建议有"晕厥"病史的患者完善动态心电图检查。

临床情景实例 4 患者,男性,72 岁,胸闷、气促 10 余年,再发加重 2 天就诊。既往有心房颤动病史,人工起搏器置换术后 2 年。请对该患者完成人工起搏器的监测。

临床思维分析:行动态心电图检查监测心律失常及人工起搏器。

临床情景实例 5 患者,男性,5 岁,因心悸 1 周就诊,诊断为心肌炎。入院查心电图示:频发室性早搏。该患儿需进一步完善哪项检查以明确室性早搏发生的时间及频率。

临床思维分析:可予行动态心电图检查,监测心律失常及评价治疗心律失常药物的效果。

（白 敏 凌 静）

第 六 章	动态血压测定
	Ambulatory Blood Pressure Monitor, ABPM

一、适应证

1. 医院内测血压增高,在家中测血压正常者。

2. 新近发现的高血压。

3. 高血压易患人群(如平时血压 130~139/85~89mmHg、肥胖、有高血压家族史者)。

4. 继发性高血压的鉴别诊断。

5. 经降压药物治疗后血压控制不满意者。

6. 有晕厥史或位置性低血压者最好与 24h 动态心电图同时进行检查。

7. 临床上指导降压药的应用、评估药物的作用、判断高血压的预后等。

二、标准操作规程(表 6-1)

表 6-1 动态血压监测标准操作流程

准备	医师准备:穿工作服、衣帽整洁得体
	核对检查申请单:患者姓名、性别、年龄、检查项目等信息
	向患者介绍此项检查的目的、步骤、意义及注意事项,以取得患者配合
	环境准备:室内保持温暖舒适
	用物准备:动态血压记录盒、电池、记录盒保护盒套、腰带
操作过程	检查记录盒电池是否充足,按照正确极向装好电池[1],盖上后盖,打开电池旁开关(ON)
	将电脑连接的数据线接口与动态血压记录盒连接,连接成功后设置记录盒血压测量时间间隔[2]
	设置成功后,删除记录盒数据,并按当前时间设置记录盒
	受检者取坐位(特殊情况下可取仰卧位或站立位),上肢裸露伸直并轻度外展
	将袖套一端穿过钢环形成一个圆环,检查者触及肱动脉搏动后,将袖套直接贴在皮肤上,标记直接位于肱动脉上,并使袖套下缘距肘窝上约 2.5cm

操作过程	将袖套平整无褶皱地缠绕于上臂中部,松紧以一指为宜,使钢环保留在滑动范围内
	将空气软管从患者肩膀绕过,用胶带在患者身上固定
	装好腰带和记录盒保护盒套;调整好腰带位置,使保护盒套位于患者佩戴袖套的对侧
	将空气软管连接到空气插口
	按下记录盒上自动测量按钮[3]
	将记录盒放入保护盒套
	向受检者讲明佩戴注意事项[4]及保护记录器的方法,即可离开检查室
	监测 24h 之后取下记录器,输入回放系统进行分析处理
	筛选打印数据,书写进行结果分析,书写诊断报告
	工作完毕后关机、关闭电源

疑点导航:

1. 新旧电池不得混合使用;新电池最多可以记录 3 位患者数据。

2. 根据患者病情设置记录盒血压测量时间间隔,建议白天 30min 测量一次。晚上 1h 测量一次。

3. 可根据患者病情,在自动测量之前手动测量一次数据,结果显示并储存在内存中。

4. 注意事项

1)血压测量时需停止一切上臂活动,测量中不要干扰袖套或空气软管,因为记录盒会测量到非常细小的压力变化。

2)避免剧烈活动,仪器应防水、防震动。

3)告知患者次日取下动态血压记录盒的时间。

三、临床情景实例与临床思维分析

临床情景实例 1　患者,男性,45 岁,因右侧腰痛 1 天入院,腹部彩超示右肾结石。安静状态下测量血压 160/90mmHg。既往多次在家自测血压正常。请向患者解释并处理。

临床思维分析:患者可能为"白大衣性高血压";建议进一步行 24h 动态血压监测,明确是否存在高血压。

临床情景实例 2　患者,女性,56 岁,"高血压"病史 5 年,既往药物治疗血压控制理想。近 1 个月来自测晨起血压升高。请为该患者行哪种无创检查以明确 24h 血压波动情况。

临床思维分析：建议行 24h 动态血压监测，指导降压药的应用、评估药物的作用。

临床情景实例 3　患者，男性，78 岁，既往因"Debakey Ⅲ 型主动脉夹层"曾在气管插管全麻下行主动脉夹层覆膜支架隔绝术，"高血压"病史 10年，口服降压药血压控制良好。近一周血压控制不佳入院，体格检查：血压 165/100mmHg，心率 72 次/min。为明确血压波动情况及评估降压药疗效，请给该患者行 24h 动态血压监测。

临床思维分析：详细询问患者手术史，患者行"主动脉夹层覆膜支架隔绝术"是否进行了左锁骨下动脉封锁。①左锁骨下动脉封锁者则左臂可能测量不到血压，应以右臂测量为准；②左锁骨下动脉未封锁，左臂或右臂均可测量；③无法确定者，先左右臂分别测量血压对照。

临床情景实例 4

（1）患者，男性，50 岁，晨起后头昏 5 个月就诊。既往有"睡眠呼吸暂停，低通气综合征，高血压"病史，规律服用尼群低平 10mg，每天 2 次。自述白天在诊所测血压约 130/80mmHg。体格检查：血压 135/75mmHg，心率 80 次/min，患者精神欠佳，倦怠，口咽腔狭窄。为明确患者血压波动情况，请为患者进行合适的检查。

（2）患者夜间血压为 180/75mmHg，请解释该现象。

临床思维分析：①动态了解血压波动情况宜选用 24h 动态血压监测；②患者夜间血压上升，与睡眠呼吸暂停、低通气综合征、夜间缺氧、儿茶酚胺分泌增加有关。

（白　敏　凌　静　顾申红）

第七章 腹腔穿刺术
Abdominocentesis

一、适应证

1. 腹腔积液需明确诊断。

2. 大量腹腔积液导致的呼吸困难、胸闷、腹部胀痛或少尿时,需穿刺放液减轻症状。

3. 腹腔内给药。

4. 顽固性腹水时,腹水浓缩回输治疗。

5. 腹腔灌洗或行人工气腹作为治疗手段。

二、禁忌证

1. 肝性脑病前驱期(相对禁忌证)及昏迷前期、昏睡期、昏迷期。

2. 精神异常或不能配合。

3. 结核性腹膜炎腹腔广泛粘连。

4. 包虫病。

5. 巨大卵巢囊肿。

6. 腹腔内穿刺部位包块。

7. 妊娠中后期。

8. 凝血功能障碍或重症血小板减少。

9. 严重电解质平衡紊乱。

10. 麻痹性肠梗阻,腹部胀气明显时。

三、标准操作规程(表 7-1)

表 7-1　腹腔穿刺术标准操作规程

准备	医师准备:穿工作服,戴口罩、帽子,洗手
	核对床号、姓名,嘱患者排尿并询问麻药过敏史

续表

准备	知情同意并签字,测腹围、血压、脉搏和检查腹部体征(有无腹部包块、肝脾、膀胱肿大及移动性浊音)
	物品准备:腹腔穿刺包、络合碘、无菌棉签、手套、胶布、2% 利多卡因,5ml、20ml 或 50ml 注射器。检查物品是否在有效期内,包装是否完好
操作过程	体位[1]:患者可采取平卧位、半卧位或稍左侧卧位,尽量使其舒适
	穿刺点选择[2]:腹部叩诊;常规平卧位取左下腹,脐与左髂前上棘连线中、外 1/3 交点;侧卧位在脐水平线与腋前线或腋中线之延长线相交处;准确判断穿刺点及标记
	消毒顺序:以穿刺点为圆心,由内向外
	消毒范围:直径 15cm 以上
	消毒三次,消毒不留空隙,每次范围小于前一次,最后范围大于孔巾直径
	取腹腔穿刺包,检查包的有效期
	打开腹穿包的外层 3/4
	戴无菌手套,打开腹穿包的外层 1/4 及内层
	清点物品,检查灭菌指示卡,铺孔巾
	检查穿刺针及橡胶管通畅性
	核对麻醉药,正确开启
	于穿刺点行皮丘注射
	沿穿刺点垂直进针
	边进针边回抽及注药
	若抽到腹水则停止注药
	取穿刺针,比量穿刺针,止血钳夹闭穿刺针橡胶管
	固定穿刺部位的皮肤
	沿穿刺点采取迷路法进针[3],有突破感后停止进针
	助手用止血钳协助固定穿刺针
	连接注射器后松止血钳
	操作过程应该注意观察患者生命体征,如有头晕、面色苍白、出汗、心悸、晕厥等腹膜反应[4],立即停止抽液,并询问患者的感受
	放腹水的速度不应过快[5],每次放腹水量一般不超过 3 000ml,若大量放腹水则同时缩紧腹带,若为血性液体则只抽取少量留取标本,不得大量放液
	配合抽液(及时夹闭胶管)
	留取腹水标本送检[6]:常规、生化、脱落细胞
	夹闭胶管,拔出穿刺针,纱布按压穿刺点 1~2min
	消毒穿刺点,敷料覆盖,胶布固定
	操作完成后为患者复原衣物
	术后嘱患者卧位或半卧位休息 1~2h,保持穿刺点朝上[7],测血压及腹围,检查腹部体征。术后观察生命体征、有无出血及继发感染等

疑点导航：

1. 小儿腹腔穿刺　年长儿体位同成人，婴幼儿可平卧床上，充分暴露腹部，助手一手将患儿手臂固定在腹部两侧，另一手固定患儿臀部，使之身体不动。婴儿需选择水合氯醛灌肠、地西泮肌注或苯巴比妥肌注进行适当镇静。

2. 巨脾时需 B 超定位进行穿刺，以免损伤脾脏；包裹性腹腔积液有分隔或少量腹腔积液时需在 B 超定位下穿刺，谨防损伤肠管。在脐水平线与腋前线或腋中线之延长线相交处常用于诊断性穿刺。勿在腹部手术瘢痕部位或肠襻明显处穿刺，妊娠时应先进行 B 超定位，一般选择距子宫外缘至少 1cm 外进行穿刺，避免损伤子宫及胎儿。

3. 腹水较多时，为防止术后漏出，穿刺时注意勿使自皮肤到壁层腹膜的针眼位于一条直线上，当针尖通过皮肤到达皮下后，稍向周围移动一下针头，尔后再向腹腔刺入。

4. 腹膜反应发生的原因　腹腔穿刺所致的反射性迷走神经功能亢进，患者对腹腔穿刺存在紧张和恐惧心理，皮肤及壁层腹膜局部浸润麻醉效果欠佳等多种因素所致；年轻患者、体质虚弱者在空腹状态下行穿刺腹膜反应发生率增高。

5. 放腹水速度过快、每次放腹水量过大时，可引起腹腔内压力骤然降低、内脏血管扩张、引起血压下降甚至休克等发生。

6. 腹水的送检重点内容根据患者积液的病因有所选择，如癌性腹水：脱落细胞、肿瘤标志物；结核性腹水：结核菌培养、结核抗体；感染性腹水：细菌培养＋药敏等。

7. 如遇穿刺孔继续有腹水渗漏时，可用蝶形胶布或火棉胶粘贴。

四、常见并发症及处理

1. 腹膜反应

(1) 停止操作，平卧，皮下注射 0.1% 肾上腺素 0.3~0.5ml。

(2) 开放静脉通道，予以心电监护，吸氧（采用常规湿化，氧流量调节为 2~4L/min）。

(3) 与患者家属交代病情，处理完后常规复查患者血压、脉搏。

2. 肝性脑病和电解质紊乱

(1) 停止操作，予以吸氧、心电监护，监测患者神志、血压、脉搏和尿量的变化。

(2) 控制放液的量和速度，每次放腹水量一般不超过 3 000ml，1~2h 内放完。

（3）按照肝性脑病处理,并维持电解质和酸碱平衡。

3. 损伤穿刺部位血管和腹腔脏器

（1）术前要审查患者的血常规和凝血功能、叮嘱患者排空膀胱,仔细进行腹部体格检查,以防损伤膀胱。

（2）操作规范、根据病情选好穿刺点,动作轻柔,避开腹部血管和肿大的脾脏;进针速度不宜过快,以免刺破漂浮在腹水中的乙状结肠、空肠和回肠。

（3）一旦出现穿刺液为血液时,应尽快停止操作;建立静脉通道,补液,必要时输血,甚至外科手术治疗。

（4）术中和术后严密观察患者血压、脉搏和腹部体征的变化。

4. 麻醉意外

（1）术前应详细询问患者的药物过敏史,特别是麻醉药品,并备好肾上腺素等抢救药品。

（2）使用普鲁卡因麻醉,术前应完善皮试检查。

（3）一旦出现,立即停止操作,半卧,予以吸氧,心电监护、建立静脉通道。

5. 感染

（1）严格按照腹腔穿刺无菌要求进行穿刺。

（2）穿刺部位处皮肤有破损、疤痕等应尽量避开。

（3）感染后根据细菌培养结果酌情使用抗生素。

6. 穿刺部位腹水渗漏

（1）腹腔穿刺进针时采用迷路进针法。

（2）穿刺术后嘱患者卧位或半卧位休息 1~2h,保持穿刺点朝上。

（3）如穿刺孔继续有腹水渗漏时,可用蝶形胶布或火棉胶粘贴。

五、临床情景实例与临床思维分析

临床情景实例 1　患者,女性,40 岁,因腹胀、食欲缺乏、乏力 6 个月入院。腹部 CT 提示大量腹水,为明确腹水性质,在左下腹部进行了腹腔穿刺术,术后第 3 天左下腹部穿刺点附近出现皮肤发红,皮温升高,局部触痛。体格检查:腹部高度膨隆,左下腹部穿刺点附近直径约 6cm 大小的范围皮肤发红,皮温升高,局部触痛,移动性浊音阳性。该患者左下腹部穿刺点皮肤病变,请予以处置。

临床思维分析:考虑患者腹腔穿刺术后穿刺部位感染,应予以查血常规等检查;局部穿刺部位皮肤消毒、换药,必要时根据经验选用抗生素治疗。根据患者病情,如需要再次进行腹腔穿刺放液治疗,需更换穿刺点。

临床情景实例 2

（1）患者,男性,54 岁,食欲缺乏、腹胀、腹围逐渐增大 2 个月,加重 4h 入院。自觉下腹胀痛最明显,24h 尿量约 300ml。既往有前列腺增生病史;曾拔牙麻醉时出现"休克"。查体:腹部触及肿大膀胱,腹部移动性浊音阳性。B 超提示肝硬化、大量腹水。血 K^+ 2.6mmol/L,Na^+ 130mmol/L,Cl^- 90mmol/L。为明确腹胀原因并缓解症状,请予以处理。

(2) 患者在开始腹腔穿刺术后 30min 突然出现全身皮肤瘙痒,皮疹,出汗,心悸等,接着血压 74/40mmHg,请予以紧急处理。

临床思维分析:①考虑患者前列腺增生合并急性尿潴留、低钾血症,应先导尿、纠正电解质紊乱;为明确腹水性质并缓解患者腹胀,可进一步行腹腔穿刺放液术。②考虑过敏性休克,需停止操作、患者平卧、建立静脉通道、给予 0.1% 肾上腺素 0.5ml 皮下注射、吸氧,监护等对症处理;与患者家属交代病情等综合处理。

临床情景实例 3

(1) 患者,男性,55 岁,因腹胀半年,加重伴发热、腹痛 1 周入院,24h 尿量约 800ml。既往有慢性乙肝 10 余年。查体:腹部膨隆,下腹部压痛、反跳痛,脾大,移动性浊音阳性。B 超提示肝硬化。为明确患者诊断并缓解患者病情,请作相应处理。

(2) 患者行腹腔穿刺放液约 3 500ml,穿刺术后 8h,患者出现胡言乱语,躁动,大小便失禁。为明确诊断及进一步治疗,请作相应处理。

临床思维分析:①考虑患者乙肝肝硬化并发自发性腹膜炎,需行腹腔穿刺并放液术进行腹水常规、腹水生化、腹水培养 + 药敏试验等明确腹水性质、减轻腹胀症状;②考虑腹腔大量放液后并发肝性脑病,若置管引流者应停止继续放液,查血氨、电解质,予以门冬氨酸鸟氨酸降血氨、根据经验选择敏感抗生素、维持水电解质平衡等综合治疗措施,等待腹水培养结果调整抗生素。

临床情景实例 4

(1) 患者,男性,65 岁,因腹围进行性增大 1 周、腹胀难忍、呼吸困难 2 天入院。查体:SaO_2 85%,呼吸急促,心率 120 次 /min,腹部膨隆,移动性浊音阳性。腹部 B 超示肝硬化、大量腹水。为改善患者腹胀、气促,请予以处理。

(2) 腹腔穿刺抽液过程中,患者出现恶心、心悸、气促、心率 140 次 /min,面色苍白,血压 70/40mmHg,请继续处理。

(3) 穿刺后左下腹穿刺点处有渗液,如何处理?

临床思维分析:①患者大量腹水引起呼吸困难,排除肝肺综合征后为改善腹胀气促症状,可行腹腔穿刺术放液;②考虑为腹膜反应,停止操作,平卧,皮下注射 0.1% 肾上腺素 0.5ml;③穿刺点渗液,嘱患者卧位或半卧位休息 1~2h,保持穿刺点朝上,如穿刺孔继续有腹水渗漏时,可用蝶形胶布或火棉胶粘贴。

临床情景实例 5 患者,女性,45 岁,因腹胀、乏力伴有低热 2 个月入院。既往患有慢性白血病。查体:腹部膨隆,腹部压痛,腹肌稍紧张,有柔韧感。腹部 B 超示巨脾、腹腔大量积液,胸部 X 线片提示左上肺结核可能。为明确腹水性质,需作何处理。

临床思维分析:腹腔积液应考虑结核性腹膜炎可能,为明确腹水性质需进行腹腔穿刺术。患者既往有慢性白血病,B 超提示巨脾,不能选择常规左下腹穿刺点,以免损伤巨大脾脏,可在 B 超定位后再进行腹腔穿刺术。

临床情景实例 6 患者,男性,25 岁,因车祸伤后 8h、神志不清 2h 入院。查体:血压 75/40mmHg,脉搏 130 次 /min,呼吸 35 次 /min,神志不清,口唇黏膜苍白,肺部无啰音,心率 130 次 /min,律齐,腹肌稍紧张,肝脾扪及不清,移动性浊音阳性。请为其行紧急处理。

临床思维分析:考虑患者外伤后腹腔内脏器出血、失血性休克,应尽快建立静脉通道、扩容输液,吸氧,监护等对症处理,并进行诊断性腹腔穿刺术。

临床情景实例 7 患者,男性,51 岁,因腹胀、食欲缺乏 2 年加重 1 个月入院。既往已诊断为乙肝肝硬化 1 年。查体:腹部膨隆,脾大,移动性浊音阳性。入院第 2 天,晚上睡觉翻身不慎坠床,出现左上腹部疼痛,伴有出冷汗、心悸。查体:血压 60/40mmHg,腹部压痛,伴反跳痛。该患者腹痛原因如何考虑?请为其紧急处理。

临床思维分析:考虑患者乙肝、肝硬化、脾大,坠床后损伤肿大脾脏,导致脾破裂、血性腹膜炎可能;应尽快复查血常规、需尽快建立静脉通道、扩容,并行腹腔穿刺术明确是否为血性液体;如穿刺出不凝血性液体,应考虑脾破裂,需紧急外科手术。

临床情景实例 8

(1) 患者,女性,45 岁,因腹胀、消瘦、腹围增大 2 个月入院。近 4 个月月经不规律,月经量少。查体腹部饱满,移动性浊音阳性。腹部 CT 提示大量腹水,左侧附件区包块。血癌胚抗原升高。该患者腹水最可能的原因是什么?如何明确诊断?

(2) 患者经检查确诊为左侧卵巢腺癌并腹膜转移,请为她腹腔内灌注顺铂化疗,需要注意哪些问题?

临床思维分析:①最可能的原因是左侧卵巢癌并腹膜转移,为明确诊断,可行腹腔穿刺放液留取标本进行腹水常规、腹水生化、反复腹水沉渣进行脱落病理细胞检查,并进一步行盆腔 CT 扫描等检查明确左侧附件区包块性质;②腹腔内灌注化疗前,腹腔内置入单腔静脉导管,根据患者病情每日经导管先适量放腹水减少腹腔内液体,顺铂剂量按照 $50mg/m^2$ 体表面积计算,取 250~500ml 生理盐水稀释后经导管缓慢注射入腹腔内,灌注完毕后夹闭导管,并嘱患者床上反复变换体位 2h,每 15min 变换体位 1 次,使药液和腹腔广泛接触。连续 3 天,观察 4 天,一周为 1 疗程,视腹腔积液情况应用 2~4 个疗程。

注意不能使用葡萄糖液稀释顺铂,以免引起剧烈腹痛;注意采取迷路穿刺法进针,术后保持穿刺部位朝上,谨防腹水外漏,保持穿刺部位干燥,观察患者胃肠道反应、血常规、肝肾功能等化疗副反应。

临床情景实例 9

患者,女性,25 岁,已婚,突发剧烈腹痛、头晕、出冷汗半小时入院。既往月经规则,已停经 40 天。查体:血压 75/40mmHg,颜面苍白,腹肌稍紧张,腹部轻压痛,移动性浊音阳性。查尿 HCG 阳性。请为该患者尽快进行最必要的操作明确诊断。

临床思维分析:考虑宫外孕破裂并出血、失血性休克可能,需尽快建立静脉通道、扩容,并行腹腔诊断性穿刺;患者系休克状态,不宜过多搬动及使用截石位,故不选择后穹隆穿刺术;如腹腔穿刺抽出不凝血性液体,即可确诊宫外孕破裂并出血,需要急诊手术治疗。

(韦 玲 张秀峰 钟 宁)

第八章 三腔二囊管置入术
Sengstaken-Blakemore Tube

一、适应证

1. 食管胃底静脉曲张破裂大出血经输血、补液、降门脉压等药物治疗仍难以控制的出血。

2. 经内镜下食管曲张静脉套扎术、硬化剂注射术或胃底曲张静脉组织胶注射术后再出血者。

3. 无进行紧急手术和内镜下治疗条件的基层医院,对食管胃底静脉曲张破裂大出血患者进行紧急止血治疗。

二、禁忌证

无绝对禁忌证,相对禁忌证如下:

1. 严重的心力衰竭、心律失常、高血压。

2. 咽喉部、食管肿瘤导致梗阻。

3. 近期内食管腐蚀性损伤。

4. 近期因食管下段、胃底静脉曲张接受硬化剂治疗。

5. 呼吸衰竭。

6. 不能肯定为食管胃底曲张静脉破裂出血。

7. 精神异常或极度不合作的患者。

8. 胸腹主动脉瘤。

三、标准操作规程(表 8-1)

表 8-1 三腔二囊管置入术标准操作规程

准备	医师准备:穿工作服,戴口罩、帽子,洗手
	核对患者信息,询问有无鼻咽部病史,并询问麻醉药物过敏史
	知情同意并签字,测血压、脉搏正常
	用湿棉签清洁、检查双侧鼻腔[1],提前向患者说明操作中需配合吞咽

续表

准备	用物准备：一次性三腔二囊管、弯盘、钳子或镊子、0.5kg 的沙袋、50ml 注射器、手套、纱布、治疗巾、石蜡油棉球、手电筒、棉签、胶布、夹子、听诊器、压舌板
操作过程	协助患者取半坐卧位或左侧卧位（昏迷患者取仰卧位或左侧卧位），铺治疗巾于患者颌下
	打开三腔二囊管插管包，将操作所需用品打入包内
	戴手套
	弯盘置于患者口角旁
	检查三腔二囊管有无破损及是否通畅，测试气囊注气量并测量压力
	比量长度：患者前额发际至剑突的长度，做好标记
	检查三腔二囊管是否漏气，用液体石蜡润滑三腔二囊管前 50~60cm，润滑鼻腔
	术者左手持纱布包住三腔二囊管，右手将三腔二囊管前端自患者鼻孔轻轻缓慢插入
	三腔二囊管插入约 12~15cm 时，检查是否盘曲在口中
	嘱患者吞咽[2]，送至标记长度，查看标记
	抽取胃液
	听气过水声或清水检验是否有气泡
	向胃囊内注入气体约 200~300ml，并用止血钳夹闭胃气囊管口，将三腔二囊管向口腔方向牵引，有中等阻力感，测试气囊压力
	用胶布固定三腔二囊管于双鼻翼，将三腔二囊管一端牵拉于床前的输液架上[3]，并悬挂一 0.5kg 的沙袋
	向食管气囊内注入 100~150ml 空气，测试气囊压力，并用止血钳夹闭食管气囊管口
	操作过程应该注意观察患者生命体征并询问患者感受，如有呛咳、紫绀等，应立即停止操作
	操作完毕后清理患者口腔和鼻腔，为患者复原衣物
	术后观察患者生命体征、保持三腔二囊管通畅及适度牵引；每隔 15~30min 抽一次胃液，每次抽尽[4]；每隔 12~24h 食管囊和胃囊放气 15~30min[5]，并注意缓慢放气[6]

疑点导航：

1. 检查鼻腔是否有鼻息肉，鼻甲肥厚和鼻中隔偏曲，选择鼻腔较宽敞侧插管。

2. 昏迷患者吞咽及咳嗽反射消失，应使下颌靠近胸骨柄，以增大咽部弧度，提高插管成功率。

3. 输液架与鼻尖呈 45°，一般三腔二囊管不能接触鼻翼或上唇。

4. 可观察是否有活动性出血,判断三腔二囊管压迫止血是否有效。

5. 一般先放食管囊气体,观察 30min 无活动性出血,再放胃囊内气体。间断放气能避免因食管囊和胃囊压迫过久易导致压迫局部黏膜糜烂。

6. 注意控制放气速度,避免放气速度过快导致食管胃黏膜撕裂引起大出血。

四、常见并发症及处理

1. 鼻出血

(1) 插管前首先检查鼻腔是否有鼻息肉,鼻甲肥厚和鼻中隔偏曲,选择鼻腔较宽敞侧插管。

(2) 对于清醒合作的患者,插管前向其解释病情,耐心讲解插管止血的必要性,以得到合作。对于烦躁不合作的患者,可与家属充分沟通认可后,适量给予镇静剂,以减少插管时患者不配合对鼻腔黏膜的损害。

(3) 插管前使用液体石蜡油充分润滑三腔二囊管和鼻腔,插管时动作尽量轻柔,争取一次插管成功,避免多次插管。三腔二囊管牵拉方向应与鼻孔成一直线。

(4) 每日定时向鼻腔内滴入少量液体石蜡油或润鼻液,防止三腔二囊管粘附于鼻黏膜表面。

(5) 三腔二囊管成功置入后,每 12~24h 放气约 15~30min,避免压迫过久引起的鼻黏膜损伤。

(6) 已出现鼻出血者,迅速明确出血的原因,立即适当给予去甲肾上腺素冷盐水棉球局部压迫止血。如果因肝硬化患者凝血功能差所导致,给予新鲜血浆或冷沉淀输注改善凝血功能。

2. 食管黏膜损伤、食管穿孔、食管狭窄

(1) 插管前使用液体石蜡油充分润滑三腔二囊管,插管时动作尽量轻柔,争取一次插管成功,避免多次插管。

(2) 改良三腔二囊管插入方法,减少插管阻力对食管黏膜的损害:①在三腔二囊管插入 12~15cm 时,对于插入有困难的患者,可让其用吸管连续吸服去甲肾上腺素盐水 25~50ml,在其自然吞咽时将三腔二囊管推进通过咽喉部,继续送入至所需长度(55~65cm);②用沙氏导丝置入三腔二囊管的胃腔内,提高三腔二囊管管身的硬度;③如能确定为胃底静脉曲张破裂出血者,插管前可去除食管囊,单用胃囊压迫止血。

(3) 在三腔二囊管成功置入后,每 12~24h 放气约 15~30min。病情稳定后,有内镜下止血治疗条件的医院,应尽早行内镜下治疗,避免压迫过久引起的食管黏膜损伤。

(4) 放气及拔管前可适当给予液体石蜡油口服,防止囊壁及管壁与食管黏膜粘连造成食管黏膜损伤。

(5) 出现食管穿孔或后期出现食管狭窄者,应尽早行食管碘油或钡餐造影、胸部 CT 等检查,明确是否有食管气管瘘、恶性肿瘤等。食管穿孔可根据穿孔部位、大小等酌情行内镜下治疗或外科手术治疗。单纯性食管狭窄可行内镜下气囊、探条扩张或支架置入术等治疗,一般可治愈。

3. 呼吸困难、窒息、吸入性肺炎

(1) 插入困难时,应改良三腔二囊管置入方法,避免误插入气管内。

(2) 插入成功后应吸尽口腔的唾液和血液等,反复叮嘱患者禁食禁水,如有唾液或分泌物,应尽量吐出。昏迷患者应定期吸尽口腔和鼻咽部的分泌物。

(3) 如果因插入深度不够或胃囊破裂、漏气等导致食管囊向上移位,压迫咽喉部或气管引起的呼吸困难或窒息,应尽快放尽气囊内气体拔管。

(4) 严密观察患者的生命体征、血氧饱和度、血气分析的变化,尽早发现病情变化并及时处理,一旦出现吸入性肺炎,应进行痰培养或血培养等检查,酌情使用抗生素、给予支持治疗、维持水电解质平衡等综合治疗。

4. 心律失常

(1) 三腔二囊管应置入约 65cm 处或抽吸出胃内容物,确保已到达胃内,并在导管上做好标记,定期测气囊内压,观察三腔二囊管是否向外滑出进入食管腔内。

(2) 避免牵引物过重,使贲门、膈肌过度牵拉上提,顶压心尖导致心律失常。

(3) 置管时患者出现胸骨后不适、恶心或频发心脏期前收缩等时,应立即调整三腔二囊管位置,必要时放气后重新置管。出现心脏骤停时,应尽快放尽气囊内气体,予以心肺复苏术,使用肾上腺素或阿托品等药物。

5. 气囊漏气、破裂

(1) 插管前仔细检查三腔二囊管的气囊有无破损、粘连、漏气或堵塞,熟练掌握并准确注入胃囊和食管囊内所需的气体量。

(2) 确定胃囊已经破裂者,不宜立即拔管,根据患者出血控制情况,采取不同处理办法。①出血已控制:胃管内无血液抽出,可常规直接拔出三腔二囊管;②出血基本控制或出血量明显减少:为防止出血加重,可暂时保留三腔二囊管当作胃管使用,直接从胃管内注射一些止血药物,如去甲肾上腺素或凝血酶等,待出血控制后尽早拔管进行内镜下治疗;③出血未控制:胃管内仍有暗红色血液抽出,应立即拔管,并根据情况重新置入三腔二囊管或采取内镜下止血等其他止血治疗措施。

6. 拔管困难

(1) 插管前仔细检查三腔二囊管的气囊有无粘连或堵塞。

（2）拔管前做好患者宣教工作,防止患者因精神高度紧张导致食管和膈肌痉挛导致拔管困难。

（3）气囊通道流出受阻,最常见位于三叉端,可拿住其近端鼻腔端,剪断三叉端,气体自然流出,再拔管。气囊堵塞时,可经内镜活检通道用活检针刺破气囊再拔管。

（4）气囊与食管或胃底黏膜粘连,导致拔管困难时,可每隔 15min 让患者口服液体石蜡油 30ml,反复 2~3 次,再将三腔二囊管往里送少许,解除粘连再顺利拔管。

（5）如果上述方法仍无效时,则考虑开腹手术。

五、临床情景实例与临床思维分析

临床情景实例 1

（1）患者,男性,50 岁,因呕血 8h 入院。既往有右肺肺大疱及慢性乙肝病史。入院后确诊为乙肝肝硬化、食管静脉曲张重度破裂出血,并行食管曲张静脉套扎术。术后第 3 天突然再次呕血 1 000ml,测血压 80/50mmHg。请继续予以紧急处理。

（2）三腔二囊管成功置入后约 2h,患者突然恶心,干呕频繁,5min 后突然出现胸闷、呼吸困难。查体:右侧胸廓饱满,右肺叩诊呈鼓音,右肺呼吸音减低。测 SpO_2 70%,请尽快处理。

临床思维分析: ①患者因乙肝肝硬化、食管静脉曲张重度破裂出血并行内镜下食管曲张静脉套扎术,术后再次出血,考虑止血治疗失败,可使用三腔二囊管压迫止血;②患者干呕后突然出现呼吸困难等不适,结合体征及既往病史,应考虑右肺肺大疱破裂的可能,可尽快面罩给氧、予以右侧胸腔穿刺闭式引流术。

临床情景实例 2

（1）患者,男性,55 岁,因反复腹胀、食欲缺乏 2 年,呕血 4h 入院,共呕鲜红色血液约 1 500ml,在当地医院输液止血治疗无效。既往有慢性乙肝病史。查体:血压 95/50mmHg,心尖搏动在左侧第 5 肋间锁骨中线处,心率 80 次 /min,律不齐;脾左侧肋缘下 2cm 触及。B 超提示肝硬化。请问能否进行三腔二囊管压迫止血?

（2）三腔二囊管成功置入后约 4h,患者心电监护示频发室性期前收缩,该如何判断及处理?

临床思维分析: ①考虑乙肝肝硬化食管胃底曲张静脉破裂出血可能性大,无三腔二囊管置入禁忌证,可置入三腔二囊管压迫止血;②患者出现频发室性期前收缩,应检查三腔二囊管位置,排除三腔二囊管移位、牵拉过度等后,可予以利多卡因治疗。

临床情景实例 3

(1) 患者,男性,42 岁,因反复腹胀 5 年,呕血 2 天,加重 1h 入院。既往有乙肝病史 10 余年,在乡镇卫生院输液止血治疗无效。查体:血压 85/50mmHg,皮肤巩膜中度黄染,腹部膨隆,脾大,移动性浊音阳性,双下肢中度凹陷性水肿。请为该患者进行紧急止血治疗。

(2) 三腔二囊管成功置入后 18h,患者右侧鼻腔有新鲜血液流出,该如何处理?

临床思维分析:①考虑乙肝肝硬化食管胃底静脉曲张破裂出血可能性大,可在扩容的同时尽快进行三腔二囊管压迫止血;②三腔二囊管置入术后右侧鼻出血,应迅速明确出血的原因,检查鼻腔、查凝血功能等,立即给予麻黄素局部止血。如果因肝硬化患者凝血功能差所导致,给予新鲜血浆或冷沉淀输注改善凝血功能。

临床情景实例 4

(1) 患者,女性,57 岁,因反复呕血、黑便 2 年,再发 2h 入院。既往有脑血管畸形及慢性乙肝病史。查体:血压 95/50mmHg,神志清楚,胸前可见数个蜘蛛痣,脾大。请为她进行紧急的止血治疗措施。

(2) 三腔二囊管成功置入后约 4h,患者出现恶心,频繁干呕,之后神志模糊。查体:左侧肢体肌力 2 级,病理征阳性。该如何尽快明确诊断?

临床思维分析:①考虑肝硬化食管胃底静脉曲张破裂出血可能性大,可在扩容的同时尽快进行三腔二囊管压迫止血;②结合资料,应考虑频繁干呕导致脑血管畸形破裂引起脑出血可能,可完善头颅 CT 检查尽快明确诊断。

临床情景实例 5 患者,男性,54 岁,因晨起时发现口腔右侧鼻腔内新鲜血液 3h 入院。既往有乙肝肝硬化、食管静脉重度曲张。于 3 年前诊断为右侧鼻腔癌,并予以手术及放射治疗,未复查。查体:血压 80/45mmHg,神志清楚,皮肤巩膜轻度黄染。腹部膨隆,脾大,移动性浊音阳性。请为他进行紧急止血治疗。

临床思维分析:考虑右侧鼻腔癌复发导致出血可能,需先进行鼻咽部检查。如果考虑右侧鼻腔癌复发出血,可进行鼻腔填塞止血,暂不需要置入三腔二囊管压迫止血。

临床情景实例 6

(1) 患者,男性,62 岁,因 8h 前开始呕暗红色血共 3 次,量约 1 000ml,急往当地镇医院住院。入院后再次呕鲜血 1 次,约 200ml。查体:血压 80/50mmHg,意识尚清,精神差,巩膜中度黄染,脾大。既往大量饮白酒 10 年。针对患者该如何紧急处理?

（2）三腔二囊管留置 24h 后，患者出血停止，拟行拔管时出现明显阻力，该如何处理？

临床思维分析：①结合资料，考虑酒精性肝硬化食管胃底静脉曲张破裂出血可能性大，可在扩容的同时尽快进行三腔二囊管压迫止血；②三腔二囊管置入后拔管困难，可予以液体石蜡油反复润滑后再轻柔拔管。

临床情景实例 7

（1）患者，男性，68 岁，因腹胀、食欲缺乏 1 年余、呕血 4h 急诊入住当地乡镇医院，呕暗红色伴有血凝块约 1 600ml，无黑便及腹痛。既往有长期大量饮白酒史，有冠心病病史 10 余年。查体：血压 80/40mmHg，神志清楚，巩膜轻度黄染，腹部膨隆，脾大，腹部移动性浊音阳性。请予以紧急的止血治疗措施。

（2）患者三腔二囊管置入 12h 后，患者在食管囊和胃囊放气后 20min，突然出现出冷汗、心悸和胸部压榨感，无呕血、黑便。急查心电图提示 V_1~V_3 病理性 Q 波，请问该患者最可能的诊断是什么？

临床思维分析：①结合资料，考虑酒精性肝硬化食管胃底静脉曲张破裂出血可能性大，可在扩容的同时尽快进行三腔二囊管压迫止血；②放气后患者出现冷汗、心悸和胸部压榨感等表现，无呕血黑便，既往有冠心病，结合心电图改变，应考虑食管胃底曲张静脉破裂大出血诱发急性心肌梗死可能，可尽快完善心肌酶谱、肌钙蛋白等检查、动态观察心电图变化确诊。

（易文轶　郭晓云）

第九章 骨髓穿刺术
Bone Marrow Puncture

一、适应证

1. 血液病的诊断,鉴别诊断及疗效的评估。
2. 感染性疾病或发热待查,病原生物学检查。
3. 造血干细胞培养、免疫分型,细胞遗传学分析。
4. 紧急情况下输液。

二、禁忌证

1. 血友病。
2. 凝血功能障碍或重症血小板减少者。
3. 穿刺部位有感染。

三、标准操作规程(表 9-1)

表 9-1　骨髓穿刺术标准操作规程

	医师准备:穿工作服,戴口罩、帽子,洗手
	核对床号、姓名,患者已排大小便
	知情同意并签字,测血压、脉搏正常
	了解患者药物过敏史及血友病史、凝血功能
准备	评估局部皮肤
	评估周围环境,注意保暖
	用物准备:骨穿包、络合碘、无菌棉签、手套、胶布、玻片、2% 利多卡因,5ml、20ml 注射器;检查物品是否在有效期内,包装是否完好
	去污剂清洁玻片并擦干
	必要时镇静[1]

续表

	穿刺点选择[2]:髂前上棘、髂后上棘、胸骨、腰椎棘突、胫骨
	体位:采用髂前上棘和胸骨穿刺时,患者取仰卧位;采用髂后上棘穿刺时,患者取侧卧位或俯卧位;采用腰椎棘突穿刺时,患者取坐位或侧卧位;2岁以内可采用胫骨,取仰卧位,腘窝垫高,小腿稍外展
	消毒顺序:以穿刺点为圆心,由内向外
	消毒范围:直径15cm以上
	消毒3次,每次范围小于前一次,最后一次消毒大于孔巾直径,消毒不留空隙
	取骨穿包,检查有效期
	打开骨穿包的外层3/4
	戴无菌手套打开骨穿包的外层1/4及内层
	检查灭菌指示卡
	清点物品,铺孔巾
	选择合适型号穿刺针,检查通畅性,针芯是否配套,注射器是否干燥[3]
	调节固定器距针尖1~1.5cm
	核对麻醉药,正确开启
操作过程	于穿刺点行皮丘注射
	沿穿刺点垂直进针
	边进针边回抽及推药
	在骨膜表面行多点麻醉
	左手拇指,示指绷紧穿刺点附近皮肤
	右手持穿刺针垂直[4]刺入皮肤
	注射器回抽1~2ml空气
	抽出骨髓液约0.1~0.2ml[5]
	拔下注射器,插上针芯,迅速将抽出的骨髓液滴于玻片上
	立刻涂骨髓片5~7张,涂片手法[6]正确
	根据病情是否继续抽取骨髓液送检[7],再次抽取后插入针芯
	拔出穿刺针,用无菌纱布压迫穿刺点
	消毒穿刺点
	敷料覆盖,胶布固定
	按压穿刺点
	取2~3张外周血涂片写好标签,送检
	操作完成后为患者复原衣物
	术后嘱患者卧位或半卧位休息半小时,术后观察生命体征、有无出血及继发感染

疑点导航:

1. 镇静　小婴儿需选择水合氯醛灌肠、地西泮、咪达唑仑或苯巴比妥适当镇静。

2. 胫骨一般仅用于小儿,小儿胫骨穿刺点为胫骨粗隆下 1cm 之前内侧。

3. 在体外、低渗溶液(水中)中容易发生溶血。

4. 胫骨穿刺时针尖向下使穿刺针与骨干长径成 60° 缓慢旋转进针,将针头斜面朝下;胸骨穿刺时针尖到达骨膜后与胸骨呈 45°~60°,于胸骨柄、胸骨体交界处正中进针。

5. 如涂片同时需要培养时,则应先抽取 0.1~0.2ml 涂片,再抽取 1~2ml 行培养,否则容易造成涂片稀释。

6. 骨髓液较浓时,推片角度要小,推片速度要慢;反之推片角度要大,推片速度要快。

7. 感染性疾病需要骨髓培养时,需抽取骨髓 1~2ml 送培养;怀疑白血病初次骨穿时,需要留取 5ml 骨髓抗凝后送相应融合基因或染色体检查。

四、常见并发症及处理

1. 干抽　穿刺部位不佳,未达到骨髓腔;针管被皮下组织或骨块阻塞;某些疾病可能出现干抽,如骨髓纤维化、骨髓有核细胞过度增生(如慢粒等)、部分恶性肿瘤浸润骨髓。骨髓穿刺时如因组织块堵塞针腔而抽不出骨髓液,重新插入针芯,稍加旋转或再钻入少许,抑或退出少许,拔出针芯再抽吸。如仍吸不出骨髓成分或少许稀薄血液,则为干抽,需要更换其他部位再穿,或者做骨髓活检。

2. 胸腔脏器损伤

(1) 尽量避免用力过猛、位置不当穿刺。

(2) 停止操作,建立静脉通道,补液,必要时输血,甚至外科手术治疗。

(3) 与患者家属交代病情,处理完后常规复查患者血压、脉搏。

3. 骨穿针断裂

(1) 穿刺要小心,动作轻柔,勿强行穿刺。

(2) 试用无菌血管钳夹出,必要时请外科医生处理。

五、临床情景实例与临床思维分析

临床情景实例 1

(1) 患者,男性,1岁5个月,因发热3天,发现皮肤出血点1天入院。查体:面色稍苍白,全身皮肤可见较多针尖样大小出血点,双肺呼吸音清,心音有力,腹部膨隆,肝肋下约 3cm,质软,脾肋下约 7cm,质地较硬。血常规示:白细胞

计数 $30.87 \times 10^9/L$，血红蛋白 68g/L，血小板计数 $30 \times 10^9/L$，请根据病情选择最需要的检查。

（2）行胫骨穿刺过程中未抽出骨髓，请继续处理。

临床思维分析：①患者有发热、贫血、血小板减少，查体肝脾肿大，考虑血液方面疾病可能性较大，最需要的检查为骨髓穿刺；②因脾脏巨大，不选择俯卧位（避免脾破裂）；③未抽出骨髓考虑与疾病如白血病幼稚细胞过多黏稠有关，处理是可更换穿刺部位，必要时行骨髓活检。

临床情景实例2 患者，男性，3岁，因发热3天，面色苍白、皮疹2天入院。查体：面色稍苍白，全身皮肤可见较多针尖样大小出血点，双肺呼吸音清，心音有力，腹平软，肝脾肋下未及。血常规示：白细胞计数 $1.3 \times 10^9/L$，血红蛋白 60g/L，血小板计数 $45 \times 10^9/L$，在外院行髂前上棘及髂后上棘、胫骨骨髓穿刺均报告为稀释，为明确病情要求行相关检查，请根据病情选择最需要的检查。

临床思维分析：考虑为再生障碍性贫血可能性大，胸骨体部位主要是红髓，骨髓液含量较其他穿刺部位丰富，是骨髓造血的最后堡垒，当其他部位抽吸失败时，可选择胸骨穿刺，得到较理想的骨髓标本；尤其对再生障碍性贫血的诊断有较重要的诊断价值。

临床情景实例3 患者，男性，6个月，因发热5天，面色苍灰1天入院。查体：血压 50/30mmHg，四肢凉，可见花斑纹，建立外周及中心静脉通道困难，请立即行临时补液扩容处理。

临床分析：1岁以内的小婴儿收缩压应大于 70mmHg，2~10岁收缩压应大于 70+ 年龄 ×2，≥10岁时收缩压应大于或等于 90mmHg；患者病情危重存在休克，外周及中心静脉通道建立困难时可立即行骨髓穿刺后建立临时通道补液扩容。

临床情景实例4 患者，男性，3岁，因发热1周，呕血、黑便2天入院，家长诉平日稍有碰撞皮肤即有瘀点瘀斑，且摔伤后膝部肿胀。查体：全身皮肤可见铜钱大小瘀斑，肝脾肋下未及。血常规：白细胞计数 $27 \times 10^9/L$，血红蛋白 128g/L，血小板计数 $110 \times 10^9/L$，淋巴细胞百分比 60%。外周血涂片可见异常淋巴细胞 12%，为进一步了解有病情，拟行骨髓穿刺检查。

临床思维分析：外周血涂片可见异常淋巴细胞明显增多，通过其他实验室检查无法明确的情况下必要时需行骨髓细胞学检查辅助诊断，但该患者平日稍有碰撞皮肤即有瘀点瘀斑，且摔伤后膝部肿胀需高度警惕血友病，因此术前应完善凝血功能，不能直接行骨髓穿刺检查。

临床情景实例5 患者，男性，3岁。因生长发育落后就诊。追问病史，患者婴儿期有吸吮、吞咽困难，2岁才会独走，目前仅会叫"爸爸""妈妈"。查体：肝大、脾大、肌张力增高。考虑戈谢病，接下来如何确诊？

临床思维分析：①遇到年龄小、起病早，临床表现为多系统、多脏器受累时应注意考虑遗传代谢性疾病;②戈谢病(Gaucher disease,GD)是溶酶体贮积病(lysosomal storage disease,LSD)中最常见的一种,为常染色体隐性遗传,确诊依据是骨髓中找到戈谢细胞。

临床情景实例 6 患者,男性,24 岁,因发热 15 天入院。血常规示:白细胞计数 7×10^9/L,血红蛋白 128g/L,血小板计数 110×10^9/L,中性粒细胞百分比 88%,嗜酸性粒细胞百分比 0;肥达氏反应(+),血培养(−)。予以头孢曲松抗感染治疗,患者仍发热,为明确诊断病因,请完善最有必要的检查。

临床思维分析:骨髓中伤寒杆菌最多,持续时间较长,培养阳性率最高。病程第 2~3 周,骨髓培养阳性率较血培养高,尤其适合已用抗生素治疗、血培养阴性者。

临床情景实例 7 患者,男性,6 岁,因发热 10 天、皮肤瘀点瘀斑 3 天就诊。查体:贫血貌,肝肋下 5cm,脾Ⅰ线 7cm,Ⅱ线 5cm,Ⅲ线 +1cm,质硬;血常规:白细胞计数 89×10^9/L,淋巴细胞百分比 80%,血红蛋白 127g/L,血小板计数 60×10^9/L;请尽快明确患者诊断。

临床思维分析:患者诊断考虑急性淋巴细胞白血病可能,需要除骨髓细胞学检查外,还需完善白血病免疫分型、骨髓染色体核型分析、白血病融合基因筛查。

临床情景实例 8 患者,女性,20 岁,因全身皮肤多处瘀点、瘀斑 2 天、血 2 次入院。血常规:白细胞计数 8.6×10^9/L,血红蛋白 130g/L,血小板计数 1×10^9/L,请为该患者行骨髓穿刺术。

临床思维分析:考虑免疫性血小板减少症可能性较大,但目前有明显消化道出血表现且实验室检查血小板太低,应先予以补充血小板等处理后再行骨髓穿刺。

临床情景实例 9 患者,男性,67 岁,咳嗽、咯血、声嘶 1 周。吸烟 400 支/年,吸烟 20 余年。查体:双锁骨上淋巴结肿大,无压痛,病理检查示腺癌;胸部 CT 示:右肺占位,气管受压,纵隔淋巴结肿大;头颅 MRI 示:多发结节,考虑转移。血常规:白细胞计数 1.5×10^9/L,血红蛋白 90g/L,血小板计数 80×10^9/L。家属咨询:患者可否化疗? 需进一步行何种检查支持判断。

临床思维分析:需要行骨髓穿刺明确晚期肿瘤患者白细胞减少的原因。

临床情景实例 10 患者,男性,34 岁,低热、腹胀、乏力 3 个月初次就诊。查体:贫血貌,肝肋下 3cm,脾Ⅰ线 16cm,Ⅱ线 20cm,Ⅲ线 +4cm,质硬;血常规示:白细胞计数 194.2×10^9/L,血红蛋白 127g/L,血小板计数 337×10^9/L;请尽快明确患者诊断。

临床思维分析:慢性粒细胞性白血病的确诊;骨髓染色体 t(9;22)检查和骨髓 *BCR/ABL* 基因检查。

(沈建箴 张秀峰 穆 林)

第 十 章	腰椎穿刺术 Lumbar Puncture	

一、适应证

1. 留取脑脊液做各种检查分析以协助中枢神经系统感染性及非感染性炎性疾病诊断与鉴别诊断,如蛛网膜下腔出血、各种脑膜炎、脑炎、炎性脱髓鞘疾病、淋巴瘤、脑膜瘤等情况。

2. 脊髓疾病和多发性神经根病变的诊断和鉴别诊断。

3. 测量颅内压或行脑脊液动力学检查以明确颅内压高低及脊髓、横窦通畅情况。

4. 动态观察脑脊液变化帮助判断病情、预后及指导治疗。

5. 注入放射性核素行脑、脊髓扫描。

6. 注射液体或放出脑脊液以维持、调整颅内压平衡,或注入药物治疗相关疾病(如结核性脑膜炎、中枢神经系统白血病等)。

二、禁忌证

1. 颅内压明显增高,若已有脑疝特别是怀疑后颅窝占位性病变者为绝对禁忌证。

2. 穿刺部位及附近有感染灶、脊柱结核或开放性损伤。

3. 血液系统疾病有明显出血倾向者、使用肝素等抗凝药物导致的出血倾向者、血小板计数 $<50 \times 10^9/L$ 者。

4. 休克、衰竭或濒危状态、不宜搬动者。

5. 脊髓压迫症的脊髓功能处于即将丧失的临界状态;脊柱严重畸形;不能配合者。

6. 开放性头颅损伤。

三、标准操作规程(表 10-1)

表 10-1 腰椎穿刺术标准操作规程

准备	医师准备:穿工作服,戴口罩、帽子,洗手
	核对床号、姓名、嘱患者排尿、询问麻醉药过敏史
	知情同意并签字、测血压、脉搏正常、眼底检查和头颅 MRI、CT 排除禁忌证,术前完善血电解质、血糖等生化项目检查
	用物准备:腰椎穿刺包、络合碘、无菌棉签、手套、胶布、2% 利多卡因,5ml 注射器、0.9% 氯化钠注射液
操作过程	体位[1]:侧卧位,背部与床面垂直,离床边须有一定距离,头部俯屈至胸,两膝弯曲至腹,双手抱膝紧贴腹部
	穿刺点选择[2]:取双侧髂嵴最高点连线与后正中线交汇处为穿刺点,即第 3~4 腰椎棘突间隙,有时可上移或下移一个腰椎间隙,准确判断穿刺点及标记
	穿刺时要有专人固定患者体位,避免移动
	消毒顺序:以穿刺点为圆心,由内向外
	消毒范围:直径 15cm 以上
	消毒 3 次,不留空隙,每次范围小于前一次,末次范围大于孔巾直径
	取腰穿包,检查包的有效期
	打开腰穿包的外层 3/4
	戴无菌手套,打开腰穿包的外层 1/4 及内层
	清点物品,铺孔巾
	选择穿刺针(成人 9 号,小孩 7 号)及检查通畅性
	核对麻醉药,正确开启
	于穿刺点行皮丘注射
	沿穿刺点垂直进针
	边进针边回抽及推药
	固定穿刺部位的皮肤
	沿穿刺点垂直进针,针尖斜面与患者身体长轴平行[3]
	有突破感后停止进针,进针深度约为 4~6cm
	拔出针芯,见脑脊液溢出后协助患者改变体位:嘱患者放松,头稍伸直,双下肢改为半卧位
	正确连接测压管并测压[4],读出压力值

续表

操作过程	必要时压腹、压颈实验[5]
	操作过程中应该注意观察患者生命体征,如出现头晕、面色苍白、出汗、心悸、头部剧痛、昏厥等为脑膜反应[6],有无下肢麻木等不适,若有应立即停止操作
	撤去测压管,收集标本 2~5ml(一次放液量不超过 10ml)送检内容及先后次序[7]:细菌学检查(第一管)、生化检查(第二管)、常规检查(最后一管)。必要时予以蛛网膜下腔内给药[8] 及脑脊液置换术[9]
	回复针芯,拔出穿刺针,纱布按压 1~2min,局部纱布覆盖固定
	操作完成后为患者复原衣物
	回复患者体位,嘱患者去枕平卧 4~6h,测血压
	术后观察生命体征,并观察有无头痛、气促、胸闷、呼吸困难等情况的发生,有无意识改变,有无出血及继发感染等

疑点导航:

1. 一般选择左侧卧位,如患者习惯或翻身不方便时可右侧卧位。小儿腰椎穿刺:年长儿体位同成人,婴幼儿由助手一人,将患儿曲颈屈髋抱膝左侧卧在床上,一手将患儿头部固定在右手臂下,另手固定患儿腰臀部,使之椎间隙尽量拉开并帮助小儿固定不动;小婴儿需选择水合氯醛灌肠、地西泮肌注或苯巴比妥肌注行适当镇静。

2. 小儿穿刺点选择同成年人,因局部病变,可下移一个腰椎棘突间隙穿刺。

3. 始终保持穿刺针与患者背部平面的垂直,防止穿刺针的偏斜,沿棘突方向缓慢刺入,进针过程中针尖遇到骨质时,应将针退至皮下待纠正角度后再进行穿刺。

4. 检测压力,注意测压管与穿刺针之间紧密连接,避免因连接不紧导致测压不准;测压时应嘱患者腿伸直、放松,避免紧张影响压力测量的准确。无测压管时可通过计数脑脊液滴数,正常侧卧位约 40~50 滴 /min;一般在腰穿包内有"L"型玻璃长管,也可连接脑压表进行测压,后者更安全。正常成人初压为 70~180mmH$_2$O(侧卧位),压力明显增高者可用脑压表测量具体的颅内压数值。(注意压力单位毫米水柱及千帕的换算)。压力增高(超过 200mmH$_2$O)见于患者紧张、蛛网膜出血、感染、外伤、占位性病变、静脉窦血栓形成、良性颅内压增高。压力减低(低于 60mmH$_2$O)见于脑脊液循环受阻或腰穿针针头仅部分在蛛网膜下腔、低颅压、脱水、休克、脊髓蛛网膜下腔梗阻和脑脊液漏。

5. **压腹试验** 腰椎穿刺时,助手以拳头用力压迫患者腹部,持续 20s。脑脊液在测压管中迅速上升,解除压迫后,脑脊液在测压管中迅速下降至原水平,说明腰穿针在穿刺处的蛛网膜下腔。如果压腹试验脑脊液在测压管中液平不上升或十分缓慢上升,说明腰穿针不在蛛网膜下腔。

脊髓病中疑有椎管阻塞时可用压颈试验。Quekenstedt 试验:了解蛛网膜下腔有无阻塞。在初测压后,若压力不高,可令助手压迫一侧颈静脉约 10s,然后再压另一侧,最后同时按压双侧颈静脉,若脑脊液压力迅速升高 1 倍左右,解除压迫后 10~20s,又迅速降至原来水平,称为梗阻试验阴性,表示蛛网膜下腔通畅;若压迫静脉后压力不升高,则为梗阻试验阳性,表示蛛网膜下腔完全阻塞;若压迫后压力缓慢上升,放松后又缓慢下降,表示不完全阻塞。凡颅内压增高者(超过 200mmH$_2$O)或怀疑后颅窝肿瘤者禁行此试验。

6. 脑膜反应 一般出现在穿刺针刚刚穿破硬脑膜时发生,原因有以下几点。

(1) 生理因素:腰穿所致的反射性迷走神经功能亢进;年轻患者对刺激的反应敏感,脑膜反应的发生率明显升高。在空腹状态下行腰椎穿刺,脑膜反应的发生率更高,这可能与饥饿状态下血糖偏低、机体不易耐受各种刺激有关;另外,当患者体质虚弱时,则身体的抵抗力反应和控制力反应降低,于是对很小的刺激会发生与刺激强度不成比例的夸大反应。

(2) 心理因素:由于患者对腰穿过程、目的不了解,存在紧张和恐惧心理。

(3) 医源因素:医师操作不熟练,术前定位不准确,反复穿刺常导致脑膜反应。

(4) 疾病因素:患者体质虚弱或有其他并发症,比一般情况良好者发生率高。

(5) 局部麻醉因素:皮肤及硬膜外麻醉效果欠佳,加之患者的痛阈较低。

7. 脑脊液的送检重点内容 根据患者的病因有所选择,如癌性:脱落细胞、肿瘤标志物;结核性:抗酸染色、结核菌培养、结核抗体;化脓性感染:细菌涂片、细菌培养＋药敏;真菌性:墨汁染色;脱髓鞘性:蛋白电泳等。标本的留取管数不限,标本管的顺序必须标注,常规检查必须是最后一管(由于在穿刺时局部的损伤、穿刺次数较多等造成医源性白细胞、红细胞的增多,干扰结果的真实性),第一管做细菌学检查,中间的做生化检查(糖、氯、蛋白质的结果受穿刺操作的影响较小)及其他检查。

8. 蛛网膜下腔内注射药物 缓慢椎管内注射,边推边回抽,用脑脊液不断稀释药物浓度,通常在 10min 内注射完毕。中枢神经系统性白血病,可向内注入甲氨蝶呤、阿糖胞苷等化疗的药物;结核性脑膜炎,可向内注入异烟肼抗结核治疗、地塞米松减轻炎症反应、糜蛋白酶抑制纤维化防止粘连。

9. 脑脊液置换术 在蛛网膜下腔出血患者,已排除无动脉瘤或已经手术治疗动脉瘤后需促进血液吸收、缓解头痛、减少脑血管痉挛时,可行脑脊液置换治疗,置换时机在手术处理完动脉瘤后即可进行,第一周内可每两天一次,第二周依据出血量及距出血时间,进行 2~3 次 / 周,尽可能在脑脊液黄变前操作。

具体操作:核对 0.9% 氯化钠注射液(10ml)1 支,正确开启,开启 10ml 注射器抽取,缓慢放出脑脊液不超过 10ml,再向蛛网膜下隙内缓慢注射等量 0.9% 氯钠注射液(注射前调整穿刺针斜面朝脚方向),边注射边询问患者情况。注射完成后套入针芯,等待 5~10min,后同理完成上述操作 3~4 次。

四、常见并发症及处理

1. **腰椎穿刺后头痛**　是最常见的腰穿并发症,常见于腰穿后 24h。其表现是患者卧位时无头痛,坐位时头痛加剧。头痛部位多为前额、枕部,性质多跳痛,时间长短不一,常见 1~3 天,最长可持续 1 周。病因可能是脑脊液放出过多造成颅内压降低脑组织牵拉、移位所致。腰穿后嘱患者去枕平卧 4~6h、多饮水、尽量用细的腰穿针、避免多次穿刺、放脑脊液量不宜过多、腰穿针的针尖斜面与患者身体长轴平行有助于预防腰穿后头痛。若出现低颅压症状,予以多饮水、卧床休息,症状无改善者予静脉输注 0.9% 氯化钠注射液 1 000~1 500ml。

2. **脑疝形成**　腰穿中或腰穿后发生,是最危险的并发症,造成意识障碍、呼吸骤停甚至死亡,多见于高颅压患者,及早发现则可以治疗。因此,须严格掌握腰椎穿刺指征。若颅内压高者必须腰椎穿刺才能明确诊断时,一定在穿刺前使用脱水剂,待颅内压低于 $300mmH_2O$ 后再留取脑脊液。

3. **神经根损伤**　少见。腰穿中如果突然出现感觉异常(如下肢麻木或疼痛)应立即退出穿刺针,改变穿刺针方向再次进针,一般不需要特殊处理。

4. **出血**　见于正在接受抗凝治疗或存在凝血障碍的患者,多为损伤蛛网膜下腔或硬膜下腔静脉造成,出血量一般较少,不引起临床症状,故无须特殊处理,若出血量较多时,须与原发性蛛网膜下腔出血鉴别,处理参照原发性蛛网膜下腔出血。

5. **感染**　少见,主要由于无菌观念不强导致,如出现则参照中枢神经系统感染性疾病治疗。

6. **脑膜反应**

(1) 停止操作,平卧,皮下注射 0.1% 肾上腺素 0.3~0.5ml。

(2) 开放静脉通道,予以心电监护,吸氧(采用常规湿化,氧流量调节为 2~4L/min)。

(3) 与患者家属交代病情,处理完后常规复查患者血压、脉搏。

五、临床情景实例与临床思维分析

临床情景实例 1

(1) 患者,男性,65 岁,因头痛、低热 1 周,加重伴呕吐 3 天入院,头颅 CT 已完成。体格检查:脑膜刺激征阳性,请行腰椎穿刺检查。

(2) 患者穿刺时测压为 $300mmH_2O$,此时该如何处理?

临床思维分析:①该患者老年男性,头痛伴有低热,进行性加重并出现呕吐,考虑颅内感染、颅压高,需腰椎穿刺检查明确脑脊液压力并完善脑脊液检查明确感染病原菌;②穿刺过程中发现压力 $300mmH_2O$,为高颅压,不能留取脑脊液,需快速静滴甘露醇 125ml 降颅压,待压力低于 $300mmH_2O$ 后,将穿刺针针芯不完全拔出,缓慢留取脑脊液送检,在操作过程中注意观察患者有无病情变化,术后注意生命体征监测,警惕脑疝形成危及生命;③操作前需要仔细阅读头部 CT 检查结果。

临床情景实例 2

(1) 患者,男性,56 岁,因发热、头痛 1 周入院,头颅 CT 提示双侧颞叶局灶性低密度灶,低密度灶中有点状高密度灶。现需行诊断性腰椎穿刺术。

(2) 穿刺中患者出现头晕、面色苍白、出汗、心悸、胸部压迫感或剧痛、血压下降、脉细、肢冷、昏厥请作相应处理。

临床思维分析:①患者在穿刺过程中出现头晕、面色苍白、心悸等反应,考虑为脑膜反应,需要按照脑膜反应处理;②待患者生命体征平稳后再酌情考虑是否在第二天完善腰穿脑脊液检查。

临床情景实例 3

(1) 患者,男性,24 岁,精神异常 4 天入院。体格检查:脑膜刺激征阳性。头颅 CT 未见异常。初步诊断为病毒性脑炎,为尽快明确诊断,最宜采取何种措施。

(2) 穿刺过程中患者不配合、胡言乱语,为使该项措施继续进行,请予以相应处理。

临床思维分析:①患者诊断考虑颅内感染,为明确感染的性质留取脑脊液完善病原学检查需要行腰椎穿刺术,躁动、精神异常患者不能配合检查,需要术前使用镇静剂。②在监测呼吸等生命体征的情况下躁动患者使用咪达唑仑或者地西泮、精神异常患者使用氟哌啶醇静注,待患者处于镇静状态后再完善腰穿检查。③送检项目:需完善单纯疱疹病毒特异性抗体、抗酸染色、墨汁染色等相关病原学检查。

临床情景实例 4 患者,女性,58 岁,因头痛、呕吐 4 天入院。已行颅内动脉瘤栓塞术治疗,复查头颅 CT(图 10-1 和图 10-2):出血较前明显吸收,脑沟、

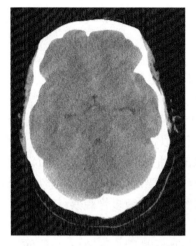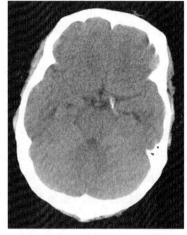

图 10-1　患者头部 CT 片 1　　　　图 10-2　患者头部 CT 片 2

脑回仍见高密度影。现最宜行何种治疗措施。

　　临床思维分析：蛛网膜下腔出血患者，已行颅内动脉瘤栓塞术治疗，头颅 CT 显示出血已明显吸收，无再出血风险，为稀释蛛网膜下腔积血，减少脑积水、脑血管痉挛等并发症需要行腰椎穿刺术＋脑脊液置换术。

　　临床情景实例 5

　　（1）患者，女性，25 岁，因头痛、低热 1 月余入院，考虑为结核性脑膜炎，经口服抗结核药物及反复腰穿鞘内给药治疗后病情好转，近 3 天头痛加重，卧位时缓解，起床行走时明显，脑膜刺激征阴性。请予以目前最宜检查项目，帮助诊断和治疗。

　　（2）穿刺中，测压力 50mmH$_2$O，请继续予以相应处理。

　　临床思维分析：①年轻女性，反复腰穿鞘内给药后，出现与体位明显相关的头痛，考虑为低颅压性头痛，完善腰椎穿刺术明确诊断。②低颅压的处理：低于 60mmH$_2$O 诊断明确，可以腰穿留取脑脊液检查。治疗颅内感染原发病，纠正脱水。用自体血 15~20ml 缓慢注入腰段硬膜外间隙，血液自注入点向上下扩展数个椎间隙，可压迫硬膜囊和阻塞脑脊液漏口出，迅速缓解头痛。

　　临床情景实例 6

　　（1）患者，男性，45 岁，进行性腰背部胀痛 2 个月，伴右下肢无力、左下肢麻木 3 周入院，无大小便障碍。已行脊髓 MRI＋增强检查，见脊髓占位性病变。请行腰椎穿刺术。

　　（2）检查中脑脊液流出较缓慢，颜色偏淡黄色，请明确原因。

　　临床思维分析：①中年男性，进行性腰背部胀痛，出现双下肢麻木、无力，考虑为脊髓病变，MRI 显示脊髓占位性病变，脊髓功能有受损但不严重，为明确占位的性质完善腰椎穿刺术;②奎肯施泰特试验(Queckenstedt test)可明确椎管有无完全梗阻。

临床情景实例 7

(1) 患者,男性,18 岁,发热、全身不适、肌痛 1 周,情绪低落、答非所问 4 天就诊。头颅 CT 未见异常。体格检查:脑膜刺激征阳性。已经完善凝血功能检查示活化部分凝血活酶时间(APTT)55s,请尽快完善相关操作协助诊断。

(2) 操作过程中出现血性脑脊液,请予以相应处理及判断。

临床思维分析:①腰椎穿刺术禁忌证的把握和凝血功能的判读;患者出现明确凝血功能障碍,有穿刺相对禁忌,穿刺时要慎重。②穿刺血性脑脊液的鉴别:如为穿刺损伤,一般出血量较少,可留取脑脊液多管观察,越在后面留取的脑脊液颜色越淡,静置后红细胞分层明显;如为蛛网膜下腔出血则为均匀血性脑脊液,可见皱缩红细胞。凝血功能障碍所致蛛网膜下腔出血,则使用止血药物,改善凝血功能。

临床情景实例 8

(1) 患者,女性,46 岁,肾移植术后 4 年,头痛 2 个月,伴低热,无明显咳嗽、咳痰,脑膜刺激征阳性。已经完善头颅 MRI+ 增强检查示颅内占位性病变,请行腰椎穿刺术协助诊断。

(2) 操作过程中出现稍浑浊脑脊液,请予以做出初步判断,如何确诊?

临床思维分析:①肾移植术后患者,长期服用免疫抑制剂,抵抗力下降,容易出现深部真菌感染;②腰穿显示为浑浊脑脊液,考虑隐球菌脑炎,需完善墨汁染色检查明确诊断,同时注意和结核等颅内感染的鉴别。

临床情景实例 9 患者女性,48 岁,低热、头痛 10 余天,伴复视 2 天,间有咳嗽、咳痰,脑膜刺激征阳性。已经完善头颅 MRI+ 增强检查提示颅底粘连,请尽快完善相关操作协助诊断。

临床思维分析:中年女性患者,颅内感染,有颅底粘连,考虑结核性脑膜炎,腰椎穿刺术送脑脊液标本行脑脊液常规、生化、找抗酸杆菌等检查明确诊断。

临床情景实例 10

(1) 患者,女性,40 岁,双下肢麻木无力 3 周,自肢体远端向近端进展,发病前 2 周有腹泻病史。已完善心肌酶和肌电图检查,请尽快完善相关操作协助诊断。

(2) 心肌酶结果正常,肌电图提示神经源性损害,请予以相应判断及处理。

临床思维分析:中年女性患者,病史 3 周,有下肢麻木无力,肌电图提示周围神经损伤,考虑为格林巴利综合征可能,完善腰椎穿刺术 + 脑脊液常规生化检查,判断是否存在蛋白细胞分离;如存在则诊断格林巴利综合征。

临床情景实例 11

(1) 患者,男性,26 岁,头痛 3 周,加重伴复视 3 天就诊。既往无高血压病史。体格检查:脑膜刺激征阳性。已完善头颅 CT 检查,请尽快完善相关操作协助诊断。

(2) 穿刺过程中患者出现左侧瞳孔散大,光反应(-),请予以相应判断及处理。

临床思维分析:①青年男性,突发起病,头痛、复视,要考虑为动脉瘤蛛网膜下腔出血、动眼神经麻痹,出血量少时,头颅 CT 可为阴性,需完善腰椎穿刺术脑脊液检查明确诊断,如为均匀血性脑脊液则诊断明确;②穿刺过程中注意脑疝早期表现及预防,尤其是存在颅内高压患者;一旦发生脑疝,应及时处理。

临床情景实例 12　患者,男性,53 岁,头痛、低热 2 个月。1 周前腰穿脑脊液检查白细胞升高、糖及氯化物降低、蛋白升高。诊断性抗结核治疗 1 周后拟复查脑脊液。

临床思维分析:考虑为结核性脑膜炎患者,诊断性抗结核治疗 1 周后复查腰椎穿刺术 + 脑脊液检查,注意脑脊液结果变化,如结果显示好转(细胞数、蛋白较前下降)则为结核性脑膜炎,同时鞘内注入异烟肼、糜蛋白酶、地塞米松治疗。

临床情景实例 13　患者,男性,15 岁,突起头痛、呕吐、意识障碍 2 天,伴有高热。起病前有淋雨受凉史。查体可见脑膜刺激征阳性,躯干可见皮肤瘀点。已在当地医院使用青霉素治疗,为明确诊断及指导下一步治疗请尽快完善相关操作。

临床思维分析:患者为年轻男性,淋雨后突发急性起病,有头痛、呕吐、意识障碍、高热,皮肤可见瘀点,考虑为化脓性脑膜炎。为明确诊断行腰椎穿刺术 + 脑脊液检查,注意脑脊液结果,外观混浊或呈脓性;行细菌涂片和脑脊液 + 血培养找出病原菌,选择敏感抗生素。开始使用抗生素治疗后 24~36h 内复查脑脊液,以评价治疗效果。

临床情景实例 14　患者,男性,5 岁,突起头痛、呕吐 1 周。既往发现急性淋巴细胞白血病 1 年,已规律治疗。体格检查:脑膜刺激征阳性。头颅 CT 未见明显异常。为明确诊断请尽快完善相关操作。

临床思维分析:患者为 5 岁儿童,既往有急性淋巴细胞白血病史,现出现头痛、呕吐等中枢神经系统受累的症状、体征,要考虑中枢神经系统白血病诊断,需尽快完善腰穿脑脊液检查,排除其他原因造成的神经系统疾病;找白血病细胞,如找到白血病细胞,则可明确中枢神经系统白血病诊断;并可鞘内注入甲氨蝶呤等抗白血病药物,预防和治疗中枢神经系统白血病。

(龙发青　穆　林)

第十一章 吸痰术
Aspiration of Sputum

一、适应证

1. 年老体弱、昏迷、危重、麻醉未清醒前等各种原因引起的不能有效咳嗽、排痰的患者。

2. 咳嗽反射迟钝或吞咽保护功能不全,不能自行清除呼吸道分泌物或误吸呕吐物的患者。

3. 溺水、误吸导致的窒息患者。

4. 正在行机械通气的患者出现以下情况

（1）出现明显痰鸣音或从人工气道观察到有痰液溢出。

（2）血氧饱和度（SpO_2）和动脉血氧分压（PaO_2）明显下降。

（3）患者机械通气时呼吸机上（使用容量控制模式）显示气道峰压明显增加或（使用压力控制模式）显示潮气量明显下降。

（4）患者机械通气时,呼吸机波形图上显示,压力 - 时间或流速 - 时间曲线中,吸气相和呼气相同时出现锯齿图形。

二、禁忌证

1. 绝对禁忌证　通常无,但对颅底骨折患者禁忌经鼻腔吸痰。

2. 相对禁忌证　严重缺氧者、严重心律失常者。

三、标准操作规程（表 11-1）

表 11-1　吸痰术标准操作规程

准备	医师准备:穿工作服、戴口罩、帽子、洗手
	核对患者信息,如床号、姓名、住院号等
	评估患者病情、意识、呼吸情况
	检查口腔、鼻腔[1],取出活动性义齿,听诊双肺及喉部痰鸣音
	给患者拍背[2]

续表

准备	向患者或家属沟通,告知吸痰目的、方法、必要性、吸痰的配合要点,以取得患者或家属的配合
	环境评估
	用物准备:电动吸引器或中心管道负压吸引装置,治疗碗 2 个(内盛 0.9% 氯化钠注射液),吸痰管[3] 数根,无菌纱布缸内盛有无菌纱布、无菌手套、吸痰包(内含止血钳 2,弯盘 2,必要时备压舌板,开口器、舌钳)、听诊器、手电筒,消毒液瓶、治疗巾、快速干手消毒液等
操作过程	携用物至床旁,核对床号、姓名、手腕带,再次向患者解释
	检查电动吸引器设备完好、吸引器储液瓶内消毒液(不超过 2/3 瓶)[4]
	将消毒瓶挂于床头
	打开开关,调节合适负压(成人 40~50kPa/300~400mmHg,儿童小于 40kPa/250~300mmHg)
	体位:将患者头偏向一侧,稍后仰,铺治疗巾于颌下
	取吸痰包,检查有效期
	正确戴手套
	再次检查,调节负压,连接合适型号吸痰管
	试吸少量生理盐水,检查吸痰管的通畅性[5]
	用无菌止血钳持吸痰管前端吸痰[6]
	昏迷患者使用压舌板或开口器协助张口
	禁止带负压插管[7]
	吸痰管插入预测部位[8]后,带负压轻轻左右旋转吸痰管上提吸痰[9]
	注意观察患者反应及生命体征[10],观察吸出物性状、量、颜色等
	每次吸痰时间小于 15s[11]
	每抽吸一次更换一次吸痰管
	吸痰结束后,抽吸生理盐水冲洗导管,以防阻塞和感染
	关闭吸引器开关,将玻璃接头插入消毒液瓶内
	擦净患者面部分泌物,撤治疗巾,脱手套
	检查口腔黏膜有无损伤,听诊双肺痰鸣音情况,评价吸痰效果
	协助患者取舒适体位,整理床单
	整理用物,垃圾分类处理
	洗手,记录

疑点导航：

1. 检查鼻腔、口腔的目的　检查是否有分泌物；检查鼻腔及口腔黏膜吸引前是否有破损，以避免吸引中加重损伤。

2. 拍背和湿化　预防痰液黏稠的有效措施，拍背时五指并拢，呈杯状，由下至上，由外至内或顺支气管方向拍打；平时要做好气道湿化，痰液黏稠时可予以雾化，可选用 0.9% 氯化钠注射液 + 盐酸氨溴索等药物，每日 2~3 次。

3. 选择合适的吸痰管　成人一般选用 12~14 号吸痰管，婴幼儿多选 10 号，新生儿常选 6~8 号（如从鼻腔吸引尽量选用 6 号）；气管插管患者，选择吸痰管外径 < 气管导管内径 1/2 的吸痰管。

4. 吸引器储液瓶内消毒液过满会导致无效吸引，并可出现吸引器故障。

5. 每次吸痰前，需试吸生理盐水，以检查吸痰管的通畅性，吸痰管内生理盐水必须吸尽，以免吸引时误入气管。

6. 吸痰　包括经口、鼻腔吸痰；经人工气道（气管插管、气管切开）吸痰。

（1）经口、鼻腔吸痰顺序：先吸口腔中分泌物，再吸咽喉部分泌物，最后吸气管内分泌物，必要时吸鼻腔内分泌物。

（2）经人工气道吸痰顺序：先吸导管内分泌物，再吸口腔和咽喉部分泌物。

（3）经人工气道吸引前，需先给患者吸纯氧 2min；然后一手断开呼吸机与气管导管接口，将呼吸机接口放于无菌巾上；用戴无菌手套的另一手迅速并轻轻地沿气管导管送入吸痰管，感觉吸痰管遇有阻力后加负压，轻轻旋转上提并吸引；吸痰结束后立即接呼吸机通气，再次吸纯氧 2min，等待血氧饱和度升至正常水平后再将氧浓度调到原有水平。

7. 严禁带负压插管吸引，以免损伤气道黏膜。

8. 吸痰管的插入深度包括深吸痰和浅吸痰　前者是指吸痰管插入深度以遇到阻力后停止，后者是以预测深度（人工气道长度加上人工气道相连接的连接管的长度）为准。浅吸痰可作为防止气道黏膜损伤的措施。插管遇阻力时应分析原因，切不可粗暴盲插。

9. 严禁将吸痰管来回在气道内吸引导致气道黏膜损伤。

10. 在吸引过程中应严密观察患者面色、呼吸频率及节律、血压、血氧饱和度及呼吸机参数的变化及吸痰效果，若患者出现发绀、心率下降等缺氧症状时，应停止吸引，积极对症处理。

11. 每次吸痰时间 <15s，每次吸痰间隔时间 3~5min，因为吸引过程中肺容积减少可被较长时间的持续负压吸引所增加。

四、常见并发症及处理

1. **吸入性肺炎** 对于经人工气道(气管插管、气管切开)吸痰的患者,封闭式吸痰可减少吸入性肺炎的发生。

2. **低氧血症**

(1) 注意预防,吸痰前先予以氧气吸入,提高患者的血氧分压。

(2) 对于经人工气道(气管插管、气管切开)吸痰的患者,封闭式吸痰可预防低氧血症的发生。

3. **气道黏膜损伤** 气道黏膜损伤的程度与吸引的负压和持续时间成正比,也与吸引操作的动作是否规范密切相关,严格遵守操作规程可减少该并发症的发生。

4. **支气管收缩/支气管痉挛**

(1) 预防是关键,经人工气道(气管插管、气管切开)吸痰应注意:吸痰管最大外径 < 气管导管内径的 1/2;先吸导管处,再吸口、鼻部;吸痰管插入时不可带负压;吸痰时不能在气管内上下提拉。

(2) 如已发生,应立即停止吸痰,并按支气管哮喘急性发作处理。

5. **颅内压升高** 应立即停止吸痰,按颅内压升高处理。

6. **血压骤升或骤降** 应立即停止吸痰,给予对症处理。

7. **心律失常** 应立即停止吸痰,给予对症处理。

五、临床情景实例与临床思维分析

临床情景实例 1 患者,男性,68 岁,因"咳嗽咳痰 1 周"入院,目前喉中痰鸣,难咳出,查体双肺可闻及痰鸣音,请为其处理。

临床思维分析:①患者不能自行清除呼吸道分泌物,应给予吸痰;②患者痰液黏稠可给予雾化吸入稀释痰液并辅以拍背以利痰液咳出。

临床情景实例 2 患者,男性,49 岁,诊断甲型肝炎合并肺部感染,已行气管切开,痰多,请予吸痰。

临床思维分析:①患者为传染病,需采取接触隔离措施;②气管切开吸痰的方法。

临床情景实例 3

(1) 患者,女性,58 岁,因意识障碍 2 天入院,咳嗽反应差。查体双肺可闻及痰鸣音,诊断为脑出血。请做相应处理。

(2) 吸痰过程中吸出淡红色血性液体,请问是什么原因,该如何处理?

临床思维分析:①患者意识障碍,吸痰时需使用开口器和舌钳,并密切观察患者的生命体征等病情变化;②患者在吸痰过程发生了气管黏膜损伤,应立即停止吸痰,对症处理。

临床情景实例 4 患者,男性,30 岁,因"咯血 3 天,加重 1h"入院。行 CT 检查示双肺支气管扩张。患者突发咯血 300ml 后出现气促加重,发绀明显。体格检查:患者紧张,双肺广布湿啰音。请予以紧急处理。

临床思维分析:①患者因咯血导致窒息,应立即给予吸引;②患者存在再次窒息风险,考虑气管插管,并保持呼吸道的通畅。

临床情景实例 5

(1) 患者,女性,60 岁,昏迷 3 天,口咽部可见反光液面,有义齿。请处理。

(2) 吸痰过程中,电动吸引器出现故障,无负压,该如何处理?

临床思维分析:①患者口腔内明显痰液,且为昏迷患者,应及时吸痰处理,吸痰前必须取下义齿,以防脱落致窒息;②吸引器突发故障的应急处理,必要时可使用注射器吸痰。

临床情景实例 6 患者,男性,18 岁,因"误服敌百虫后出现神志不清、口吐白沫半小时"急送入院。医嘱给予洗胃,洗胃当中患者突然出现呕吐,口腔内可见大量胃内容物溢出,伴面色发绀,请处理。

临床思维分析:患者在洗胃过程中因大量胃内容物溢出而发生误吸,应立即停止洗胃,给予吸引,解除呼吸道梗阻,保持呼吸道的通道。

临床情景实例 7 患者,男性,22 岁,因自缢后持续昏迷 7 天入院。查体:体温 38.5℃,已行气管切开,双肺呼吸音粗,闻及大量痰鸣音。痰培养检出鲍曼不动杆菌。诊断:缺血缺氧性脑病、肺部感染。请为该患者正确吸痰。

临床思维分析:①患者为多重耐药菌感染,需采取接触隔离措施;②气管切开吸痰的方法;③该患者痰液黏稠,可给予气道湿化处理。

临床情景实例 8 患者,女性,50 岁,二尖瓣置换术后 1 天。体格检查:神志清楚,经右鼻气管插管处接呼吸机辅助通气。呼吸机提示气道高压报警,SpO_2 下降为 90%。患者左侧鼻腔有息肉。请处理。

提示卡 1:给予气管内吸痰后,患者现神志清楚,心率 110 次 /min,血压 130/65mmHg,呼吸 32 次 /min,SpO_2 95%;请予以继续处理。

提示卡 2:若经上述处理后气道压力仍高,而 X 线片气管插管位置正常,胸部 X 线片无异常,应如何处理。

提示卡 3:给予拔除气管插管后,患者现神志清楚,心率 90 次 /min,血压 120/60mmHg,呼吸 26 次 /min,SpO_2 96%;应如何处理。

临床思维分析:①患者行气管插管呼吸机辅助呼吸,气道高压首先考虑管道阻塞,应立即排查阻塞原因,若为气管插管内痰液阻塞应立即给予吸痰;②经气管插管吸痰后仍提示气道高压,胸部 X 线片提示无异常,导管也无异位,应考虑导管堵塞无法解除,需拔除气管插管;给予面罩吸氧,听诊肺部情况,密切观察生命体征变化;若病情仍需要,可再次行气管插管;患者左侧鼻腔息肉,若需再次吸痰或插管均不可经左侧鼻腔吸引或插管;③患者拔管后神志清楚,生命体征平稳,无需再行气管插管。

(肖丽艳 李建民 吴少芳)

第十二章 静脉输液
Intravenous Infusion

一、适应证

1. 各种原因引起的脱水、酸碱平衡失调患者,如腹泻、剧烈呕吐、大手术后的患者。

2. 严重烧伤、大出血、休克患者。

3. 慢性消耗性疾病、急性胰腺炎、胃肠道吸收功能障碍或大手术后胃肠道功能尚未恢复及不能经口进食(如口腔疾患或口腔手术)患者。

4. 输注各种治疗性药物,如抗生素、胰岛素、解毒药物、脱水剂等。

5. 需要迅速发挥药效而又不宜口服、皮下或肌内注射的药物。

二、禁忌证

1. 血管透析通路或动静脉内瘘的端口处。

2. 穿刺部位皮肤有感染、渗出、瘢痕,或在静脉瓣膜处。

三、标准操作规程(表 12-1)

表 12-1 静脉输液标准操作规程

	医师准备:穿工作服,戴口罩、帽子,洗手
	核对医嘱:床号、姓名、药名、剂量、浓度、时间、用法、有效期、年龄
	自我介绍,向患者或家属解释操作目的及配合方法并嘱患者排尿(若为婴幼儿应换好尿不湿),询问患者用药史、过敏史、家族史
准备	评估患者全身情况、肢体活动度[1]、穿刺部位皮肤及血管情况
	评估周围环境:清洁、安静、光线充足
	用物准备:液体、药物、一次性输液器、压脉带、无菌手套、小枕、剪刀、无菌棉签、弯盘、输液贴、络合碘、75% 乙醇、输液卡、笔、启瓶器、输液架、快速干手消毒液、锐器盒等,物品均在有效期内

操作过程	核对输液卡
	检查药液质量,贴好瓶签(有床号、姓名、住院号、药名、用法等)或手写床号、姓名、药名、剂量及用法等
	启瓶,消毒瓶塞,遵医嘱严格按照无菌原则配制药液,检查输液器质量、关闭调速器,插好输液器[2]
	双人核对并签名
	携用物至床旁,核对患者信息(床头卡、手腕带),再次确认用药史、过敏史、家族史
	协助患者取舒适体位[3]
	备好输液贴,放于适当位置
	再次核对药物,将输液瓶挂于输液架上,固定排气管
	选择血管[4,5],垫小枕,在穿刺点上方 6~8cm 处扎压脉带
	常规消毒皮肤 2 次,范围大于 5cm,待干[6]
	正确排气(一次排气或二次排气均可)
	确认管道中气体已排尽
	注射前再次核对患者及药液
	嘱患者握拳
	针头斜面向上,与皮肤呈 15°~30°,自静脉上方或侧方刺入皮下,见回血后再沿静脉走向平行进针少许
	松压脉带、松拳、打开调节器
	见液体点滴通畅,询问患者无不适后正确固定,第一块胶布固定针柄;第二块胶布固定针眼;第三块胶布将针头附近的输液管环绕后固定(小儿应妥善固定,必要时可用夹板辅助固定)
	撤压脉带和小枕
	根据患者年龄、病情及药液的性质调节滴速[7]
	再次核对,记录给药时间、滴速(应与实际滴速相符)等,挂输液卡于输液架上
	观察并询问输液后反应[8]
	向患者或家属交代注意事项[9]
	帮助患者取舒适体位,将呼叫器置于患者易取处,整理床单位
	拔针:①核对医嘱[10];②核对患者床号、姓名,询问并解释;③洗手、戴口罩;④关闭输液器、撕开输液贴,快速拔针,按压 3~5min,有凝血功能障碍者延长按压时间
	垃圾分类处理,洗手
	注意:在操作过程中必须严格遵守无菌原则,若无菌物品或药液疑被污染或已被污染,必须重新更换方可输注

疑点导航：

1. 穿刺前评估肢体活动度，对于有肢体偏瘫、有乳腺癌根治手术史的患者不宜选择同侧肢体输液。

2. 若为小儿输液，应根据患者年龄及血管情况选择针头为 4½ 或 5½ 的输液器。

3. **体位** 一般可取坐位、半卧位、平卧位等，以穿刺部位不受压为宜；特殊情况除外，如休克患者建议取中凹位，急性肺水肿患者取端坐位等。

4. 若为传染病患者，需穿隔离衣、戴手套。

5. **血管的选择** ①遵循从远心端向近心端使用的原则，避开在关节、瘢痕、感染、渗液、静脉瓣膜处穿刺；②长期输液的患者应有计划的更换输液部位，以保护血管；③婴幼儿不推荐首选头皮静脉，若选择头皮静脉穿刺，应了解静脉走向，注意静脉与动脉的辨别，一旦误入动脉可见穿刺血管呈树枝状发白，患儿会出现尖声哭闹，应立即拔针，安抚患儿及家属，穿刺点按压，防止血肿发生；④不推荐选用下肢静脉输液，除小儿和下肢深静脉血栓溶栓治疗外，以免导致血栓性静脉，但对于有上腔静脉阻塞症的患者可选择下肢静脉输液。

6. **皮肤消毒** 皮肤消毒剂螺旋消毒两遍，时间不少于 15s，直径 >5cm，自然待干。

7. **输液速度的调节** ①根据患者年龄、病情、药液的性质调节输液速度，成人 40~60 滴 /min，儿童 20~40 滴 /min；②对有心、肺、肾疾病的患者，老年患者、婴幼儿以及输注高渗、含钾药液的患者，要适当减慢输液速度；③对心肺功能良好、严重脱水、休克患者可适当加快输液速度；④对胰岛素、降压、扩血管类特殊药物必须根据药物的性质和患者病情调节输液速度。

8. **输液过程中的观察** 加强巡视，耐心听取患者的倾诉，严密观察，及时处理输液故障或输液反应；药液滴尽前要及时更换药液或拔针，严防发生空气栓塞；持续输液 24h 以上者，需每天更换输液器和药液。

9. **输液期间做好健康宣教** 告知患者或家属：①药名、药物用途及可能出现的不良反应，患者需配合的事宜；②在输液过程中不可自行随意调节输液速度，以免影响疗效或导致输液并发症的发生；③当出现穿刺部位肿胀、疼痛、液体不滴或有身体不适（小儿患者不明原因哭吵）时应及时与医务人员联系。

10. 拔针前必须核对医嘱，确认患者当日治疗全部结束方可拔针，以免多次穿刺增加患者痛苦，避免医疗纠纷的发生。

四、常见并发症及处理

1. 发热反应

（1）反应轻者,应立即减慢输注速度或停止输液。

（2）反应重者,应立即停止输液,必要可给予抗过敏药物或激素治疗。

（3）对高热患者,应给予物理降温,必要时药物治疗,并严密观察生命体征的变化。

（4）保留剩余药液和输液器,必要时送检做细菌培养,以查找发热反应的原因。

（5）若患者或家属有异议时,药液当场封存,并交由医疗机构保存备查。

2. 急性肺水肿

（1）立即停止输液。

（2）体位:协助患者取端坐位,双腿下垂,以减少回心血量,减轻心脏负荷。

（3）氧气吸入:氧流量为 6~8L/min,同时,湿化瓶内加入 20%~30% 的乙醇溶液。

（4）药物治疗:给予镇静、平喘、强心、利尿和扩血管药物。

（5）必要时进行四肢轮扎;用橡胶止血带或血压计袖带适当加压四肢阻断静脉血流,每 5~10min 轮流放松一个肢体的止血带。

（6）心理护理:安慰患者,减轻紧张恐惧心理。

3. 静脉炎

（1）停止在此部位输液,抬高患肢、制动,局部用 50% 硫酸镁湿敷,每次 20min,每日 2 次。

（2）超短波理疗,每次 15~20min,每日 1 次。

（3）药物治疗:如用多磺酸黏多糖软膏涂抹患处或用中药如意金黄散加醋调成糊状,局部外敷。

（4）合并感染给予抗生素治疗。

4. 空气栓塞

（1）体位:立即将患者置于左侧卧位,并保持头低足高位。

（2）氧气吸入:氧流量为 6~8L/min。

（3）病情观察:给予心电监护监测生命体征。

五、临床情景实例与临床思维分析

临床情景实例 1　患者,女性,65 岁,因发热、咳嗽 3 天,昏迷 2h 急诊入院。患者近 1 个月来口干、多饮、多尿,无其他疾病史。既往有脑梗死病史,左侧肢体偏瘫。体格检查:呼吸有烂苹果气味。辅助检查:血糖 36mmol/L,血钠

158mmol/L,尿糖(++++),尿酮体(++),血酮 17.8mmol/L。血气分析结果:pH 7.25,血 HCO_3^- 14mmol/L,请给予输液治疗。

临床思维分析:①分析该患者病情及实验室检查回报,患者应为糖尿病酮症酸中毒,应给予及时地对症处理,给予输注胰岛素快速降低血糖,控制症状;②患者左侧肢体偏瘫,输液时不可选择左侧肢体;③患者尚没有补充碳酸氢钠指征,暂不能输注碳酸氢钠注射液。

临床情景实例 2

(1) 患者,男性,45 岁,晨起突发胸背部剧烈撕裂样疼痛 3h 入院。既往有冠心病、高血压病史。体格检查:血压 190/130mmHg,心率 95 次/min,请选择合适的药物静脉输液。

(2) 患者输液 30min 后,突发寒战、高热,伴头痛、呕吐,测体温 39℃,请作相应处理。

临床思维分析:①根据疼痛的性质、程度、发病时间,该患者应首先考虑主动脉夹层,但患者既往有冠心病、高血压病史,应尽快完善心电图、胸部 CT 或主动脉 CTA 以明确是心肌梗死还是主动脉夹层;②立即给予心电监测、吸氧建立静脉通路;③首选降压、镇静镇痛处理;④注意主动脉夹层的分型及输液肢体的选择;⑤输液发热反应的处理。

临床情景实例 3 患者,男性,36 岁,因血管穿刺困难,无法继续血液透析治疗入院。既往慢性肾功能衰竭 3 年,行血液透析治疗已 1 年余,每周 3 次。入院后第 2 天即给予经颈部行长期透析管置入术,术后第 2 天,行血液透析治疗,长期透析管通畅,可达透析流速要求。入院第 7 天行血液透析返病房后,患者突然出现寒战、高热,拟静脉输注抗生素。

临床思维分析:血管透析通路感染的处理,静脉输液时不可直接在透析通路处输注。

临床情景实例 4

(1) 患者,男性,1 岁,因黄疸 1 周入传染科。请予以静脉输液:5% 葡萄糖注射液 100ml+10% 氯化钾注射液 5ml,并抽血查肝炎病毒检查。

(2) 经核对,医嘱错误,改为 5% 葡萄糖注射液 100ml+10% 氯化钾注射液 1ml,并抽血行肝炎病毒检查。

临床思维分析:①小儿静脉补钾的原则;②小儿静脉输液;③隔离区患者的隔离措施。

临床情景实例 5 患者,女性,65 岁,因发热、咳嗽、咳痰 4 天入院。入院诊断:急性支气管肺炎,医嘱给予 0.9% 氯化钠注射液 250ml+ 青霉素 480 万 IU 静脉滴注,在输注过程中,患者出现皮疹、全身皮肤瘙痒、血压下降、出汗、呼吸困难。

临床思维分析：①静脉输液中过敏性休克的处理；②变应原的处理。

临床情景实例 6

（1）患者，男性，65 岁，反复左上腹痛 3 年，黑便 2 天入院。既往"高血压、冠心病"病史 5 年。体格检查：血压 80/60mmHg，贫血貌，心率 120 次 /min，律齐。剑突下压痛，无反跳痛；皮肤潮湿。请予以紧急处理。

（2）患者经输液、输血、止血治疗后，出血停止。现咳嗽频繁、咳大量泡沫状痰、气促、双肺满布湿啰音，PaO_2 下降。最可能的原因是什么？请继续处理。

临床思维分析：①判断出血的原因应为上消化道出血；②低血容量性休克的补液治疗；③静脉采血查血生化及配血；④根据实验室结果回报再决定是否需要静脉输血；⑤急性肺水肿的处理。

临床情景实例 7　患者，男性，65 岁，因昏迷 2h 入院。既往有高血压病史 3 年，血压控制情况不佳。体格检查：血压 230/120mmHg，心率 120 次 /min，昏迷，两侧瞳孔不等大。请给予甘露醇和硝普钠静脉滴注处理。

临床思维分析：①高压血危象的处理；②甘露醇和硝普钠静脉输液注意事项。

临床情景实例 8　患者，男性，61 岁，因左下肺中央型低分化鳞癌综合治疗后 4 年余，已完成 6 次化疗，颜面部浮肿半年，前日因受凉后出现咳嗽、咳痰，伴发热。体格检查：体温 39℃，浅表淋巴结无肿大，胸背部及颈部可见静脉怒张明显（图 12-1）。血常规示：白细胞计数 0.8×10^9/L，血红蛋白 119g/L，中性粒细胞百分比 78%。请写出患者目前可能诊断。医嘱给予抗生素治疗，请执行。

临床思维分析：①患者为肺癌 6 次化疗后，目前有呼吸道感染症状，且血常规结果异常，提示有感

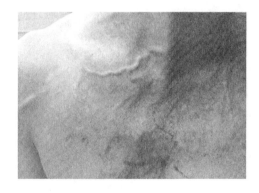

图 12-1　患者胸壁体征

染；②根据病史、症状描述及胸壁体征图片，应考虑为上腔静脉阻塞综合征，需进一步观察患者上肢有无肿胀、疼痛的表现，静脉输液应选择下肢静脉。

临床情景实例 9　患者，男性，50 岁，因腹胀、肛门停止排便排气 1 周入院。既往糖尿病 10 年余。体格检查：移动性浊音阳性。B 超诊断为腹腔积液，腹部平片示肠胀气明显。心电图检查示明显 U 波。予以利尿治疗后仍诉腹胀。电解质回报：血钾 2.5mmol/L，请给予最需要的处理。

临床思维分析：①患者电解质回报低钾，心电图显示 U 波，应尽快给予静

脉输液补钾;②患者明显肠胀气,补钾治疗无效时,可给予肛管排气或者胃肠减压,而不是腹腔穿刺。

临床情景实例10 患者,男性,70岁,今日上午突发上腹部持续性剧腹痛,急行腹部CT、B超检查考虑急性胰腺炎。血淀粉酶1 000IU/L,白蛋白26.5g/L。医嘱给予静脉输注生长抑素,补液及输注白蛋白。请执行。

临床思维分析:①患者急性胰腺炎,给予严格禁饮、禁食,并给予胃肠减压;②生长抑素的输液,一般采用微量泵24h匀速给药,严格控制输液速度;③补液及白蛋白的输注不能使用同一条静脉通路。

(肖丽艳 赵 莹)

第十三章 肌内注射
Intramuscular Injection

一、适应证

1. 药物不宜或不能口服或静脉注射,但又要求比皮下注射更能迅速发生疗效者。

2. 药物不宜口服、皮下注射,需在一定时间内产生药效。

3. 对于一些刺激性较强或药量较大不宜做皮下注射的药物,如油剂、混悬液。

二、禁忌证

1. 注射部位有感染、硬结、瘢痕或皮肤受损。

2. 有严重出、凝血功异常的患者。

3. 破伤风、癫痫抽搐期,狂犬病痉挛期,不能合作。

4. 2 岁以下的婴幼儿不宜选择臀大肌注射。

三、标准操作规程(表 13-1)

表 13-1　肌内注射标准操作规程

准备	医师的准备:穿工作服,戴口罩、帽子,洗手
	核对医嘱:床号、姓名、药名、剂量、时间、用法、浓度、药物的有效期
	评估患者全身情况:意识状态,生命体征,治疗情况;局部情况:肢体活动、注射部位皮肤等情况
	用物准备:药液、注射器(5ml、2.5ml、1ml)、无菌棉签、无菌纱布、持物筒、消毒剂、砂轮、无菌盘、笔、注射卡、弯盘、锐器盒
	评估环境:清洁、安静、光线充足,保护患者隐私
操作过程	核对注射卡
	检查药液质量,有效期
	检查注射器质量,有效期

操作过程	安瓿消毒、划痕、去屑
	用无菌纱布包裹折断
	取适当的注射器,抽吸药液,排气
	双人核对并签名,放入无菌盘内
	携用物至床旁,核对床号、姓名、手腕带;解释,交代注意事项
	协助患者取舒适体位 [1]
	用十字法或连线法进行注射部位定位 [2]
	常规消毒皮肤,待干
	备干棉签、再次核对药物排尽空气
	绷紧皮肤,固定针栓
	将针头长度的 2/3 迅速垂直刺入
	回抽活塞无回血缓慢推注药液,并随时询问感受,观察患者病情变化
	推药完毕快速拔针,无菌干棉签按压局部片刻
	注射器针头丢入锐器回收盒内,集中处理
	再次核对
	交代注意事项
	整理床单位,协助患者取舒适体位
	医用垃圾按规定处理,洗手,记录

疑点导航:

1. 体位 可取侧卧位、俯卧位、仰卧位或坐位,侧卧位时,患者上腿伸直,下腿稍弯曲。

2. 注射定位方法

(1) 十字法:从臀裂顶点向左侧或向右侧划一水平线,再从髂嵴最高点作一垂线,将一侧臀部分为四个象限,其外上象限(避开内角)即为注射区。

(2) 连线法:从髂前上棘至尾骨作一连线,其外上 1/3 处即为注射区。

四、常见并发症及处理

1. 坐骨神经损伤

(1) 理疗:红外线、电磁波或按摩理疗,热敷。

(2) 药物治疗:营养神经药物,如维生素 B_1、腺苷钴胺等。

(3) 外科手术治疗,如手术探查,行神经松解术。

2. 晕厥或晕针

(1) 立即停止注射,平卧,开窗通风,吸氧。

(2) 监测生命体征,给予口服葡萄糖液。

3. 断针

(1) 嘱患者保持原有体位、勿移动。

(2) 一手固定局部,下压皮肤,暴露针梗,另一手持止血钳夹住断端迅速拔出。

(3) 若断端已全部埋入肌肉,应继续嘱患者保持原位,采用外科手术治疗切开取针。

4. 局部硬结

(1) 交替更换注射部位,禁止在硬结部位继续注射。

(2) 采用局部热敷,物理治疗等方法。

五、临床情景实例与临床思维分析

临床情景实例1

(1) 患者,男性,65 岁,因被铁钉扎伤足底 7 天,伤口红肿、流脓入院,既往有高血压、冠心病、心房颤动病史,已完成清创处理,请继续给予处理。

(2) 患者破伤风抗毒素皮试阳性,请继续处理。

(3) 患者行破伤风抗毒素脱敏注射,注射第 2 次后,患者出现心悸、胸闷、气促、面色苍白,请继续处理。

临床思维分析:破伤风抗毒素注射的时间;皮试阳性后的处理方法;脱敏注射的方法;过敏性休克判断及处理。

临床情景实例2

(1) 患者,男性,12 岁,因头晕、乏力 3 个月入院,入院经检查诊断为巨幼细胞性贫血症,医嘱给予5% 葡萄糖注射液 100ml+ 维生素 B_{12} 0.5mg 静脉输注。

(2) 经核对,医嘱错误,改为维生素 B_{12} 0.5mg 肌内注射。

(3) 在肌内注射过程中由于患者恐惧不配合,药液还未推注完毕,2.5ml 注射器针头断裂,请给予处理。

临床思维分析:部分不能通过静脉给药的药物(如维生素 B_{12})给药途径的选择;断针的处理。

临床情景实例3

(1) 患者,女性,26 岁,已婚。因停经 35 天,腹痛伴少量阴道流血 1 天入院。查体:宫颈口未开,无妊娠物排出,子宫大小与停经时间相符。盆腔 B 超示:宫内妊娠。入院诊断:先兆流产。医嘱给予静脉注射黄体酮注射液 10mg。医嘱是否执行?

(2) 经核对,医嘱错误,改为黄体酮注射液 10mg 肌内注射。

(3) 在肌内注射过程中患者突然出现头晕、眼花、恶心、心悸、呼吸急促、大汗淋漓,随之意识丧失,请给予处理。

临床思维分析:黄体酮注射液的给药途径;晕针的判断与处理。

临床情景实例 4 患者,男性,56 岁,因全身抽搐由外院转入,患者 10 天前足底曾被木尖刺伤,现伤口已愈合。入院诊断:破伤风。入院后 30min 及 1h,患者多次出现呼吸急促、流涎、口唇发绀、牙关紧闭、手足抽搐不止,头颈频频后仰。现有药物地西泮、水合氯醛、苯巴比妥钠、硫喷妥钠,请根据患者的病情选择药物和给药途径。

临床思维分析:破伤风抽搐程度的判断;药物的选择及给药途径的选择;环境的处理。

临床情景实例 5

(1) 患者,女性,25 岁,因发热 2 天入院。2 个月前左小腿因摔伤曾行清创缝合治疗,未注射破伤风抗毒素。查体:体温 39.2℃,咽红。左小腿中下外侧可见一 12cm 长手术瘢痕。请遵医嘱为患者肌内注射复方氨基比林注射液 2ml。

(2) 半小时后体检:体温 37.9℃,心率 124 次 /min,律齐,患者出现牙关发紧,张口困难,心悸,胸闷,双上肢可见皮疹,双眼球运动迟钝,请给予处理。

临床思维分析:复方氨基比林药物过敏反应与破伤风发作的鉴别及处理。

临床情景实例 6

(1) 患者,男性,63 岁,因左足靴区反复溃烂 3 年余,加重伴疼痛、出血 1 天入院。患者既往肝硬化,门静脉高压症。体检:皮下见多处瘀斑。血常规:白细胞计数 2×10^9/L,红细胞计数 2×10^{12}/L,血小板计数 30×10^9/L。医嘱给予苯唑西林钠 1g 肌内注射。医嘱是否执行?

(2) 经核对,患者凝血功能障碍,改为 0.9% 氯化钠 250ml+ 苯唑西林钠 1g 静脉滴注。

临床思维分析:肌内注射的禁忌证。

(肖丽艳 吴少芳)

第十四章 皮下注射
Subcutaneous Injection

一、适应证

1. 需迅速达到药效,不能经口服和静脉注射的药物;在一定时间内发挥药效的药物。

2. 预防接种。

3. 局部麻醉用药。

二、禁忌证

1. 对该药过敏者。

2. 对皮肤有刺激性的药物。

三、标准操作规程(表 14-1)

表 14-1　皮下注射标准操作规程

准备	医师的准备:穿工作服,戴口罩、帽子,洗手
	核对医嘱:床号、姓名、药名、剂量、时间、浓度、用法
	评估患者 全身情况:目前病情、治疗情况 局部情况:肢体活动状况、注射部位皮肤状况[1]
	物品准备:皮下注射液,5ml 注射器,1ml 注射器,无菌棉签,络合碘,75% 乙醇,砂轮,无菌盘,笔,注射卡,弯盘,锐器盒
	评估环境:光线,温度,屏风
操作过程	核对注射卡
	检查需要皮下注射药物质量,有效期
	取注射器,抽吸药液[2],排气
	双人查对并签名,放入无菌盘内
	用物带至床旁,认真查对床号姓名;解释、交代注意事项

操作过程	协助患者取舒适体位和姿势
	选定注射部位³,常规消毒⁴皮肤2次
	再次查对
	备干棉签、取注射器、排气
	针头与皮肤呈30°~40°⁵
	将针头的1/2~2/3刺入皮下⁵
	回抽活塞无回血缓慢推注药液
	推药完毕快速拔出针头,无菌棉签按压局部片刻⁶
	注射器针头丢入锐器回收盒内,集中处理
	再次查对
	交代注意事项⁷
	复原患者衣物、被褥,医用垃圾按规定处理

疑点导航:

1. 注射局部有各种皮损、炎症、硬结、瘢痕或位于皮肤病处,注射时需避开。

2. 抽吸药液时,针尖斜面朝下,药液的抽吸量要准确,避免因剂量不准确引起低血糖或高血糖的现象。

3. 注射部位的选择 上臂三角肌下缘、两侧腹壁、后背、大腿前侧和外侧。

4. 常规消毒 无菌棉签蘸取消毒液,以穿刺点为中心螺旋式进行消毒,直径大于5cm。

5. 穿刺时应绷紧皮肤,针尖斜面向上与皮肤呈30°~40°,迅速将针头的1/2~2/3刺入皮下,对过于消瘦患者,进针角度不宜超过45°,以免刺入肌层,并注意要进针快,推药慢。

6. 按压时间要根据病情而定,对凝血机制障碍患者,要延长局部按压时间。

7. 根据不同的药物及用法交代注意事项 糖尿病患者需要长期注射胰岛素,注射部位的选择应做到轮流交替原则,以避免局部出现硬结,影响药物吸收;并交代注射胰岛素后多久时间进食,以及何时检测血糖等。

四、常见并发症及处理

断针

(1) 熟练掌握注射手法;操作前认真检查注射器质量;协助患者采取舒适体位。

(2) 若发生断针,操作者保持镇静,嘱患者勿移动,一手固定局部下压皮肤,暴露针管,另一手持止血钳夹住断端,迅速拔出;若针头断端已埋入皮下,应让患者保持原体位,采用外科手术切开取针。

五、临床情景实例与临床思维分析

临床情景实例 1　患者,男性,59 岁,为预防和治疗血栓,医嘱予应用低分子肝素钠皮下注射,请立即执行。

临床思维分析:低分子肝素的皮下注射。

临床情景实例 2

(1) 患者,女性,64 岁,诊断为"糖尿病",请在午餐前予以皮下注射 8IU 胰岛素。

(2) 注射后 15min,患者头晕、面色苍白、心悸、出冷汗、乏力、眼花、耳鸣、心率加快,该如何处理?

临床思维分析:胰岛素皮下注射及并发低血糖的处理。

临床情景实例 3　患者,女性,60 岁,糖尿病多年,晚餐前皮下注射 8IU 胰岛素,若穿刺时有回血,应如何处理?

临床思维分析:皮下注射的正确方法。

临床情景实例 4　患者,男性,4 岁,预防接种乙脑疫苗,请选择合适的注射方式。

临床思维分析:预防接种方式相关知识及部位的选择。

临床情景实例 5

(1) 患者,女性,25 岁。平产一男婴,请问该男婴 24h 之内需接种什么疫苗? 之后 1~2 天还应接种什么疫苗?

(2) 请先为该男婴接种乙肝疫苗。

临床思维分析:预防接种方式相关知识及部位的选择。

临床情景实例 6　患者,男性,72 岁,因 COPD 伴肺部感染住呼吸内科,医嘱予青霉素类抗生素治疗,患者在皮试 10min 后即出现过敏性休克症状,在静脉通路还未建立的条件下,立即予药物进行抢救。

临床思维分析:过敏性休克与肾上腺素皮下注射。

临床情景实例 7

(1) 患儿,男性,6 岁,需再次接种麻疹疫苗。

(2) 患儿怕疼,过于紧张,致使断针,该如何处理?

临床思维分析:小儿皮下注射及皮下注射断针的处理。

(肖丽艳 李艳博)

第十五章 皮内注射
Intradermic Injection

一、适应证

1. 用于过敏试验。
2. 预防接种。
3. 局部麻醉的前驱步骤。

二、禁忌证

1. 注射局部有各种皮损、炎症、硬结、瘢痕或位于皮肤病处,注射时需避开。
2. 有药物过敏史者。

三、标准操作规程(表 15-1)

表 15-1 皮内注射标准操作规程

准备	医师的准备:穿工作服,戴口罩、帽子,洗手
	核对:科室、床号、姓名、药名、剂量、浓度、用法等
	评估患者全身情况:病情、用药史、过敏史、家庭史;局部情况:肢体活动情况;皮肤:皮试前是否进餐
	物品准备:0.9% 氯化钠注射液,注射用皮内注射药品,5ml 注射器,1ml 注射器,无菌棉签,络合碘,75% 乙醇,启瓶器,青霉素(penicillin, PNC)抢救盒[1],无菌盘,笔,注射卡,弯盘,锐器盒
	评估环境,清洁,光线充足
操作过程	双人查对已备好的皮内注射药物,携用物至床旁
	认真查对患者信息,如床号、姓名、手腕带;解释,交代注意事项
	取舒适体位和姿势[2]
	选定注射部位[3]:前臂掌侧内下 1/3
	乙醇消毒[4]皮肤 2 遍,待干,排气,再次查对

87

操作过程	左手绷紧皮肤
	右手持针以 5° 刺入皮内,针尖斜面向上
	至针尖斜面完全进入,缓慢推 0.1ml 药液,使局部变成一隆起皮丘,迅速拔针,勿按压
	记录时间,再次核对并签名
	询问患者感受,交代注意事项[5]
	20min 后两人共同观察结果,并记录结果和时间
	整理床单元和用物,用物处理
	洗手,做好操作记录

疑点导航:

1. PNC 抢救盒内准备 1ml、5ml 注射器各一支,砂轮、抗过敏药物(盐酸肾上腺素、地塞米松等)。

2. 根据病情取坐位或平卧位,身体虚弱患者取平卧位,以防虚脱。

3. 选择部位 预防接种在上臂三角肌下缘,过敏试验在前臂掌侧内下 1/3 处,该处皮肤较薄,易于注射,且易辨认局部反应;局部麻醉则选择麻醉处。

4. 消毒皮肤选用 75% 乙醇,忌用碘酊消毒,以免影响对局部反应的观察。

5. 交代注意事项

(1) 嘱患者勿揉擦、覆盖注射部位,以免影响结果的观察。

(2) 在观察时间内,请勿离开病房,以防意外发生、如果患者有任何的不适,及时与医务人员联系。

(3) 青霉素皮试结果分析

① 阴性:皮丘无改变,周围不红肿,无自觉症状。

② 阳性:局部皮丘隆起,并出现红晕硬块,直径 >1cm,红晕周围有伪足、痒感,严重时可出现过敏性休克。在观察反应的同时,应询问有无胸闷、气短、发麻等过敏症状。

阳性者不可用药,并在医嘱单或门诊病历上注明过敏,如出现过敏性休克,按过敏性休克抢救。必要时药敏试验需作对照。即在另一前臂相同部位,注入 0.1ml 0.9% 氯化钠注射液,20min 后,对照观察结果。

四、常见并发症及处理

1. 虚脱

(1) 注射前应向患者做好解释工作,并且态度热情,有耐心,使患者消除紧张心理,从而配合治疗;询问患者饮食情况,避免在饥饿状态下进行治疗。

（2）选择合适的注射部位,避免在硬结瘢痕等部位注射,且根据注射药物的浓度、剂量,选择合适的注射器,做到二快一慢。

（3）对以往有晕针史及体质虚弱、饥饿、情绪紧张的患者,注射宜采用卧位。

（4）注射过程中随时观察患者情况。如有不适,及时停止注射。如患者发生虚脱,首先要镇静;将患者取平卧位,保暖,针刺人中、合谷等穴位;患者清醒后给予口服糖水可恢复正常。通过给氧或者呼吸新鲜空气,必要时静推 5% 葡萄糖等措施,症状可逐渐缓解。

2. 过敏性休克

（1）皮内注射前必须仔细询问患者有无药物过敏史,如有过敏史者则停止该项试验,有其他药物过敏或变态反应疾病病史者应慎用。

（2）皮试观察期间,嘱患者不可随意离开。注意观察患者有无异常反应,正确判断皮试结果,阴性者可使用该药,若为阳性结果则不可以使用;但破伤风抗毒素除外,可采用脱敏注射。

（3）注射盘内备有 0.1% 盐酸肾上腺素、尼可刹米、洛贝林注射液等急救药品,另备氧气、吸痰机等,一旦发生过敏性休克,立即组织抢救。

3. 疼痛

（1）注重心理护理,向患者说明注射的目的,取得配合。

（2）熟练掌握注射技术,准确注入药量,通常是 0.1ml,选用口径较小、锋利无倒钩的针头进行注射;注射在皮肤消毒剂干燥后进行。

（3）疼痛剧烈者,予以止痛剂对症处理;发生晕针或虚脱者,按晕针或虚脱处理。

五、临床常用药物皮试液配制方法及结果判断标准

1. 青霉素 G 钠（钾）

（1）皮试溶液的配制方法:

1）160 万 IU/ 支加 0.9% 氯化钠注射液至 4ml。

2）取上液 0.1ml 加 0.9% 氯化钠注射液至 1ml。

3）取上液 0.1ml 加 0.9% 氯化钠注射液至 1ml。

4）取上液 0.1ml 加 0.9% 氯化钠注射液至 1ml。

（2）试验方法:取皮试液 0.1ml（40IU）皮内注射,小儿注射 0.02~0.03ml。

（3）结果判断:注射 20min 后判断结果,判断标准如下。

1）阴性:皮丘无改变,周围不红肿,无红晕、无自觉症状。

2）阳性:如皮丘隆起增大,局部出现中心晕团、周围红斑,直径大于 1cm,

周围有伪足伴局部痒感为阳性,严重时可有头晕、心悸、恶心,甚至发生过敏性休克;对于可疑阳性反应者,应在另一前臂用氯化钠注射液做对照试验。

2. 其他青霉素类(氨苄西林、羧苄西林、苯唑西林、哌拉西林)

(1) 皮试溶液的配制方法

1) 0.5g/支加 0.9% 氯化钠注射液至 1ml。

2) 取上液 0.1ml 加 0.9% 氯化钠注射液至 1ml。

3) 取上液 0.1ml 加 0.9% 氯化钠注射液至 1ml。

4) 取上液 0.1ml 加 0.9% 氯化钠注射液至 1ml。

(2) 皮试方法:取皮试液 0.1ml($50\mu g$)皮内注射。

(3) 结果判断:参照青霉素皮试结果判断标准。

3. 链霉素

(1) 皮试溶液的配制方法

1) 取链霉素 1g(100 万 IU)/ 支加 0.9% 氯化钠注射液 3.5ml。

2) 取上液 1ml 加 0.9% 氯化钠注射液至 1ml。

3) 取上液 0.1ml 加 0.9% 氯化钠注射液至 1ml。

(2) 皮试方法:取皮试液 0.1ml(250IU)皮内注射。

(3) 结果判断:参照青霉素皮试结果判断标准。

4. 结核菌素纯蛋白衍生物(PPD)

(1) 皮试溶液的配制方法:PPD 原液(50IU/ml)。

(2) 皮试方法:取上述液 0.1ml(5IU)皮内注射。

(3) 结果判断:注射后 48~72h 判断结果。判断标准:受测试部位如果没有反应及有反应但硬结平均直径小于 5mm 为阴性,5~9mm 为弱阳性(+),10~19mm 为阳性(++),20mm 以上(+++)或局部有水疱、坏死、淋巴管炎均为强阳性。

5. 破伤风抗毒素

(1) 皮试溶液的配制方法:取破伤风抗毒素(1 500IU/ 支)0.1ml 加 0.9% 氯化钠注射液至 1ml。

(2) 皮试方法:取皮试液 0.1ml(15IU)皮内注射。

(3) 结果判断:注射 20min 后判断结果,判断标准如下。

1) 阴性:局部无红肿、无异常全身反应。

2) 阳性:皮丘红肿,硬结直径大于 1.5cm,红晕范围直径超过 4cm,有时出现伪足或有痒感,全身过敏性反应表现与青霉素反应相类似,以血清病型反应多见。

3) 脱敏治疗:先抽取 0.1ml 原液稀释成 1ml 肌注;20min 后若患者无异常,抽取 0.2ml 原液稀释成 1ml 肌注;同样观察 20min,无异常,抽取 0.3ml 原液稀释成 1ml 肌注;观察 20min 无异常表现,抽取 0.4ml 原液稀释成 1ml 肌注。

6. 有机碘造影剂(碘吡啦啥、醋磺苯酸钠、泛影酸钠、泛影葡胺、胆影钠、碘化油等)

(1) 皮试溶液的配制方法:30% 有机碘溶液。

(2) 皮试方法:取 30% 有机碘溶液 1ml 静脉注射。

(3) 结果判断:注射后密切观察 10~30min,观察有无心悸,颊膜水肿、恶心、呕吐、荨麻疹、血压下降及其他不适等反应为阳性。

7. 盐酸普鲁卡因

(1) 皮试溶液的配制方法:将盐酸普鲁卡因配成 0.25% 的溶液即可。

(2) 皮试方法:取 0.25% 的盐酸普鲁卡因 0.lml 皮下注射。

(3) 结果判断:阳性结果同青霉素。

六、临床情景实例与临床思维分析

临床情景实例 1

(1) 患者,男性,26 岁,诊断为"肺炎",拟行青霉素输液治疗,请先予以青霉素皮试。

(2) 患者出现注射部位荨麻疹,烦躁不安,头晕恶心,伴心悸及面色苍白、多汗。体检及心电监护显示:血压 78/46mmHg,脉搏 110 次/min,呼吸 24 次/min,SpO_2 90%,神志淡漠,面色苍白,皮肤潮红,脉细弱,四肢湿冷,听诊两肺呼吸音粗,心率 110 次/min,律齐,S_1 低钝。请立即给予相应急救处理。

临床思维分析:皮内注射适应证及手法的掌握;PNC 皮试液的配制;过敏性休克的处理。

临床情景实例 2　患者,男性,29 岁,经 B 超检查诊断为右侧胸腔积液,现需作诊断性胸腔穿刺术,请使用 4% 的普鲁卡因进行局部麻醉。

临床思维分析:4% 的普鲁卡因皮试液的配制;皮内注射与局部麻醉的前驱步骤。

临床情景实例 3

(1) 患者,女性,20 岁,反复咳嗽、咳痰、盗汗、乏力、食欲缺乏 1 个月入院。怀疑肺结核,为明确诊断,请行结核菌素试验。

(2) 如何观察结果?

临床思维分析:结核菌素试验的方法及相关知识;结核菌素皮试结果的观察。

临床情景实例 4

(1) 患者,男性,40 岁,整理仓库时不小心被一带锈铁钉刺伤,已在急诊科行清创术,还需做什么处理?

(2) 行破伤风皮试后,观察结果为阳性,医院里没有破伤风免疫球蛋白,该如何处理?

临床思维分析:破伤风皮试的配制及皮内注射方法,阳性结果脱敏试验的处理,皮试的脱敏治疗。

临床情景实例 5 患者,女性,57 岁,曾有青霉素过敏史,因背部、双上肢大面积烧伤入院。医嘱予氨苄西林抗生素治疗,请先予以皮试。

临床思维分析:皮内注射禁忌证的处理。

临床情景实例 6 患者,男性,72 岁,COPD 伴肺部感染患者,拟使用青霉素类抗生素治疗,请行青霉素皮试。患者主动配合,伸出右手,前臂掌侧下 1/3 处见一约 10cm×10cm 瘢痕组织。

临床思维分析:皮内注射禁忌证的处理。

临床情景实例 7 患者,男性,6 岁,需进行青霉素皮试。患儿怕疼,应如何预防处理?

临床思维分析:小儿皮内注射和皮内注射并发症(疼痛)的处理。

(肖丽艳 吴少芳)

第 十 六 章

输血相关技术

Blood Transfusion Related Technology

第一节　血型鉴定与交叉配血

Blood Group Identif ication and Blood Cross Matching

一、适应证

1. 输血。
2. 溶血性疾病检查,如新生儿溶血等。
3. 器官移植配型。
4. 亲子鉴定。
5. 法医鉴定及其他需要了解血型的情况。

二、禁忌证

无。

三、标准操作规程(表 16-1,表 16-2)

表 16-1　血型鉴定标准操作规程

	穿工作服,戴帽子、口罩、手套,着装整齐
	器材准备:血型血清学离心机、显微镜、试管架、试管、玻片、吸管、记号笔
	试剂准备:抗 -A 血清、抗 -B 血清、抗 -D 血清、0.9% 氯化钠注射液、2%~5%ABO 试剂标准红细胞[1]
准备	抽取 EDTA-K$_2$ 抗凝血 2ml 和不抗凝血 2ml 各一管[2]
	核对样本与申请单中患者姓名、性别、年龄、病区、床号、ID 号、检测项目是否一致
	离心血样本,检查是否溶血
	将待检血样本用 0.9% 氯化钠注射液配制成 2%~5% 红细胞悬液(玻片法为 5%~10% 红细胞悬液)

续表

正定型	取试管 3 支,分别标明抗 -A、抗 -B、抗 -D
	用滴管分别加入抗 -A、抗 -B、抗 -D 血清试剂各 1 滴[3]
	再分别加入待检者的 2%~5% 红细胞悬液 1 滴
	轻摇混合,以 1 000g 离心 15s[4]
	轻轻取出试管,观察有无溶血现象[5]
	将试管旋转轻摇,使细胞扣悬起,观察有无凝集
	从试管中分别取 1 滴混悬液置于玻片,显微镜下观察有无凝集
反定型	取试管 3 支,分别标明 A、B、O 型细胞管[6]
	用滴管分别加入待检者血清 1 滴于试管中
	再分别加入 2%~5% 的 A 型、B 型、O 型试剂标准红细胞悬液 1 滴
	轻摇混合,以 1 000g 离心 15s
	轻轻取出试管,观察有无溶血现象
	将试管旋转轻摇,使细胞扣悬起,观察有无凝集[7]
	从试管中分别取 1 滴混悬液置于玻片上,显微镜下观察有无凝集[8]
报告结果	核对无误后,填写血型结果报告[9]
	将血型鉴定结果登记在记录本上并签名,试验结果保存 10 年
样本处置	试验结束后血样本放置 4℃冰箱,保存 7 天,按感染性医疗废物处置
	结束操作后将仪器试剂恢复原位

疑点导航:

1. 所用器材必须清洁、干燥,试管、滴管要专用,每批设置阴阳性对照,标记要清楚。试剂均应在有效期内,使用前,放室温平衡 15min。使用后,放入冰箱保存,避免污染或失效,产生假阳性或假阴性。

2. 样本准备 一次只能为一位受血者或被检者抽取标本,血样不得从输液管或输液侧静脉中抽取,稀释和 / 或溶血样本不可使用。需使用右旋糖酐、白蛋白、脂肪乳及静脉注射聚乙烯吡咯烷酮(PVP)等某些造影剂时,应在用药前采血。受血者使用肝素治疗,应用鱼精蛋白中和,使标本凝集。

3. 正反定型不一致时,应加做抗 -AB、抗 -A1、抗 -H 血清进行鉴别。

4. 反应温度、时间,离心时间、离心力是血型鉴定的重要影响因素。离心过度或不足,产生假阳性或假阴性。ABO 血型鉴定温度不高于室温 20~24℃,交叉配血试验应在 37℃进行,防止冷抗体引起凝集反应。

5. 溶血现象判为阳性,血清中存在补体时应灭活后再行血型鉴定。

6. 新生儿和出生 6 个月之内的婴儿血型抗体表达减弱,可只做正定型,注意鉴别新生儿血清中来自母体的抗体。

7. 严格按照操作规范进行试验,加样时,先加血清再加红细胞悬液。看结果时,振摇力度不可太大,防止弱凝集被摇散。

8. 弱凝集必须在显微镜下观察结果。巨球蛋白血症、多发性骨髓瘤、高浓度纤维蛋白原、霍奇金病及其他使血沉加快的一些病例,引起缗钱状凝集,加入 2 滴 0.9% 氯化钠注射液可消除此类凝集。

9. 结果报告格式　患者 XX,血型为 A(B/O/AB)型,RhD 阳性(阴性)。

表 16-2　交叉配血标准操作规程

准备	穿工作服,戴帽子、口罩、手套,着装整齐
	器材准备:血型血清学离心机、显微镜、试管架、试管、玻片、吸管、记号笔
	试剂准备:0.9% 氯化钠注射液、低离子介质凝聚胺试剂盒
	抽取 EDTA-K$_2$ 抗凝血 2ml 和不抗凝血 2ml 各一管[2]
	核对血样本与申请单中患者姓名、性别、年龄、病区、床号、ID 号及检测项目是否一致
	离心血样本,检查是否溶血
	将患者血样本和供血者血样本用 0.9% 氯化钠注射液配制成 2%~5% 红细胞悬液
	血液成分选择[3]
盐水交叉介质配血[1]	取试管 3 支,分别标明主侧、次侧、自身对照
	向主侧管加入受血者血清 2 滴和供血者 2%~5% 红细胞悬液 1 滴[4]
	向次侧管加入供血者血清 2 滴和受血者 2%~5% 红细胞悬液 1 滴
	向自身对照管加入受血者血清 2 滴和受血者 2%~5% 红细胞悬液 1 滴
	混匀后,以 1 300g 离心 15s[5]
	小心取出,观察上清液有无溶血
	旋转轻摇试管,观察有无红细胞凝集[6]
	从试管中分别取 1 滴混悬液置于玻片上,显微镜下观察有无凝集
凝聚胺交叉配血	取试管 3 支,分别标明主侧、次侧、自身对照[7]
	向主侧管加入受血者血清 2 滴和供血者 2%~5% 红细胞悬液 1 滴
	向次侧管加入供血者血清 2 滴和受血者 2%~5% 红细胞悬液 1 滴
	向自身对照管加入受血者血清 2 滴和受血者 2%~5% 红细胞悬液 1 滴

续表

凝聚胺 交叉 配血	向主侧管和次侧管分别加入低离子介质溶液 0.6ml[8]
	混匀,孵育 1min
	每管各加凝聚胺溶液 2 滴
	混合后静置 15s,1 300g 离心 15s
	小心取出,观察上清液有无溶血
	倾去上清液,旋转轻摇试管,观察有无凝集
	有凝集,加入 2 滴重新悬浮液,旋转轻摇,尽快观察有无凝集 [9]
结果 报告	判读交叉配血结果,填写报告 [10]
记录	将交叉配血试验结果登记在记录本上、签名 [11]
样本 处置	试验结束后,血样本放置 4℃冰箱,保存 7 天,按感染性医疗废物处置
	结束操作后将仪器试剂恢复原样

疑点导航:

1. 盐水介质法只能检查 IgM 抗体引起的凝集。抗人球蛋白法或凝聚胺法则能检测 IgG 抗体引起的凝集。凝聚胺只能使正常红细胞凝集,对缺乏唾液酸的细胞(如 T 及 Tn 细胞)无作用;对冷凝集有加强作用,故不适合有冷凝集素的配血。所以,交叉配血试验必须在盐水介质法的基础上,加做凝聚胺法或抗人球蛋白法。

2. 受血者配血试验的血样本必须是输血前 3 天内采集。受血者最后一次输注红细胞间隔 24h 以上,再次输血时应重新抽取交叉配血血样。溶血与标识不清楚的样本不可用于交叉配血检测,应重抽。凝聚胺法交叉配血时,抗凝剂过量将中和部分凝聚胺,不能使用含枸橼酸钠和肝素抗凝标本。

3. 血液成分选择应遵循缺什么补什么,相容性输注的原则。红细胞制剂主要用于提高携氧能力;冷冻血浆主要用于改善凝血功能和血浆置换;冷沉淀主要用于补充凝血因子和纤维蛋白,改善凝血功能;血小板则用于止血。

4. 细胞与血清比例不适当,及漏加、错加样本或试剂,可产生假阳性或假阴性。

5. 离心过度或不足,可产生假阳性或假阴性。

6. 观察结果时,振摇力度不可太大,防止弱凝集被摇散;出现溶血现象,报告阳性。

7. 存在自身抗体、同种抗体和直接抗人球蛋白试验阳性时,对交叉配血试验产生干扰。

8. 不同厂家生产的凝聚胺介质试剂盒,所加入试剂量略有不同,具体操作按照试剂说明书进行。

9. 观察非特异性凝集,应在 60s 内观察结果,如无凝集必须重做。观察结果后立即进行记录。

10. 结果判读　主侧、次侧无凝集无溶血表示两者血液相合,可以输注;若有凝集和 / 或溶血为不相合,不能输注。报告格式:受血者某某与供血者某某交叉配血试验主侧、次侧均无凝集无溶血,两者血液相合可以输注。

11. 所有血型鉴定和交叉配血试验结果均应记录存档,保存 10 年。

四、相关知识

1. 红细胞悬液浓度根据所用血型鉴定和交叉配血试验方法不同而有所不同,玻片法为 5%~10%;试管法为 2%~5%;凝胶微柱法为 0.5%~1%(表 16-3)。

表 16-3　红细胞悬液的配制

悬液浓度 /%	压积红细胞 / 滴	0.9% 氯化钠注射液 / 滴
2	1	2ml/40
5	1	0.8ml/16
10	1	0.4ml/8
20	1	0.2ml/4

2. 血型鉴定包括正定型和反定型,两者结果相互印证一致方可报告结果(表 16-4)。

表 16-4　结果判读

血型	正定型		反定型		
	抗 -A	抗 -B	Ac	Bc	Oc
A	++++	–	–	++++	–
B	–	++++	++++	–	–
O	–	–	++++	++++	–
AB	++++	++++	–	–	–

3. ABO 亚型和白血病、骨髓增生异常综合征等疾病原因引起的红细胞抗原减弱,及获得性抗原(类 B 抗原)、冷自身抗体、同种抗体和亚型中的不规则抗体,常导致血型鉴定时,正反定型凝集强度不一致(表 16-5)。

表 16-5 凝集反应判读标准

凝集强度	现象
++++	一个大凝集块,背景清晰,无游离红细胞
+++	数个较大大凝集块,背景清晰,几乎无游离红细胞
++	凝集块较小,背景稍混浊,游离红细胞较少
+	细小凝集块,背景混浊,游离红细胞较多
±	肉眼观察呈"粗颗粒"样,镜下可见细小凝集集团
–	肉眼及光镜下红细胞呈游离状态,无凝集

第二节 输 血

Blood Transfusion

一、适应证

1. 补充治疗 用于大量失血、失血性休克、凝血功能异常、急慢性贫血患者,提高携氧能力,纠正凝血功能。如外伤、消化道出血、产后大出血、血友病、再生障碍性贫血(简称再障)、白血病等。

2. 置换治疗 分离和去除患者血液中病理性红细胞、胆红素、尿素氮、溶血素、M 蛋白、抗原抗体免疫复合物及其他有毒物质,如镰状红细胞患者、重症肝炎、药物中毒、溶血、格林巴利综合征、重症肌无力等。

3. 免疫治疗 如特发性血小板减少性紫癜、自身免疫性溶血性贫血、血栓性血小板减少症等。

二、禁忌证

1. 无输血适应证者。

2. 不相容性输血。

3. 有血液成分输注禁忌者。

三、输血治疗标准操作规程(表 16-6)

表 16-6　输血治疗标准操作规程

准备	穿工作服,戴口罩、帽子,洗手
	评估输血指征
	与患者(或其家属)签署输血治疗知情同意书
	填写并提交输血申请单[1]
	接收血液,核对医嘱、血型、血量、血液种类及质量,填写血液接收时间,并签名
	询问血型、输血史及过敏史,嘱排尿
	核对床号、姓名、手腕带,评估全身情况(无发热)、穿刺部位皮肤及血管
	评估周围环境
	用物准备:血液制剂[2]、0.9% 氯化钠注射液[3]、输血器一套、压脉带、无菌手套、压脉枕、剪刀、棉签、弯盘、胶布、络合碘、洗手液、输血记录单、笔等
操作过程	核对医嘱、血液和交叉配血记录单
	取 0.9% 氯化钠注射液,检查药液并写好瓶签
	启瓶盖,注明 0.9% 氯化钠注射液开瓶时间,常规消毒瓶塞
	取输血器,关闭调节器,将输血器针头插入 0.9% 氯化钠注射液瓶塞中
	双人对血液制剂进行三查九对(血液有效期,血液质量[4],输血装置是否完好,核对床号、姓名、病区、住院号、血袋号、血型、交叉配血试验结果、血液成分的种类、血量),并签名
	携血液和输血器材至床旁,核对床号、姓名,再次核对医嘱及药物[5],将输液瓶挂于输液架上
	备输液贴,放于适当位置
	正确戴手套
	选择血管,垫压脉枕,在穿刺点上方 6~8cm 处扎压脉带
	消毒皮肤 2 次,范围 >5cm,待干
	正确排气(一次排气或二次排气均可),确认管道中气体已排尽
	再次核对患者床号、姓名、血型和医嘱
	嘱患者握拳,针头[6]与皮肤呈 15°~30° 进针见回血后,再平行进入少许
	松拳、松压脉带、松调节器
	见液体点滴通畅后正确固定,第一块胶布固定针柄;第二块胶布固定针眼;第三块胶布将针头附近的输液管环绕后固定

续表

操作过程	调节滴速 20~40 滴 /min
	取血液制剂,再次双人核对
	将血袋内血液轻摇混匀,打开储血袋封口常规消毒
	轻柔地将血袋挂于输液架上
	将输血器针头从 0.9% 氯化钠注射液瓶中拔下,插入血袋接口
	撤压脉带及小枕,脱手套,调节滴速 15~20 滴 /min
	观察患者反应,15min 后如无不良反应,调节滴速:成人 40~60 滴 /min[7]
	帮助患者取舒适体位,整理床单
	再次核对,在输血卡上记录输血的时间、滴速,并双人签名
	整理用物,垃圾分类处理,洗手,记录
注意事项	向患者交代输血时注意事项[8],将呼叫器放于患者方便使用处并指导使用
	操作过程中进行有效的人文沟通
	输血过程中严密观察患者反应及生命体征,填写输血记录
	输血后进行输血疗效评价

疑点导航:

1. 输血申请 输血治疗时,临床医生必须履行输血必要性和风险性告知义务,并签署输血治疗知情同意书,急诊患者可先用血后补签。输血申请单除填写受血者一般信息、输血相关传染病检测结果、输血适应证相关检查结果(血常规、凝血功能等)外,还应包括临床诊断、既往病史、输血史、妊娠史、药物史及预约血液成分和剂量。

2. 血液制剂种类及适应证

(1)红细胞:适用于需要提高携氧能力的患者。血红蛋白大于 100g/L 时,可以不输;血红蛋白 <70g/L 时,应考虑输;血红蛋白在 70~100g/L 时,根据患者贫血程度、心肺代偿功能、有无代谢增高以及年龄等因素决定。

1)悬浮红细胞(suspended red blood cells,SRBC)和浓缩红细胞(concentrated red blood cells, CRBC):适用于失血性贫血、慢性贫血及心、肾、肝功能不全需要输血者。

2)悬浮少白细胞红细胞(suspended leukocyte-poor red blood cells):血液采集后,去除白细胞制备的红细胞。适用于需要反复输血或准备器官移植的患者,降低输血不良反应。

3)洗涤红细胞(washed red blood cells, WRBC):自身免疫性溶血性贫血、高钾血症及肝肾功能障碍的患者。

4）冷冻红细胞（frozen red blood cells）：适用于稀有血型患者。

5）辐照红细胞（irradiant red blood cells，IRBC）：经 ^{60}Co 或 ^{137}Cs 辐照处理后的红细胞制品。适用于有免疫缺陷或免疫抑制的患者输血、新生儿换血、宫内输血。

6）年轻红细胞（young red blood cells，YRBC）：大多为网织红细胞，用于长期、反复输血患者，延长输血间隔时间。

（2）血小板：包括浓缩血小板和单采血小板。适用于出血危险性较大患者的预防性输注，如再障、白血病、放化疗和造血干细胞移植等引起血小板计数 $<5×10^9/L$ 时；须手术或侵入性治疗，血小板计数 $≤50×10^9/L$ 的患者，以及大量输血、脾亢、弥散性血管内凝血（DIC）、血小板生成减少和血小板功能异常及 ITP 伴出血患者的治疗性输注。禁忌证：肝素诱导性血小板减少症（heparin-induced thrombocytopenia，HIT）、血栓性血小板减少性紫癜（thrombotic thrombocytopenic purpura，TTP）、溶血尿毒综合征（hemolytic uremic syndrome，HUS）。

（3）血浆：新鲜冷冻血浆含有包括Ⅴ因子和Ⅷ因子在内的所有凝血因子，主要用于如血友病、肝病、大量输血、TTP、DIC、口服抗凝剂过量引起出血、抗凝血酶Ⅲ缺乏等患者补充体内各种凝血因子，血浆置换；普通冷冻血浆主要用于补充Ⅴ因子和Ⅷ因子以外的凝血因子。禁忌证：有血浆蛋白过敏、心功能不全易发生循环超负荷者慎用。

（4）冷沉淀：是新鲜冷冻血浆凝血因子浓缩物，适用于：血友病 A、血管性血友病、纤维蛋白原缺乏症、纤维结合蛋白缺乏症、凝血因子Ⅻ缺乏症。

3. 输血前及每更换一袋血液前，均应用 0.9% 氯化钠注射液冲管。

4. 血液质量检查 包括：标签是否完整清晰，血袋包装是否完好，血液有无明显凝块、絮状物、粗大颗粒、气泡、溶血及颜色是否异常。

5. 血液制剂不得添加其他药物，如需稀释只能用静脉注射 0.9% 氯化钠注射液。血液取回后，应在 30min 内开始输注，4h 内输注完毕。

6. 输血针头的规格为 14~20G，通常使用 18G，以利于红细胞顺利通过，避免在输注过程中溶血。

7. 输血开始时应慢，一般为 5ml/min，5~10min 后无不适，再根据病情和年龄调整输注速度，1IU 全血常规控制在 30~40min 输完。严密观察受血者有无输血不良反应，如出现异常情况应及时处理。

8. 输血时注意事项 患者输血时，保持一定体位，防止针头移动；密切观察，出现发热、皮疹、腰痛、尿色异常、呼吸困难、心悸等不适及输注不畅立即报告医生。

四、输血不良反应及处理

1. 过敏反应 可发生于输血全程和输血后。

(1) 轻度减慢输血,严密观察。使用抗组胺药物,输血前、后各口服苯海拉明 50mg;或肌注盐酸异丙嗪 25mg;或静滴地塞米松 5mg;或皮下注射 0.1% 肾上腺素 0.5~1.0ml。

(2) 重度立即停止输血。皮下注射 0.1% 肾上腺素 0.5~1.0ml,静滴地塞米松 5~15mg;或氢化可的松 100~200mg;或琥珀酸钠甲泼尼龙 500~1 000mg。对症治疗,及至抗休克,心肺功能监护。

2. 发热反应　输血中或输血后 2h 内体温升高 1℃以上。

(1) 停止输血,保持静脉通路。

(2) 保留输血前后血样本和输血器具送检,查找发热原因。对症予以保暖、降温,严密观察生命体征,每 15~30min 测体温和血压 1 次。口服阿司匹林 0.3g;肌注异丙嗪 25mg 或静滴氢化可的松 100mg;皮下注射 0.1% 肾上腺素 0.5~1ml;静滴地塞米松 2.5~5mg;或氢化可的松 50~100mg。

3. 溶血反应　常见于血型不相容输血。

(1) 立即停止输血,保持静脉通路,快速补液;保持呼吸通畅,给氧。

(2) 复核输血前后血样本血型,交叉配血。留取尿液检测血红蛋白、尿含铁血黄素,血样检测直接胆红素、间接胆红素、直接抗人球蛋白试验、血浆结合珠蛋白等。

(3) 碱化尿液,抗休克,防止肾衰,血液透析,血浆置换。

4. 细菌污染反应　常见细菌是大肠杆菌、铜绿假单胞菌、变形杆菌等革兰氏阴性杆菌,少见革兰氏阳性杆菌。

(1) 立即停止输血,保持静脉通路。

(2) 抗休克,防止 DIC 和肾衰竭,抗感染。

5. 循环超负荷　见于心肺功能不全、慢性严重贫血或低蛋白血症患者大量快速输血。

(1) 立即停止输血,快速利尿,平喘强心,扩张血管,减少回心血量。

(2) 用多次、少量、缓慢输血原则。

6. 枸橼酸盐中毒　大量输血时,随血液输入大剂量枸橼酸抗凝剂。常见于婴儿、老年人、肝功能不良者。

(1) 减慢输血速度。

(2) 大量输血时,使用钙剂拮抗,同时观察心电图。

7. 输血后出血倾向　见于大量输血所致稀释性凝血因子缺乏。大量输入红细胞时,应同时补充凝血因子和血小板。

8. 氨血症与电解质、酸碱平衡失调　多见于输入大量库存时间较长的血液。

9. 肺血管微栓塞　可见于大量输入库存时间较长的血液时。

（1）使用微孔输血器(20~40μm 孔筛)，或选用去白细胞红细胞和洗涤红细胞。

（2）输血同时不应静脉推注葡萄糖酸钙和输注林格氏液，避免形成小凝块。

（3）轻者卧床休息，吸氧或辅助呼吸；重症予以镇静、止痛、强心、抗休克。

（4）抗凝治疗与溶栓治疗。

10. 输血后紫癜 由于患者体内存在血小板抗体而引起，多在输血后5~10 天发病，为自限性疾病。

（1）给予输注血小板特异性抗原相配合的血小板。

（2）血浆置换。

（3）大剂量、短疗程静注琥珀酸钠甲泼尼龙 500~1 000mg，3~6 天；或大剂量静注氢化可的松 400~600mg，甚至每 4~6h 可达 5 000mg。

11. 血小板输注无效征 由于免疫因素和非免疫因素引起的 2 次以上输注血小板后血小板计数未升高。

（1）治疗原发病；配合性输注单采血小板；输注去白血病的血小板制剂。

（2）血浆置换，降低血小板抗体滴度。

（3）大剂量输入丙种球蛋白封闭抗体，400mg/kg 连续 5 天；若无效再加倍剂量输 5 天。

12. 继发性血色病 长期输血的慢性贫血患者合并溶血，使体内铁堆积于肝、心、内分泌腺和皮肤，出现色素沉着。肌注去铁胺 500~1 000mg 连续 3~5天；维生素 C 1~2g 静滴。

13. 低温反应 快速大量输血所致。输血速度 >50ml/min 时，红细胞须在专用血液加温仪上加温。

14. 空气栓塞

（1）立即停止输血，患者保持头低足高、左侧卧位。

（2）对症治疗，吸氧，使用尼可刹米等呼吸兴奋剂，呼吸机辅助呼吸。

15. 输血后静脉炎 输液时间持续 48h 以上，应更换新部位。输血前后均需用 0.9% 氯化钠注射液冲洗，防止血液制剂尤其是红细胞凝集、溶血造成的血栓性静脉炎。

16. 输血相关性感染疾病 包括病毒肝炎、获得性免疫缺陷综合征、梅毒、巨细胞病毒感染、疟疾、弓形体病、克雅病、成人 T 细胞白血病等。

17. 输血相关性移植物抗宿主病 常见于 5- 核苷酸酶缺陷、胸腺发育不良、肿瘤放疗和 / 或化疗后、再障、急慢性白血病、多发性骨髓瘤、造血干细胞移植等原发性或继发性免疫缺陷、免疫抑制的患者，以及部分免疫应答"相对"正常的患者输血治疗后。发病时间通常在输血后 10~14 天，最短可在输血后

2 天,最长在输血后 30 天。

(1) 预防为主,成分输血,避免有血缘关系的亲属间输血。

(2) 免疫力低下、淋巴细胞减少或骨髓抑制的患者在输血前,用 γ 射线^{137}Cs 或 ^{60}Co,25~30Gy,对含淋巴细胞的血液制剂进行辐照,以去除免疫活性淋巴细胞,是目前唯一可靠有效的预防方法。

(3) 去甘油解冻红细胞、冷沉淀、白蛋白、凝血因子、注射用免疫球蛋白不需辐照。

(4) 可使用肾上腺皮质激素、抗淋巴细胞或抗胸腺细胞球蛋白、丙种球蛋白及免疫抑制剂进行治疗,但疗效不佳。

18. 输血相关性急性肺损伤

(1) 立即停止输血。

(2) 对症治疗,吸氧、利尿、严格控制液体进入量,静滴肾上腺皮质激素和 /或抗组胺药、肺泡表面活性剂等。

(3) 再次输血时,以去白细胞红细胞或洗涤红细胞为宜。

五、相关知识

1. 急性大量失血患者,一次性失血量低于总血容量 10%(500ml)者,不予输血;失血量达总血容量 10%~20%(500~1 000ml)时,根据血红蛋白和血细胞比容及临床症状严重程度,可适量输注晶体液和胶体液;失血量达总血容量 20%~30%(≥1 000ml)时,除输注晶体液和胶体液外,视血细胞比容情况,可适当补充浓缩红细胞;失血量大于总血容量 30%(2 000ml)时,还应补充血浆和红细胞;当失血量超过总血容量 50% 时,启动大量输血方案。

2. 大量输血方案(massive transfusion protocol,MTP) 成人或体重 >50kg的青少年,每输 6IU 悬浮少白细胞红细胞,应同时输注 4IU 血浆和 1 个治疗量机采血小板,以补充丢失的凝血因子;对于体重≤50kg 的儿童,则调整为每输4IU 悬浮少白细胞红细胞,同时输注 2IU 新鲜冷冻血浆和 1 个治疗量机采血小板。

3. 新生儿和婴幼儿临床输血和换血治疗要点

(1) 控制患儿出入量平衡、掌握输血剂量,换血量应为患儿血量的 2 倍。

(2) 新生儿血液循环中可能含有母体的 IgG 类抗 -A、抗 -B 血型抗体,及其他意外抗体,故出生 1 周内的新生儿采用母体血清进行主侧交叉配血为宜,1周后用婴儿自身血配血。

(3) 换血治疗应选择保存期较短的血液制剂,ABO 溶血应使用与婴儿同型或 O 型红细胞、AB 型血浆;Rh(D)溶血病应选用与婴儿同型或 O 型 Rh(D)阴性红细胞。

4. 肝素治疗可刺激机体免疫系统,发生药物诱导的免疫性血小板减少症。肝素诱导性血小板减少症(HIT)分为两种类型。Ⅰ型:非免疫性反应,血小板数量轻度减少,持续时间短,可自行恢复,常无临床症状;Ⅱ型:由肝素 -PF4 抗体介导的免疫反应,可出现严重血小板减少和血栓形成,不及时诊断和治疗,对患者构成致死性威胁。此类患者为血小板输注禁忌证,应停用肝素,严重者采用血浆置换治疗,清除患者体内肝素依赖性抗血小板抗体。

5. 配合性输血治疗原则

(1) 病情紧急,不立即输血会危及生命。

(2) 缺乏同型血液。

(3) 供血者与受血者体内不存在对应的抗原抗体,交叉配血试验相合。

六、临床情景实例与临床思维分析

临床情景实例 1 患者,男性,35 岁,外伤急性失血约 1h 急诊入院。查体:体温 36.9,脉搏 109 次 /min,呼吸 22 次 /min,血压 80/50mmHg。面色苍白,四肢厥冷,烦躁不安,左下肢开放性裂伤伴活动性出血。血常规:血红蛋白 116g/L,白细胞计数 8.4×10^9/L,血小板计数 110×10^9/L;X 线片提示左股骨颈骨折。请为该患者进行输血的准备。

临床思维分析:血型鉴定和交叉合血;输血指征的把握。

临床情景实例 2 患者,男性,55 岁,肝硬化失代偿期,既往有输血史,否认其他病史。凝血功能:凝血酶原时间 23.8s,活化部分凝血活酶时间 62.2s,凝血酶时间 17.50s,纤维蛋白原 1.99g/L,凝血酶时间比率 1.03,国际标准化比值 2.03,凝血酶原活动度 44%,凝血酶原率 1.48。为改善凝血功能,予以输注新鲜冷冻血浆 500ml。输血过程中,出现全身瘙痒,全身可见大量隆起性丘疹,红斑,未见溃烂等。请根据患者病情,并给予适当处置。

临床思维分析:输血后过敏反应的处理。

临床情景实例 3 患者,女性,日龄 3 天,因发现皮肤黄染 1 天入院。患儿母亲血型为 O 型 Rh(D)阳性,父亲血型 A 型 Rh(D)阳性。查体:全身皮肤黄染明显。血型 A 型 Rh(D)阳性,血红蛋白 108g/L,血清总胆红素 373μmol/L,新生儿溶血病筛查放散试验:抗 A 阳性。结合病史,诊断为新生儿 ABO 溶血病,请为患儿进行换血治疗。

临床思维分析:新生儿换血治疗血液制剂选择。

临床情景实例 4

(1) 患者,男性,70 岁,重度贫血。既往有冠心病史。查体:脉搏 69 次 /min,呼吸 20 次 /min,血压 100/85mmHg。血常规示:白细胞计数 5.0×10^9/L,血红蛋白 35g/L,血小板计数 101×10^9/L。请予以尽快改善患者贫血症状。

(2) 予以输注红细胞 4IU 后,患者出现呼吸急促、胸闷、烦躁、口唇发绀、皮肤湿冷、颈静脉怒张,脉搏 110 次/min,中心静脉压 >20cmH₂O。请对该患者进行处置。

临床思维分析:伴有基础病变严重贫血患者的输血治疗;输血导致循环超负荷的处理。

临床情景实例 5 患者,男性,56 岁,确诊肝硬化 3 年,因黑便 2 日来院就诊。入院时体检:体温 36.3℃,脉搏 65 次/min,呼吸 20 次/min,血压 89/44mmHg,精神萎靡,贫血貌,睑结膜苍白,四肢皮温低。血常规:白细胞计数 5.3×10⁹/L,红细胞计数 1.51×10¹²/L,血红蛋白 50g/L,血小板计数 65×10⁹/L;凝血功能:凝血酶原时间 22.5s,凝血酶原活动度 44%,血浆 D 二聚体阳性;为纠正贫血、改善凝血功能,请予以输血治疗。

临床思维分析:肝硬化患者血液制品的选择。

临床情景实例 6 患者,女性,56 岁,二尖瓣置换术,术前查血小板计数 117×10⁹/L,手术顺利;术后第 1 天,血小板计数 61×10⁹/L;第 2 天,血小板计数 50×10⁹/L,第 3 天,血小板计数 30×10⁹/L,输注同型机采血小板 1 人份,输注后 12h 检测血小板计数 34×10⁹/L;再次输注同型血小板 1 人份输注后,12h 检测血小板计数 57×10⁹/L;次日复查血小板计数 49×10⁹/L。请解释该患者血小板输注无效原因,并给予治疗。

临床思维分析:肝素诱导性血小板减少症(HIT)的诊断和治疗。

临床情景实例 7 患者,男性,53 岁,高空坠落。CT 示骨盆骨折,脾破裂;血常规:白细胞计数 10.8×10⁹/L,红细胞计数 1.33×10¹²/L,血红蛋白 48g/L,血小板计数 75×10⁹/L;血型鉴定为 A 型 Rh(D)阴性。申请输血治疗。

临床思维分析:自体血回输的临床应用。

临床情景实例 8 患者,女性,32 岁,阴道流血 1 个月余。查体:巩膜苍白。血常规:白细胞计数 5.0×10⁹/L,血红蛋白 35g/L,血小板计数 58×10⁹/L;予以输注浓缩红细胞 2IU 纠正贫血。输注约 15min 后,出现滴速减慢直至不滴,请予处置。

临床思维分析:输血治疗标准操作;红细胞输注前应轻摇混匀。

临床情景实例 9 患者,女性,28 岁,产后大出血 5h。查体:血压 30/10mmHg,脉搏 100 次/min,呼吸 12 次/min。神志昏迷,全身皮肤湿冷,脉搏搏动微弱。血常规:白细胞计数 5.0×10⁹/L,血红蛋白 25g/L,血小板计数 28×10⁹/L;血型:AB 型 Rh(D)阴性,本地区暂无此血型血液储备,请予输血治疗。

临床思维分析:急危重症患者配合性输血治疗的血液选择。

(裴 华 王 霞)

第十七章　导　尿　术
Urethral Catheterization

一、适应证

1. 减轻尿潴留,使尿失禁患者保持会阴清洁干燥。
2. 获得无污染的尿标本。
3. 尿流动力学检查,测定膀胱容量、压力、残余尿量。
4. 留置保留导尿、危重患者监测尿量。
5. 行膀胱检查(膀胱造影,膀胱内压测量图)。
6. 膀胱内灌注药物进行治疗。
7. 腹部及盆腔器官手术前准备。
8. 膀胱、尿道手术或损伤患者,放置导尿管促进切口愈合及功能恢复。

二、禁忌证

1. 急性下尿路感染。
2. 尿道狭窄及先天性畸形无法留置尿管者。
3. 相对禁忌证为女性月经期、严重的全身出血性疾病。

三、标准操作规程(表 17-1,表 17-2)

表 17-1　女性导尿术标准操作规程

准备	医师准备:穿工作服,戴口罩、帽子,洗手
	核对患者信息,如床号、姓名
	自我介绍,告知操作目的[1],取得配合,签署知情同意书
	评估环境,保护患者隐私[2]
	用物准备:一次性导尿包(导尿管[3]、石蜡油棉球、络合碘棉球、弯盘、镊子、已装 10ml 生理盐水的注射器、纱布、引流袋、孔巾、无菌手套等),一次性中单

操作过程	操作者位于患者右侧,给其臀下垫中单
	褪去患者对侧(左侧)裤腿
	取仰卧位、屈膝外展暴露外阴
	衣物、被褥覆盖患者双腿
	检查导尿包包装及有效期
	打开导尿包首层,左手戴手套,右手持镊消毒
	消毒顺序:由外向内、由上向下
	依次消毒阴阜、大小阴唇、尿道口,最后一个棉球从尿道口消毒至肛门
	消毒尿道口时以手分开小阴唇,暴露尿道外口 4
	每个棉球仅用于消毒一处、一次,不可重复
	移去清洁外阴物品,脱手套置于医疗垃圾筒内
	于适当位置打开导尿包内层,戴无菌手套
	铺孔巾
	依次消毒顺序:由内向外,由上向下(尿道口、两侧小阴唇、尿道口)
	检查导尿管球囊完好
	润滑导尿管前端
	分开小阴唇
	嘱患者张口呼吸
	持镊子将导尿管插入约 4~6cm
	见尿液流出,再插入 5~7cm(若为一次性导尿为 2~3cm)
	向球囊注入适量生理盐水(根据导尿管上注明的气囊容积向气囊注入等量生理盐水)
	轻拉确定位于膀胱内,再向内插入 1cm
	必要时无菌试管取适量中段尿送尿常规、尿培养 + 药敏检查
	引流袋下端封闭,连接导尿管并将引流袋固定于膀胱以下位置 5
	操作中要随时询问患者感觉,尿潴留患者一次放尿不超过 500ml 6
	撤臀下中单,脱手套,还原患者衣物、被褥
	整理用物,垃圾分类处理,洗手,记录

表 17-2 男性导尿术标准操作规程

准备	医师准备:穿工作服,戴口罩、帽子,洗手
	核对患者信息,如床号、姓名
	自我介绍,告知操作目的,取得配合,签署知情同意书
	评估环境,保护患者隐私
	用物准备:一次性导尿包(导尿管、石蜡油棉球、络合碘棉球、弯盘、镊子、已装 10ml 生理盐水的注射器、纱布、引流袋、孔巾、无菌手套等),一次性中单
操作过程	操作者位于患者右侧,给其臀下垫中单
	褪去患者对侧(左侧)裤腿
	取仰卧位、屈膝外展,充分暴露外阴
	衣物、被褥覆盖双腿
	检查导尿包包装及有效期
	打开导尿包首层,左手戴手套,右手持镊消毒
	依次消毒阴阜、阴茎、阴囊
	无菌纱布裹住阴茎包皮向后推暴露尿道外口
	自尿道口向外向后依次旋转擦拭尿道口、龟头及冠状沟
	每个棉球仅用于消毒一处、一次,不可重复
	移去清洁外阴物品,脱手套置于医疗垃圾筒内
	于适当位置打开导尿包内层,戴无菌手套
	铺孔巾
	左手继续用无菌纱布固定阴茎
	再次按尿道口、龟头、冠状沟的顺序消毒 3 次
	最后一个棉球消毒尿道口
	检查导尿管通畅性及球囊完好
	润滑导尿管前端至气囊后 20~22cm
	暴露尿道外口,将阴茎提高与腹壁成 90°
	嘱患者张口呼吸
	持镊子将导尿管插入约 20~22cm
	见尿液流出,再插入 5~7cm(若为一次性导尿为 2~3cm)
	向球囊注入适量生理盐水(根据导尿管上注明的气囊容积向气囊注入等量生理盐水)
	轻拉确定位于膀胱内,再向内插入 1cm
	必要时无菌试管取适量中段尿送尿常规、尿培养 + 药敏检查
	导尿成功后将包皮复位[7],引流袋下端封闭,连接导尿管,并将引流袋固定于膀胱以下位置
	撤臀下中单,脱手套
	还原患者衣物、被褥
	整理用物,垃圾分类处理,洗手,记录

疑点导航：

1. 若为小儿先与家长沟通，家长配合安抚患儿。

2. 保护患者隐私，尽量少暴露患者，防止受凉，男医生操作时须有一名女性医务人员在场。

3. 正确选择导尿管型号，选择导尿管的粗细要适宜，对小儿及疑有尿道狭窄者，导管宜细。一般成人宜用16~18F导尿管，小儿6~8F导尿管。单腔导尿管(没有球囊)用于一次性导尿术；双腔导尿管用于留置导尿术；三腔导尿管用于膀胱冲洗或向膀胱内滴药。

4. 老年女性由于会阴肌肉松弛，尿道口回缩，常无法观察，若在阴蒂与阴道口之间无法寻找到呈矢状裂的尿道外口，此时可把两个手指插入阴道探查前壁，协助寻找尿道口，如导尿管误入阴道，应更换无菌导尿管重新插管。

5. 注意尿袋的高度，集尿袋要低于膀胱，防止逆行感染。

6. 尿潴留患者排尿宜缓慢，不宜一次放尿过多，首次放尿不超过500ml，以后每小时放尿500ml，可防止患者虚脱。小儿一次导尿不超过200ml，年长儿最多不超过500ml。

7. 插管成功后，要注意将包皮复位，以防止包皮嵌顿水肿。

四、常见并发症及处理

1. 插管困难

(1) 注意心理疏导、保护隐私，缓解紧张情绪，缓慢张口深呼吸时易于插管。

(2) 情绪紧张无法耐受插管疼痛者，前列腺增生及外伤后轻微尿道狭窄的患者，在尿道注入2%盐酸利多卡因凝胶或盐酸丁卡因凝胶5min，同时导尿管亦涂抹该凝胶后再行操作，既有润滑作用，又能麻醉尿道黏膜，利于插管成功。

(3) 因严重狭窄造成插管困难者，通过上述方法处理无效可以更换尿管，应用内置金属导丝的导尿管或用尿道扩张器扩张后插管，但应避免暴力操作导致尿道损伤。亦可请泌尿外科会诊，经尿道输尿管镜下留置斑马导丝或输尿管导管入膀胱腔，再将前端剪孔的尿管顺其插入。

(4) 上述方法均失败，则行耻骨上膀胱穿刺抽液或造瘘术。

2. 拔管困难

(1) 拔管前认真检查导尿管气囊内抽出的液体量，检查气囊内的液体完全抽吸干净后再拔管。

(2) 若气囊内尿液无法抽出，可在B超定位穿刺刺破球囊或经尿道输尿管镜下刺破球囊后拔管。

（3）导尿管结石或尿垢附着者，沿尿道口逆行注入丁卡因凝胶及石蜡油，在麻醉松弛状态和充分润滑情况下旋转拔出尿管；若上述方法无效，可行耻骨上膀胱穿刺造瘘，经瘘口内镜下取出结石，再从尿道拔管。

3. 尿管阻塞

（1）对于有血尿的患者，根据血尿的程度、性质适当给予膀胱冲洗，清除膀胱内的血凝块。

（2）随时观察尿液引流情况，必要时请泌尿外科会诊。

4. 尿路感染

（1）置管前严格掌握留置导尿管的适应证。

（2）对留置导尿患者，应该采用密闭式引流装置。

（3）告知患者留置导尿管的目的、配合要点和置管后的注意事项。

（4）仔细检查无菌导尿包，置管时严格无菌技术操作原则等。

（5）鼓励患者多饮水，集尿袋要低于膀胱，达到自然冲洗尿路的目的。

（6）如已出现尿路感染，及时更换导尿管，留取尿液及导管头进行微生物病原学检查，必要时应用抗生素。

5. 尿道损伤

（1）正确选择导尿管型号，成人 16~18F，小儿 6~8F，最大限度降低尿道损伤。

（2）置管时动作要轻柔，置管后将导尿管固定稳妥，防止脱出，从而避免损伤尿道黏膜。

6. 气囊破裂致膀胱异物

（1）插管前认真检查气囊质量。

（2）导尿时应根据导尿管上注明的气囊容积向气囊注入等量的无菌溶液。

（3）如果发生气囊破裂，及时请泌尿外科会诊。

7. 虚脱或血尿

（1）对身体极度虚弱且膀胱过度充盈者，放尿宜缓慢。

（2）尿潴留患者首次放尿不超过 500ml，以后每小时放尿 500ml，以防因腹压突然下降，大量血液进入腹腔血管，而引起血压下降，产生虚脱；或因膀胱突然减压而引起膀胱黏膜充血，发生血尿。

五、临床情景实例与临床思维分析

临床情景实例 1

（1）患者，女性，65 岁，神志改变 3 天入院。既往有高血压病史。体格检查：体温 39℃，浅昏迷。家属诉 24h 未排尿。请给该患者进行导尿。

（2）患者放尿后，出现面色苍白、出冷汗等现象，请处理。

临床思维分析：①高血压脑出血致浅昏迷患者，无自主排尿意识，24h 未排尿应考虑急性尿潴留可能,行膀胱区叩诊或床旁 B 超可确诊,应留置导尿管,监测尿量;②放尿后出现虚脱表现,应暂时夹闭导尿管,快速补液扩容,监测生命体征,告知患者家属病情,待好转后再开放尿管。

临床情景实例 2 患者,女性,30 岁,因发热 4 天、腹泻 2 天入院。既往有精神分裂症病史。体格检查:谵妄状态。入院后尿常规示白细胞(+++)/HP,诊断考虑发热查因:尿路感染? 肠道感染? 请为其留取尿培养标本检查。

临床思维分析: 女性患者注意询问月经情况,避免月经期导尿;精神疾患无法配合者,必要时先镇静再行导尿,弃去前段尿液,用无菌标本瓶留取中段尿做尿培养 + 药敏检查。导尿完毕,应拔除尿管,避免留置导尿加重感染,同时防止患者因躁动而自行拔管损伤尿道。

临床情景实例 3

(1) 患者,男性,76 岁,尿频尿急 2 年,进行性排尿困难 1 年就诊。患者自发病以来无血尿及尿潴留病史。直肠指检:前列腺明显增大,表面光滑,边界清楚,质中,无触痛。患者拟入手术室行经尿道前列腺电切术,请根据准备的物品(只提供导尿相关物品)对患者进行相应操作,以完成术前准备。

(2) 插尿管过程中如果遇到阻力该如何处理?

临床思维分析: ①先体格检查,了解膀胱有无充盈;经尿道腔内手术术前准备为一次性导尿,导尿成功后需拔除尿管;②插管困难时可嘱患者张口呼吸配合,石蜡油充分润滑导尿管,必要时尿道表面麻醉(使用盐酸丁卡因凝胶)再操作。

临床情景实例 4

(1) 患者,男性,68 岁,因未解小便 10h 入急诊科。诊断为急性下尿路感染,医嘱予导尿处理,是否执行? 如不能导尿,该如何处理?

(2) 该患者感染已控制,仍有明显排尿困难伴下腹胀痛,请处理。

临床思维分析: ①老年男性,急性下尿路感染期间不宜导尿,否则加重尿路感染,易导致睾丸附睾炎,应行膀胱穿刺抽液术,留取尿标本送常规、培养 + 药敏检查,并积极抗感染治疗;②患者下尿路感染已经控制,可行导尿治疗。同时口服非那雄胺、坦索罗辛抗前列腺增生治疗,药物无效则需手术治疗。

临床情景实例 5 患者,男性,72 岁,排尿困难 10 年,加重 2 天入院,诊断为前列腺增生症,拟测定残余尿量,请处理。

临床思维分析: 膀胱残余尿量的测定。嘱患者先自行排尽尿液,再留置导尿管,收集尿液测量,即膀胱残余尿量,残余尿量大于 60ml 为前列腺增生手术指征之一。

临床情景实例 6 患者,男性,60 岁,行经尿道膀胱肿瘤电切除术后 3 个月。病理诊断为:膀胱高危非肌层浸润性尿路上皮癌。2 天前复查膀胱镜见膀胱黏膜光滑,未见肿瘤复发,今来门诊行表柔比星膀胱灌注化疗,请实施。

临床思维分析:①膀胱癌组织学包括尿路上皮(移行)细胞癌、鳞状细胞癌和腺细胞癌等,其中膀胱尿路上皮(移行)细胞癌最为常见。膀胱癌据临床病理可分为非肌层浸润性(即浅表性)膀胱癌(Tis,Ta,T1)和肌层浸润性膀胱癌(T2、T3、T4)。对中、高危非肌层浸润性膀胱尿路上皮癌,术后单剂即刻膀胱灌注化疗后,应进行后续化疗药物或 BCG(卡介苗)维持灌注治疗。②灌药前少饮水,先排空膀胱,避免尿液将药物稀释,选择单腔或双腔导尿管正确导尿,吸尽膀胱内残余尿液,再行膀胱灌注给药后拔除尿管。灌注后药液保留膀胱 2h,取仰卧位、右侧卧位、俯卧位、左侧卧位各 15min,满 2h 后再排尿并多饮水。灌注药物剂量:①生物免疫治疗,卡介苗(BCG)100~150mg+ 生理盐水50~60ml;②化疗,丝裂霉素 40mg 或吡柔比星 40mg 或表柔比星 50mg+ 生理盐水 50~60ml;③灌注疗程,每周灌注一次,共 8 次,以后每月灌注 1 次,共 1~2 年。如出现尿频、尿急、尿痛、血尿,可复查尿常规,进行药物治疗,严重时暂停膀胱灌注治疗。治疗期间定期复查膀胱镜,每 3 月一次,连续 2 年,或每年一次,连续 3 年。

临床情景实例 7

(1) 患者,男性,3 岁,颅内感染患儿。体格检查:神志不清,膀胱充盈。请给该患者进行导尿。

(2) 导尿过程中出现血尿及惊厥,请问如何处理?

临床思维分析:①患儿体征提示尿潴留,予以常规导尿,选择小儿尿管;②导尿后血尿及惊厥的处理。大量放尿时压力骤降导致膀胱黏膜血管破裂出血,刺激后诱发惊厥,应立即夹闭导尿管缓慢放尿、止血、水合氯醛灌肠及地西泮静推止惊。

临床情景实例 8　患者,女性,70 岁,因突发昏迷 20min 急诊平车入院。有高血压病史 5 年,血压 200/108mmHg,脉搏 109 次 /min,呼吸 25 次 /min,门诊头颅 CT 示脑出血。已予止血、降颅压、留置导尿等处理,2h 后未见尿液流出,查体患者耻骨联合上方膨隆,叩诊浊音。请行相关处理。

临床思维分析:首先用注射器抽吸或注入灭菌生理盐水检查导尿管是否通畅,排除尿管堵塞的可能,膀胱区叩诊浊音,提示膀胱内有大量尿液,还应检查尿管位置,老年女性导尿易误入阴道,明确后应拔除尿管,更换无菌导尿管重新插管,注意缓慢放尿,监测尿量。

临床情景实例 9

(1) 患者,女性,6 岁,发热、面色苍白 2 天,诊断为"病毒性心肌炎、心源性休克"。请为其行导尿。

(2) 导尿过程中未见尿液,该如何处理?

　　临床思维分析:①危重患者尿量的监测,应留置 6~8F 小儿尿管;②首先叩诊膀胱区是否浊音,判断膀胱有无尿液潴留,检查导尿管是否通畅;女性患儿,还应排除导尿管是否误入阴道;休克患者肾脏有效灌注量不足,尿液较少,排除上述因素后积极补液扩容抗休克治疗。

(李志军　肖丽艳)

第十八章 灌 肠 法
Enema

一、适应证

1. **不保留灌肠**

(1) 解除便秘、肠胀气,协助排便通气。

(2) 为手术或者检查的患者进行肠道准备。

(3) 某些特殊的治疗如降温。

2. **保留灌肠** 镇静止惊、催眠和治疗肠道感染。

二、禁忌证

1. 直肠肛周病变。

2. 完全性肠梗阻。

3. 下消化道出血。

4. 凝血功能障碍(相对禁忌)。

三、标准操作规程(表 18-1)

表 18-1 灌肠标准操作规程

准备	医师准备:穿工作服,戴口罩、帽子,洗手
	核对患者信息
	知情同意并签字,测血压、脉搏
	患者已排尿[1]
	评估周围环境,关门窗、拉屏风,注意保暖
	物品准备:屏风、便盆、手套、输液架、灌肠液、水温计、一次性灌肠袋、肛管、石蜡油、灌肠包内有弯盘、血管钳等
操作过程	选择合适灌肠剂[2]灌肠[3]
	夹闭橡皮导管
	倒入灌肠液

续表

操作过程	携至患者床旁,核对患者信息
	将灌肠筒挂于输液架上,筒底离床 30~40cm
	戴好手套
	体位:屈膝侧卧或仰卧位,脱去一侧裤腿,在患者后背、腰部垫软枕,与便盆高度相近
	臀下置便盆,尿布覆盖患者两腿间及便盆
	连接肛管,润滑肛管前端
	排出管内气体并夹闭橡皮管
	分开臀部暴露肛门
	将肛管轻轻插入直肠[4]5~10cm,固定肛管
	松开血管钳,可见液面下降
	灌肠一次量 200~500ml[5]
	灌肠完毕后夹闭橡皮管
	一手捏闭肛门
	用手纸包住肛管,轻轻拔管
	拭净肛门,待患者排便后移除便盆
	协助患者复位,复原衣物
	垃圾分类处理
	洗手,做好操作记录,监测患者生命体征

疑点导航:

1. 不保留灌肠不需排空大小便,保留灌肠需排空大小便。

2. 灌肠剂　常用 0.1%~0.2% 肥皂液,清洁灌肠为 39~41℃,降温为 28~32℃,中暑为 4℃;充血性心力衰竭、水钠潴留患者禁用生理盐水;肝性脑病者禁用肥皂水;抗感染时选择抗生素;抗惊厥时选择水合氯醛或地西泮。

3. 根据目的选择灌肠方式　①不保留灌肠:清洁、刺激;②保留灌肠:治疗作用。

4. 插入深度　不保留灌肠 5~10cm;保留灌肠 8~12cm;巨结肠者要超过狭窄部位。

5. 巨结肠灌肠不超过 100ml。

四、常见并发症及处理

1. **肠道黏膜损伤**　表现为肛周血丝或便中带血,肛周疼痛。处理:选择

116

肛管粗细合适、操作时轻柔、插入深度适宜。

2. **肠穿孔、肠出血** 表现为操作过程中突然面色苍白、出冷汗、脉速、腹痛、腹胀、液体只进不出,体检腹部有压痛及反跳痛,行 B 超检查可见腹腔积液。处理:操作过程中遇到阻力时可稍移动肛管或嘱患者变动体位;应停止灌肠,监测生命体征,吸氧,必要时拍摄平片。

3. **水中毒、脱水、电解质紊乱** 表现为烦躁不安、继而嗜睡、抽搐昏迷、球结膜水肿(水中毒);口渴、皮肤弹性下降、小便量减少、血压下降(脱水);电解质紊乱常见是低钾血症。处理:禁用一种液体如清水或盐水反复多次灌洗,灌肠时可采用胸膝体位,便于吸收,减少灌肠次数;充血性心力衰竭、水钠潴留患者禁用生理盐水。

4. **虚脱** 表现为突然感头晕、恶心、面色苍白、全身出冷汗甚至晕厥。处理:选择合适灌肠液温度和速度,一旦发生则应立即停止操作,让患者休息、保暖或者进食葡萄糖液。

五、临床情景实例与临床思维分析

临床情景实例 1 患者,男性,62 岁,便中夹杂血丝半个月入院。拟行结肠镜检查,请为其行灌肠做术前准备。

临床思维分析:行肠道术前检查需清洁肠道。

临床情景实例 2 患者,女性,35 岁,因进食较多西瓜子后便秘、腹胀 5 天。有肛门排气现象。查体:腹部微隆,稍胀,肝脾肋下未及,肠鸣音可。腹部平片示低位性不完全肠梗阻。

临床思维分析:系西瓜子导致低位不完全肠梗阻、便秘,可予清洁灌肠刺激排便。

临床情景实例 3

(1) 患者,男性,42 岁,呕吐、停止排便 3 天入院。查体:腹部微隆,稍胀,肝脾肋下未及,肠鸣音弱。腹部平片示小肠高位不完全梗阻。请为其行不保留灌肠。

(2) 灌肠过程中突然出现脉速、面色苍白、出冷汗、剧烈腹痛,请做出相应处理。

临床思维分析:提示肠梗阻,为高位不完全梗阻并非完全肠梗阻,即非禁忌证,可行不保留灌肠刺激肠蠕动促进胃肠功能恢复;可能发生灌肠并发症如肠穿孔,处理为立即停止操作,监测血压等生命体征,必要时摄腹部平片甚至进一步外科处理。

临床情景实例 4 患者,女性,25 天,便秘、腹胀 20 余天入院。出生后有解大便,1 次 / 周,每次大便量较多。其他一般情况好。查体:体重 4kg,心肺阴性。腹部膨隆,腹胀明显,肝脾扪及不清,肠鸣音弱。请为其行不保留灌肠。

临床思维分析:诊断高度考虑先天性巨结肠,注意插入深度要超过狭窄段,灌肠量不超过 100ml。

临床情景实例 5 患者,女性,3 岁,诊断为"病毒性脑炎、惊厥持续状态、肺炎",目前反复高热,禁食情况下腹胀,胃内可见咖啡色液体,医嘱予以不保留灌肠降温。

临床思维分析:胃内存在应激性胃溃疡可能,操作前应了解有无明显便鲜血等下消化道出血,如有,即存在禁忌证,应避免。

临床情景实例 6 患者,男性,1 岁 6 个月,因"反复惊厥 1h"入院。查体:惊厥状,全身发绀,无静脉通道,肢端凉,心率 160 次 /min,四肢肌张力高,请立即予以最紧急处理。

临床思维分析:惊厥为儿科常见急诊,惊厥持续时肢端凉,建立静脉通道不仅有困难且对患儿是新的刺激,故选用保留灌肠镇静止惊,常用药物有水合氯醛、地西泮。

临床情景实例 7 患者,男性,4 岁,诊断为重症肺炎并心力衰竭,入院后反复高热,先后予以各种退热药及物理降温、亚冬眠疗法后疗效欠佳,值班医生还可选择何种方式退热并行操作。

临床思维分析:常规退热方法退热效果欠佳时可尝试不保留灌肠退热;存在心力衰竭,灌肠液不能选择生理盐水。

临床情景实例 8 患者,女性,3 岁,便血 2 天入院,血与大便分离,均为鲜血。查体:烦躁不安,肛周可见一赘生物,请予灌肠镇静。

临床思维分析:考虑肛裂、直肠息肉等外科疾病所致便血,存在禁忌证不能灌肠。

临床情景实例 9 患者,男性,1 岁,反复发热 2 周。诊断为"真菌性肺炎、应激性胃溃疡、脓毒症",目前胃内引流可见较多血液,大便可。肛温 39.5℃,请予退热。

临床思维分析:儿科高热退热首选布洛芬、对乙酰氨基酚等,且该患儿存在真菌感染尽量避免使用糖皮质激素,当上消化道出血而下消化道无出血时可选择直肠灌肠给药。

（颜红霞 赵 莹）

第二篇

儿　科

第十九章　小儿生长发育与评估
Growth and Evaluation of Children

第一节　儿童神经心理发育的评价
Evaluation of Neuropsychological Development in Children

一、适应证

需要进行儿童神经心理发育评定的儿童。

二、禁忌证

无。

三、标准操作规程（表 19-1）

表 19-1　儿童神经心理发育评定操作规程

准备	医师准备:穿工作服,戴口罩,帽子,洗手
	核对患者信息,如姓名、性别、年龄等
	详细询问患儿个人史(母亲妊娠史)、出生史、喂养史、生长发育史、预防接种史、既往史、家族史、传染病史等
	询问患儿精神状态、有无疾病、有无进食,排空大小便,换好尿布
	评估周围环境注意保暖
	用物准备:各种常用量表[1]［以下以丹佛发育筛查法（DDST）为例］
操作过程	使儿童适应测验的情境
	向家长说明检测的目的和意义
	计算年龄:精确到天,儿童实际年龄＝测验年、月、日－出生年、月、日
	在记录表上找出相应年龄,划出年龄线(表格两端均有年龄刻度,1~24 个月以月表示,2 岁半~6 岁以岁表示)

续表

操作过程	可先拿出 1~2 件用具供小儿玩,询问家长一些个人 – 社会的项目
	对认生和害羞的小儿最好先测精细动作和适应性,然后再测语言,大运动最好放在最后做
	要先易后难,使小儿建立自信,并根据情况随机调整
	项目数因小儿的年龄和能力而不同
	按能区进行,先测年龄线左边的项目,至少三项,再测跨年龄线的项目
	有三个跨年龄线的项目失败,这个能区的测验停止,进行下一能区测验
	任何项目均允许小儿最多尝试 3 次
	提问方式注意避免暗示
	评定记录[2]:P通过、F未通过、R不肯表演、NO为无条件或无机会表演(如骑三轮车)
	同时简单记录小儿的一些行为表现
	并询问家长小儿的表现是否能代表平素的能力和行为
	评定标准:迟缓 - 项目条在左侧未通过就算迟缓
	评定步骤:第一步把迟缓项目条右端用红笔重点描出;第二步把有 2 个或更多迟缓项目区计算出;第三步计算出一个迟缓的区和同区通过年龄线的项目均未通过的区;第四步结果判断
	结果评定 (1) 异常:2 个或更多区有 2 项或更多迟缓;1 个区有 2 个或更多项目迟缓,加上 1 个或多个区有 1 个迟缓和同区通过年龄线的项目都未通过。 (2) 可疑:1 个区有两项或更多迟缓;1 个或更多区有 1 个迟缓和同区通过年龄线的项目都未通过。 (3) 无法解释:不合作项目太多,无法保证作出正确判断。 (4) 正常:无上述情况

疑点导航:

1. 儿童神经心理行为发育的水平表现为儿童在感知、运动、语言和心理等过程中的各种能力,对这种能力的评价为心理测试。心理测试仅能判断儿童神经心理发育的水平,没有诊断疾病的意义。心理测试需由经专门训练的专业人员根据实际需要选用,不可滥用。常用的测验包括以下方面。

(一)筛查测验

(1) 丹佛发育筛查法(DDST):主要用于 6 岁以下儿童的发育筛查,实际应用时对 4.5 岁以下的儿童较为实用。包括个人 - 社会、细运动与适应性行为、语言、大运动四个能区。国内有地区性的修订常模。

(2) 绘人测试：实用于 5~9.5 岁。要求被测试儿童根据自己的想象绘一全身正面人像，以身体部位、各部比例、表达方式的合理计分。结果与其他智能测试相比，与推理、空间概念、感知能力的相关性更显著。该法可个别测试，也可进行集体测试。

(3) 图片词汇测试(PPVT)：4~9 岁的一般智能筛查。PPVT 的工具是 120 张图片，每张有黑白线条画四幅，测试者说一个词汇，要求儿童指出所在图片其中相应的一幅画。测试方法简单，尤适用于语言或运动障碍者。

(二) 诊断测验

(1) Gesell 发育量表：适用于 4 周 ~3 岁的婴幼儿，从大运动、细动作、个人 - 社会、语言、适应性行为五个方面测试。结果以发育商(DQ)表示，低于 75 时，即可判断为发育落后。

(2) Bayley 婴儿发育量表：适用于 2~30 月龄，包括精神发育量表、运动量表和婴儿行为记录。

(3) Standford-Binet 智能量表：适用于 2~18 岁，包括婴幼儿具体智能(感知、认知、记忆)和年长儿的抽象智能(思维、逻辑、数量、词汇)，评价儿童学习能力以及对智能发育迟缓者进行诊断及程度分类，结果以智商(IQ)表示。

(三) 适应性行为评定

对儿童行为的评估，传统的方法是以临床观察分析为主。近 30 年来出现了大量评估儿童行为的评定量表。常用的量表有：AAMD 适应行为量表；婴儿 - 初中学生社会生活能力量表；文兰适应行为量表(VABS)等。儿童行为评定量表可以评估具体的行为(如攻击行为)；也可以评估抽象的，如性格及社会功能；可以评估单一症状(如抑郁)，也可以是概括的(如外向性障碍)。量表分可以表示损害的严重程度，也可以表示能力的高低；有的量表可以用于筛查，也有的用于诊断。按使用者分，量表分为父母用、教师用、儿童自评及观察者用(医师、社会工作者、伙伴及其他人)。

2. 在评定结果时，有的允许通过询问儿童家长有关情况来决定通过与否，有的是检查者观察儿童对项目的操作情况来判断。家长对所问的项目应实事求是地反映，测试时小儿应是精神饱满，而且需要有适宜的测试环境，因此在判断结果时应全面综合考虑。

四、临床情景实例与临床思维分析

临床情景实例 1　患儿，男，3 岁，出生时有缺氧史，查体时发现患儿"发育"落后，家长要求了解患儿神经系统发育，今来院体检。请为患儿进行神经心理发育评估。

临床思维分析：该患儿为 3 岁男孩，进行神经心理发育评估，选用 DDST

或 Gesell 发育量表诊断测验。早期发现 2 个月 ~6 岁小儿智力发育的问题,如是否有精神发育迟缓;能对精神发育怀疑有问题的儿童予以证实与否定;可对有高危因素(该患儿出生时缺氧)的儿童进行发育监测。"对个人 - 社会、细运动与适应性行为、语言、大运动四个能区进行测试"。并记录结果,最后进行神经心理发育评定。

临床情景实例 2　2016 年 9 月 10 日,一位家长抱来一个 2012 年 5 月 11 日出生的女孩,要求进行智力测验。该儿童曾经接受过 DDST 的检查,被认为是"智力可疑落后者"。

临床思维分析:该女孩为 4 岁 4 个月(虽年龄大于 3 岁,但因为智力可疑落后,所以可选用 Gesell)"智力可疑落后者",选用 Gesell 发育量表进行测试。该量表主要诊断 4 个方面的能力:动作能、应物能、言语能、应人能。动作能又分为粗动作、细动作。应物能是指对外界刺激物的分析和综合的能力;言语能反映婴幼儿听、理解、表达言语的能力;应人能反映其生活能力(如大小便)及与人交往的能力。测查用的量表有 8 张,是以 8 个关键年龄为主测年龄而编成的。所谓关键年龄(key age)是指发展变化特别快、特别明显的年龄。Gesell 确定的 8 个关键年龄是:4 周、16 周、28 周、40 周、52 周、18 个月、24 个月和 36 个月。测试时以生理年龄为测查年龄。如受测儿童的年龄为表所没有,则选取与该儿童年龄最接近的一张。比如 19 个月的儿童,可先用 18 个月这一张量表的项目开始测查,并记录测试结果:量表中共有 4 种符号:+,表示通过;-,表示未通过;++ 或 +++,表示超过要求;?,表示未作出反应。根据测试结果从而计算发育年龄:发育年龄 = 各月龄与该月龄通过的项目数相乘之和 / 各月龄通过的项目数总和。婴幼儿时期的"发育商"和儿童时期的"智商"的含义一样,是"发育年龄"(developmental age,DA)和"生理年龄"(chronological age,CA)的比值。因此发育商的计算公式为:发育商 = 发育年龄(DA)/ 生理年龄(CA)× 100。其操作方法:①计算受测儿童测查时的年龄(月龄);②找出与该儿童年龄相当的一张量表;③对儿童进行测验,用相应的记录符号记录测查结果,填写在相应的栏目中。

该患儿测试的具体步骤为:①计算年龄。测查日期为 2016 年 9 月 10 日,出生日期为 2012 年 5 月 11 日,故测查年龄为 4 岁 03 月 29 天也就是测查月龄为 52 个月。②选择合适的量表。因为患儿是"智力可疑落后者",故将其测定年龄推前 1.5~3 岁,即 18~36 个月。故选择 18 个月至 36 个月的量表。而 52-18=34 个月,52-36=16 个月。Gesell 表中的月龄(8 个部分)分别是 1、4、7、10、13、18、24、36。表中没有 16 和 34 月,故选择最相近的 18 至 36 个月的量表。③进行测验(结果)为 18 个月的项目,全通过,即 8+。21 个月的项目 2 个通过、1 个未通过即 2+,1-。24 个月的项目 5 个通过、3 个未通过,即 5+,3-。

30 个月的项目 3 个通过、8 个未通过，即 3+,8−。36 个月的项目 1 个通过、10 个未通过，即 1+,10−。④计算发育年龄(18×8+21×2+24×5+30×3+36×1)/(8+2+5+3+1)=432÷19=22.7。即发育年龄为 22.7 个月。⑤计算发育商。生理年龄(CA)= 52 个月,发育商 = 22.7÷52×100=43.0。⑥评价。根据 Gesell 诊断标准:边缘状态 76≤DQ≤85;轻度智力落后:55≤DQ≤75;中度智力落后 40≤DQ≤54;重度智力落后 25≤DQ≤39;极重度智力落后 <25。

根据计算的第五步,该儿童的发育商为 43,根据评价应属于中度智力落后。

第二节　小儿体格生长指标的测量

Measurements of Physical Growth Indicators in Children

一、适应证

需要进行生长发育体格测量的小儿。

二、禁忌证

无。

三、标准操作规程(表 19-2)

表 19-2　小儿体格测量标准操作规程

准备	医师准备:穿工作服、戴口罩、帽子,洗手
	核对患儿信息,详细询问患儿个人史(出生史、喂养史、生长发育史、预防接种史、生活史)、既往史、家族史、传染病史
	询问有无进食
	患儿排空大小便,换好尿布
	评估周围环境,注意保暖(22~24℃)
	物品准备:儿童体重秤、量床、皮尺、身高计、垫布、皮褶厚度计
体重	体重秤放平、校正零点[1]
	脱去鞋袜、帽子和外衣、尿布
	使患儿平躺在体重秤盘中央
	注意保护患儿
	读数并记录,精确到 0.01kg[2]

胸围	患儿取卧位,小儿处于平静呼吸状态,两手自然平放或下垂
	皮尺绕乳头下缘,后经肩胛下角绕胸一周
	松紧以不束缚呼吸为宜
	取平静呼、吸气时的中间数
	读数并记录,精确到0.1cm
头围	患儿取坐位或仰卧位
	皮尺前过眉弓上缘,两侧经耳上,后过枕骨粗隆(结节)最高处
	读数并记录,精确到0.1cm
腹围	患儿取卧位,空腹时测量
	左右对称,松紧合适,经脐或脐与剑突的中点绕腹一周
	读数并记录,精确到0.1cm
上臂围	患儿取立位、坐位或仰卧位,两手平放或下垂
	一般测量左上臂,软尺零点固定于上臂外侧肩峰至尺骨鹰嘴连线中点,沿该点水平绕上臂一周
	读数并记录,精确到0.1cm
皮下脂肪	患儿取卧位或立位
	取患儿锁骨中线平脐处的腹壁,皮褶方向与躯干长轴平行,捏起皮肤及皮下脂肪,捏时两指间的距离为3cm,用皮褶厚度计测量
	读数并记录,精确到0.5mm
身高/身长	3岁以下卧位测量,3岁以上立位测量[3]
	选用量床,检查量床有无破损,刻度是否清晰
	患儿脱去鞋帽,仰卧于量床正中,助手固定头部接触到头板,测量者位于儿童右侧用左手固定小儿膝部使双下肢伸直
	将量床足板向患儿足底移动,使其紧靠足底,记录头板与足板之间的距离即患儿身长
	读数并记录,精确到0.1cm
顶臀长/坐高	3岁以下卧位测量,3岁以上坐位测量[4]
	提起患儿小腿使膝关节屈曲,大腿与底板垂直,骶骨紧贴底板
	滑动足板紧压臀部,记录头板与足板之间的距离即为顶臀长
	读数并记录,精确到0.1cm
上下部量	0~3岁婴幼儿取仰卧位测量,3岁以上取立位测量
	用软尺或硬尺测量自耻骨联合上缘至足底的垂直距离为下部量
	身长/高减去下部量即为上部量
	记录分析结果并告知患儿家属

疑点导航:

1. 对于病情危重、低体温患儿,先和衣物称体重,然后再减去衣服算体重。

2. 不同的体重计精确度不一。50kg 以上的体重计精确度为 0.05kg。

3. 立位测量(3 岁以上) 检查身高计是否放置平稳,水平板与立柱之间是否成直角。小儿脱去厚衣服、鞋袜后,站于身高计的底板上,使小儿呈立正姿势,背靠身高计的立柱,两眼平视前方,法兰克福平面(耳眼平面)呈水平位,胸稍挺,腹微收,两臂自然下垂,手指并拢,足跟靠拢,足尖分开约 60°,使足后跟、臀部及两肩胛角几乎同时都接触立柱,头部保持正直位置。测量者轻轻滑动水平板直至与小儿头顶接触。读数前应再次观察被测量者姿势是否保持正确,待符合要求后再读取水平板呈水平位是其底面立柱上的数字,正确读数。如有条件,可测量两次,取平均值。

4. 多用于 3 岁以上小儿。使患儿坐于坐高计的坐盘或一定高度的矮凳上,先使身躯前倾,骶部紧靠坐高计立柱或墙壁,然后坐直,大腿伸面与身躯成直角,与地面平行,大腿与凳面完全接触。膝关节屈曲成直角,足尖向前,两脚平放在地面上,然后测量,精确至 0.1cm。

四、相关知识

1. **体重测量** 选用儿童称,小婴儿用 10~15kg 盘式电子秤,1~7 岁可用载重 50kg 体重计,7 岁以上可用载重 100kg 体重计。放平并校验矫正零点。婴儿平卧于秤盘中,1~3 岁儿童蹲于秤台中央,年长儿童可赤足轻轻地站在画好脚印的踏板适中位置,两手自然下垂,不可摇动或接触其他物体,以免影响准确性。记录至小数点后两位。1 岁以内体重为(月龄 +9)/2;1~12 岁体重 = 年龄 ×2+8。

2. **胸围测量** 3 岁以下儿童取卧位或立位,3 岁以上取立位,不要取坐位,读至 0.1cm。出生时胸围 32cm,略小于头围 1~2cm。1 岁左右胸围约等于头围。1 岁至青春前期胸围应大于头围(约为头围 + 年龄 −1cm)。

3. **头围测量** 读至 0.1cm。出生时头相对大,平均 32~34cm;1 岁时头围约为 46cm;2 岁时头围约 48cm;2~15 岁头围仅增加 6~7cm。头围的测量在 2 岁以内最有价值。较小的头围(<X-2SD)常提示脑发育不良;头围增长过速提示脑积水、佝偻病可能。

4. **腹围测量** 婴儿取卧位,将软尺零点固定于剑突与脐连线中点,经同一水平线绕腹一周回至零点;儿童则为平脐绕腹一周,读数记录至小数点后一位数,精确至 0.1cm。

5. **上臂围的测量** 在无条件测体重和身高的地方,可用左上臂围测量筛查 5 岁以下儿童营养状况:>13.5cm 为营养良好;12.5~13.5cm,营养中等;<12.5cm 为营养不良。

6. 皮下脂肪 腹部皮脂测量时,是沿着锁骨中线平脐处捏起皮褶,方向与躯干长轴平行。用左手拇指在测量部位捏起皮肤,两指距离为 3cm,以右手用量具测量,要有人帮助,以免小儿哭闹,影响测量的准确性,读出的最小刻度数应为(0.5mm)。

7. 身高 / 长测量 3 岁以下儿童一般用量床,卧位测量。读刻度,记录到 0.1cm。3 岁以上儿童采取立位量身高。1 岁时身长约 75cm;2 岁时身长约 85cm;2~12 岁身高 = 年龄 ×7+75。

8. 坐高测量 3 岁以下儿童取卧位测量,精确至 0.1cm。3 岁以上儿童采取坐位。坐高(顶臀长)占身高 / 长的比例由出生时的 0.67 下降到 14 岁时的 0.53。

9. 指距 是两上肢水平伸展时两中指尖的距离,代表上肢长骨的生长。小儿取立正姿势,两眼直视正前方,胸部稍挺起,腹部微后收,两臂平行展开,检查者用左手拇指将软尺零点固定于小儿右手中指指端,软尺从右手平行回至左手中指指端读至 0.1cm。正常时,指距略小于身高 / 长。如指距大于身高 1~2cm,对诊断长骨的异常生长有参考价值,如蜘蛛样指 / 趾(马方综合征)。

五、临床情景实例与临床思维分析

临床情景实例 1

(1) 患儿,男,10 个月,因体重增长欠满意 3 月前来就诊。出生体重 3.5kg,7 月前体重曾为 7.2kg,近两个月由母乳喂养改为牛奶喂养后有腹泻,目前尚未添加辅食。查体:神清,精神稍差,反应可,腹壁皮下脂肪薄,四肢肌力肌张力可。家长要求行身高、体重测量。

(2) 体重 7kg,身长 74cm,该如何评价?

临床思维分析:按照五等级划分法目前体重为"下",诊断为"体重低下",身长中等。5 岁以下儿童营养不良的分型和分度如下:①体重低下。体重低于同年龄、同性别参照人群值减 2SD 以下为体重低下,如低于同年龄、同性别参照人群值的均值减 2SD~3SD 为中度,低于均值减 3SD 为重度,该项指标主要反映慢性或急性营养不良。②生长迟缓。身长低于同年龄、同性别参照人群的 2SD 以下为生长迟缓,如低于同年龄、同性别参照人群值的均值减 2SD~3SD 为中度,低于均值减 3SD 为重度,此指标主要反映慢性长期营养不良。③消瘦。体重低于同性别、同身高参照人群值的均值减 2SD 为消瘦,如低于同年龄、同身高参照人群值的均值减 2SD~3SD 为中度,低于均值减 3SD 为重度,此期指标主要反映近期急性营养不良。营养不良常见病因有摄入不足、消化吸收不良、需要量增加,根据该患儿病史,改为牛奶喂养后出现腹泻,应警惕牛奶蛋白

127

不耐受或其他喂养障碍,需进一步完善相关检查。

临床情景实例2 患儿,男,1岁2个月,其母亲要求给孩子行体检而来院。请为该患儿测量体重并写出2~12岁小儿体重、身高的估算公式。

临床思维分析:2~12岁体重 = 年龄 ×2+8;身长,2岁时身长约85cm;2~12岁身高 = 年龄 ×7+75。

临床情景实例3

(1) 患儿,男,月龄不详,请对婴儿进行体格测量(身长和体重)并记录。

(2) 根据测量结果估算婴儿月龄。

(3) 根据第一步中的体重配制奶液(每天5次)。

临床思维分析:1岁以内的体重为(月龄 +9)/2,根据上述公式推算月龄,再予以配方奶喂养,方法同小儿喂养。

临床情景实例4 患儿,女,1岁,因乳牙还未萌出,其母亲担心孩子发育异常就诊,母乳喂养,未添加辅食,近2个月来间断腹泻。请为宝宝进行测量体格生长指标(体重、身长、头围、胸围、皮下脂肪)并记录分析。

临床思维分析:①乳牙生后4~10个月开始萌出,13个月后未萌出者为乳牙萌出延迟,该患儿乳牙未萌出尚不能视为异常,应结合其他语言及动作等发育情况分析,如其他一般情况好则需追踪,1个月后如果仍未萌出则需要行相关检查如佝偻病、先天性甲状腺功能低下等相关检查;②3岁以下小儿身长为卧位测量,并同时测量顶臀长。

临床情景实例5 患儿,男,3岁,请为该患儿测量头围、胸围、腹围和上臂围并告知上臂围测量的意义。

临床思维分析:上臂围的测量方法是两手自然下垂,软尺经上臂外侧肩峰至鹰嘴连线中点绕一周。意义为在无条件测体重和身高的场合,测量左手上臂围用来筛查1~5岁小儿的营养状况:>13.5cm为营养良好,12.5~13.5cm为营养中等,<12.5cm为营养不良。

临床情景实例6 患儿,男,4岁,家长想了解小孩的生长发育状况前来体检,作为接诊医师,请为他做体格生长测量(身高、体重、皮下脂肪)。记录后再根据该男孩母亲提供的不同时期的体重描绘其体重标准曲线图,然后评价该儿童的体重发育状况。

临床思维分析:①3岁以上儿童,身高需用立柱立位测量身长,坐姿测量坐高;②根据年龄范围选用合适体重秤;③掌握体重、身高曲线图,并会用五等级划分法进行评价。

临床情景实例7 患儿,男,6个月,因拒奶、反应差2天就诊,家长要求行体重、身高检查。查体:体温不升、四肢肢端凉,反应差,刺激后不哭,请处理。

临床思维分析:虽家长来院目的为孩子行体重、身高检查,但经初步判断患儿病情危重者,故应先优先处理疾病再行体格检查。体温不升患儿不能常规脱去衣物后称体重。

临床情景实例 8　患儿,男,3 个月,系孕 32 周早产儿,出生体重 1.8kg,家长带其前来行健康体检。

（1）请为其行体重、身长、顶臀长测量。

（2）如果体重为 4.5kg,身长 52cm,该对结果进行评估。

临床思维分析:早产儿体格生长有一允许的"落后"年龄范围,进行生长水平评价时应矫正胎龄至 40 周胎龄（足月）后再评价,身长至 40 月龄、头围至 18 月龄、体重至 24 月龄后不再矫正。

临床情景实例 9

（1）患儿,女,11 月龄,家长发现患儿头较同龄儿头大前来就诊。4 月龄竖头,10 月龄会独坐,目前不能扶站。查体:流涎,落日眼,四肢肌张力高。请为其进行体格测量。

（2）头围 50cm,该如何处理?

临床思维分析:1 岁左右头围 46cm 左右,2 岁 48cm 左右,该患儿头围 50cm,头围过大往往提示脑积水,应进一步进行其他行为评分测量、完善头颅 CT 或 MRI 等检查。

（蔡正维　颜红霞　霍开明）

<table>
<tr><td></td><td>

第二十章

</td><td>

小儿喂养（配奶）
Artificial Feeding（Procedure of Milk Preparation）

</td></tr>
</table>

一、适应证

母乳不足或不能进行母乳喂养。

二、禁忌证

已证实牛奶蛋白过敏者，不用普通配方奶。

三、标准操作规程（表 20-1）

表 20-1　小儿喂养标准操作规程

准备	环境准备：配奶间宽敞、明亮
	医师准备：穿工作服，戴口罩，帽子，洗手
	患者准备：确认上次喂养时间（一般间隔 2~3h）。患儿换好干净的尿布
	用物准备：人工配方奶[1]（检查奶粉生产日期及保质期、奶粉包装是否完好）、消毒奶瓶、无菌容器、奶嘴、无菌持物钳、水温计、搅拌小勺、量杯内盛配奶用温开水、清洁小毛巾、一次性湿纸巾
	计算奶量[2]
操作过程	持物钳取出无菌容器
	用水温计测试水温[3]，适宜温度 40~50℃
	无菌注射器（或量杯）取温开水注入无菌容器
	持物钳夹持塑料勺[4]取奶粉加入无菌容器
	用小勺搅拌至奶粉完全溶解
	无菌注射器将奶液全部转移至奶瓶
	持物钳钳夹奶嘴安装至奶瓶
	携物品至患儿床旁，核对姓名、床号
	在小儿颌下垫小毛巾，防止溢奶弄湿衣服

操作过程	测试奶温
	测试奶速[5]
	双手将小儿抱起给予喂养[6]
	喂奶完毕用一次性湿纸巾擦去口唇周围奶渍[7]
	喂养完毕后，竖抱片刻，轻拍背部，待其打嗝后再放回床上
	取侧卧位，勿仰卧防误吸
	整理用物，洗手，记录

疑点导航：

1. 配方奶的选择　如遇特殊疾病则需要特殊配方奶，如苯丙酮尿症需采用低苯丙氨酸配方奶，甲基丙二酸血症需给予不含异亮氨酸、缬氨酸、苏氨酸和蛋氨酸的特殊配方奶粉。

2. 婴儿每日所需热卡 100kcal/kg，液体量 150ml/kg，市售配方奶 100g 奶粉提供 500kal 热量，故 20g 奶粉提供 100kal，即每天每公斤婴儿需 20g 配方奶。如 2 月龄足月儿，体重 5.5kg，请配制配方奶后进行人工喂养（每天 5 次）。计算过程为：

(1) 根据体重该患儿需要的奶粉总量 5.5×20=110g/d。

(2) 分为 5 次喂养，每次奶粉量 22g。

(3) 相当于 22g 除以 4.4g（如 1 勺相当于 4.4g）=5.0 勺。

(4) 每勺配水 30ml；该患儿配奶所需水量：5.0 勺乘以 30ml 共 150ml。（涨奶量忽略不计）

(5) 每日所需总液量 150ml 乘以 5.5 共 825ml，每天尚需喂水 825−150×5=75ml。

3. 水温计测量前先滴几滴至手背，经验性估测水温，后才用水温计测量。

4. 奶粉量不应过多或过少，1 量勺是指 1 平口量勺，即勺盛满奶粉后需用刮匙刮平，过少或堆起均不符合要求，务必使冲调后的配制保持合适浓度，以免发生婴儿消化障碍或营养不足。

5. 嘴孔径以倒置奶瓶时，液体连续滴出为宜。奶嘴孔太小，吸吮费力；太大，易引起呛咳。

6. 喂奶者取坐位，使患儿头枕于左上臂，靠近肘部，身体靠在前臂上，头与身体保持一条直线，倾斜 45° 左右，右手持奶瓶，将奶瓶倾斜，用奶嘴轻触其上唇，诱发觅食反射，待其张嘴时，将奶嘴放入口中让其充分吸吮，奶瓶始终保持倾斜以保证奶嘴内应充满奶液，防止空气吸入。

7. 每次喂养时间一般为 10~15min。

四、常见并发症及处理

1. **呛奶** 见于奶嘴过大、喂养不当。处理:立即停止喂养,将头偏向一侧,清理气道,必要时低流量吸氧及进一步处理。

2. **牛奶过敏** 出现皮肤红色斑疹、斑丘疹甚至腹胀、腹泻、腹痛、哭闹不安。处理:必要时查过敏原;停止该配方奶喂养,可改食部分或全部水解牛奶蛋白牛奶。

3. **乳糖酶不耐受** 表现为腹痛、腹胀、腹泻。处理:少量多次摄入乳制品;必要时暂时或永久更换低乳糖或无乳糖配方奶。

五、临床情景实例与临床思维分析

临床情景实例 1 患儿,女,4 个月,体重 5.5kg,皮肤白皙,头发稀黄,尿液汗液有鼠尿臭味,出生后一直以配方奶粉喂养,请按总能量计算方法为其配制一个餐次的配方奶。

临床思维分析:患儿皮肤白皙、头发稀黄,尿液汗液有鼠尿臭味,考虑存在苯丙酮尿症,选择配方奶时请注意选择低苯丙氨酸配方奶。

临床情景实例 2 患儿,男,2 个月,生后体重增长欠满意 2 个月。出生体重 3.2kg,目前奶量 60ml/ 次,3~4h 喂养一次,大便 1 次 /d。平时少动,无发热及低体温。查体:体重 4kg,神清,精神稍差,头大、颈短,皮肤粗糙,面色苍黄,眼距宽、鼻梁低平、唇厚,舌大而宽厚、常伸出口外。心音有力,双肺无啰音。腹部膨隆,尚软,脐部可见一突出物,肝脾不大。肢端暖。

临床思维分析:结合病史,患儿存在体重低下,根据少动,精神欠佳及特殊面容需高度考虑先天性甲状腺功能低下(先天性巨结肠亦可有便秘、腹胀,并常有脐疝,但其面容、精神反应等均正常),应进一步完善甲状腺功能检测,同时注意查染色体检查排除唐氏综合征,如为甲状腺功能低下,则需要服甲状腺制剂。

临床情景实例 3

(1) 生后 1 月足月儿,体重 4kg,请配制配方奶后进行人工喂养(每天 6 次)。

(2) 请写出所需奶粉的重量、相当于多少勺、所需温水量并给予喂养。

临床思维分析:常见的婴儿配方奶计算及喂养。

临床情景实例 4 3 月龄的婴儿,体重 6kg,请配制配方奶后进行人工喂养(每天 5 次)。如果吸吮慢,请处理。

临床思维分析:计算方法同前,如吸吮慢,应首先寻找原因。①离上次喂养时间是否很短,患儿尚不饥饿;②排除病理因素如全身疾病、局部口腔溃烂;③婴儿是否处完全觉醒状态;④奶嘴大小、奶瓶、奶液温度和奶瓶位置是否合适;⑤必要时予以适宜刺激,如轻揉耳垂。

临床情景实例 5　患儿,女,6 个月,体重 6kg,因无配方奶,请分别计算含 8% 糖牛奶和含 5% 糖牛奶一天的奶方、喂养方案(分 6 次)。

临床思维分析:糖牛奶的计算方法如下。①100ml 全牛奶供能 67kcal,8% 糖牛奶 100ml 供能约 100kcal(67+8×4 等于 99);5% 糖牛奶 100ml 供能约 87kcal(67+5×4)。②该患儿每天需能量 6kg×100kcal/kg=600kcal,故需 8% 糖牛奶 600ml,需 5% 糖牛奶(600/87)×100=689.6ml 约等于 690ml。每天总液体量 150ml/kg×6kg=900ml,故需水 300ml(900ml 减去 600ml)。以此类推:需 5% 糖牛奶(600/87)×100=689.6 约等于 690ml,每天总液体量 150ml/kg×6kg=900ml,故需水 210ml(900ml 减去 690ml)。

临床情景实例 6　婴儿,女,5 个月,出生体重 3.2kg,现 8kg(平日一般喂养 8 次),咳嗽 1 周,加重伴气促 2 天入住儿科重症病房,因疾病需行配方奶替代喂养(家长要求使用自己带的奶粉及奶瓶),请评估营养情况,计算喂养量。根据结果配奶并喂养 1 次。

临床思维分析:①首先评估发育 5 个月大的患儿,根据计算公式(月龄 +9)/2 约 7kg,故该患儿营养良好;计算方法同前,每次配奶需水约 140ml,一天需额外喂水共 80ml;②操作过程中注意检查奶粉有无过期;③奶瓶注意消毒。

临床情景实例 7

(1) 患儿,女,4 个月,体重 6kg,配方奶每天喂养 8 次,请为其进行喂养一次。

(2) 喂养过程中突然出现呛咳、气促及发绀,请继续处理。

临床思维分析:计算方法同前,喂养过程中如出现上述表现,应立即停止喂养,将患儿头侧向一边,必要时立即清理气道、吸氧或进一步处理。

临床情景实例 8

(1) 患儿,男,9 个月,体重 9kg,行"肠套叠部分肠切除肠吻合"术后第 10 天,目前行部分静脉营养,部分胃肠营养,已知静脉营养已达 60kcal/(kg·d),请合理予配方奶胃肠营养(每天 8 次)。

(2) 请为 11 个月婴儿制定一份食谱。

临床思维分析:①每天需总热卡 100kcal/(kg·d),因部分静脉营养,现配方奶仅需提供 40kcal/(kg·d),计算过程同实例 1(市售配方奶 100g 奶粉提供 500kal 热量,故 20g 奶粉提供 100kal)。②11 个月婴儿食谱(3 次奶,2 餐饭,1 次水果)。

临床情景实例 9

(1) 患儿,女,2 个月,体重 5kg,母亲因诊断为"慢性肾炎、肾功能不全"现需改为配方奶喂养(6 次 /d)。请正确计算奶量并配奶。

(2) 在喂养过程中发现颜面部明显荨麻疹,该如何处理?

临床思维分析:母亲患有严重疾病时是配方奶喂养的适应证;出现皮疹需高度警惕过敏所致,应暂停喂养,必要时抗过敏治疗、更换配方奶(如水解蛋白牛奶)。

临床情景实例 10

(1) 患儿,男,2 个月,因腹胀、呕吐、便血 5 天入院,腹部平片示肠壁积气。查体:腹部膨隆,腹肌紧张,肠鸣音弱。诊断:坏死性小肠结肠炎,经治疗后好转,现腹部平软,肠鸣音可,拟开奶。请指导喂养。

(2) 请配制 30ml(1∶1)牛奶一次喂养。

临床思维分析:坏死性小肠结肠炎,拟行胃肠营养时,最初予白开水,后分别予 1∶1(即 1 份牛奶加 1 份水)、2∶1、3∶1、4∶1 喂养,最后过渡到全奶。

(颜红霞 霍开明)

第二十一章	小儿心肺复苏

小儿心肺复苏
Pediatric Cardiopulmonary Resuscitation

一、适应证

心搏骤停患儿（突然意识丧失，同时无正常呼吸或完全无呼吸并伴有大动脉搏动消失者）。

二、禁忌证

无绝对禁忌证，仅有相对禁忌证。

1. 如实施心肺复苏，可能导致被救者产生严重或致命的损害。

2. 出现不可逆死亡的临床体征（如尸僵、尸斑、身首异处、横断损伤或尸体腐烂等）。

3. 有效的已签名并注明日期的"不进行心肺复苏指令"。

三、标准操作规程（表 21-1，表 21-2）

表 21-1　小儿单人心肺复苏术

操作过程	评估环境安全[1]
	立即跪于患儿身体右侧，身体中轴平行于患儿肩部水平
	双手拍患儿双肩，分别对双耳大声呼喊"喂，你怎么了？"婴儿轻拍足底[2]
	判断患儿意识情况
	如意识丧失，立即向周围群众呼救，拨打120[3]，并请求协助
	检查患儿脉搏（检查时间 <10s）[4]，同时观察其呼吸情况[5]
	确定颈/肱动脉搏动消失
	将患儿沿纵轴线翻转至仰卧位，使其仰卧于地面上，使头、颈、躯干、四肢平直无弯曲，双手放于躯干两侧
	松解衣服、裤带
	一只手掌根按压胸骨下 1/2，中指位于双乳连线中点（称按压手，掌根的长轴与胸骨长轴一致[6]）

135

续表

操作过程	另一手置于按压手背上,两手重叠,手指交叉抬起[7],但不能脱离胸壁
	双臂绷直,双肩处在患儿胸骨上方正中
	利用上半身体的重力和臂力,垂直向下按压
	按压深度至少为胸廓前后径的 1/3[8]
	下压与放松的时间比为 1∶1
	放松时按压手不能离开胸壁,胸廓充分回弹[9]
	按压 30 次(频率 100~120 次 /min)
	按压时观察患儿面色
	按压 30 次(一个周期)后开放气道
	压额抬颏方法[10]开放气道(下颌骨与耳垂连线与地面垂直)
	清理呼吸道[11]
	急救者将按压前额手的拇指与示指捏紧患儿鼻翼两侧
	另一手托起下颌
	将患儿口唇张开
	盖上纱布或手帕(婴儿选择口对口鼻,儿童选择口对口)
	操作者平静吸一口气后双唇包绕密封患儿口周
	均匀缓慢吹气,吹气时间大于 1s
	吹气时观察胸廓
	见胸廓抬起后放松捏鼻翼的手指,观察呼气
	连续吹气 2 次
	进行 5 个 30∶2 的周期[12]后的按压与人工呼吸后评估[13]:①颈动脉搏动恢复;②自主呼吸恢复;③口唇和甲床颜色转红润;④瞳孔回缩
	心肺复苏成功,转送医院进行进一步生命支持,未恢复时继续操作,如除颤仪到达可予电除颤[14]
	检查有无复苏并发症,整理衣物,摆复苏后体位

疑点导航:

1. 如有触电、火灾等危险环境时,应先切断电源、脱离可能的危险环境后施救。

2. 不可剧烈晃动,如外伤尤其颈椎骨折患儿可能造成错位。

3. 分院内、院外,院内则不需拨打 120,直接呼叫医护人员进入抢救阶段。

4. 示指及中指指尖先触及气管正中部位,然后向旁滑移 2~3cm,在胸锁乳突肌内侧轻轻向后触摸颈动脉搏动,婴儿触肱动脉、儿童触颈动脉或股动脉。检查脉搏通过读数 1001、1002……1009 计时,不超过 10s。

5. 无呼吸动作或无正常呼吸(喘息样呼吸)等同于无呼吸。如果患者无意识,无呼吸或仅有喘息样呼吸,即可认为患者发生呼吸、心脏骤停,必须马上进行心肺复苏(CPR)。

6. 按压部位 婴儿在两乳头连线与胸骨正中线交点下一横指外,儿童则应在胸骨下 1/2。

7. 婴儿用示指和中指两个手指头按压,或采用环抱法及双拇指重叠下压;对于 1~8 岁的儿童,可用一只手固定患儿头部,以便通气,另一手的手掌根部置于胸骨下半段(避开剑突),手掌根的长轴与胸骨的长轴一致;对于年长儿(>8 岁),胸部按压方法与成人相同。

8. 按压的深度 婴儿约 4cm;儿童约 5cm;青少年至少 5cm,不超过 6cm。避免在胸外按压间隙倚靠在患儿身上。

9. 胸廓充分回弹能让血液更好回流,为下一次按压提供更好的条件。

10. 压额抬颏方法 急救者位于患儿一侧,一手置于患儿前额,手掌向后方施加压力,另一手的示指中指托住下颏,举起下颏,使患儿下颌尖、耳垂连线与地面垂直。推举下颌法:怀疑患儿颈椎损伤时采用,急救者位于患儿头部,两手拇指置于患儿口角旁,余四指托住患儿下颌部位,保证患儿头和颈部固定,用力将患儿头和下颌角向上抬起。

11. 如有明确的异物吸入病史,则需首先取出异物。方法有 Heimlich 手法(腹部冲击法)及背部叩击 - 胸部挤压法。

12. 不论年龄单人心肺复苏时胸外按压与人工呼吸比为 30∶2。

13. 若为院外急救,呼叫 120 已到达,测血压;院内急救,若协助抢救人员到达,则可测血压。

14. 除颤 任何时刻除颤仪到达现场,即刻进行心律检查,如是可除颤心律,应立即除颤,除颤后立即开始"心脏按压为起点的新一个循环的复苏"。

表 21-2 双人徒手心肺复苏

操作过程	评估环境安全性
	甲 判断意识并启动急救系统:立即跪于患儿身旁,身体中轴平行于患儿肩部水平,拍打患儿双肩,呼唤"喂! 怎么啦! "判断患儿意识情况,如意识丧失,举手高喊"快来救人啊"
	乙 迅速到位协助甲将患儿沿纵轴线翻转至仰卧位,使其仰卧于地面上,使头、颈、躯干、四肢平直无弯曲,双手放于躯干两侧,松解衣服、裤带

操作过程	甲　判断其呼吸情况,同时检查脉搏:示指及中指指尖先触及气管正中部位,然后向旁滑移 2~3cm,在胸锁乳突肌内侧轻轻向后触摸颈动脉搏动,婴儿触肱动脉、儿童触颈动脉或股动脉,时间不超过 10s
	甲下达指令:颈动脉搏动消失,立即实施心肺复苏
	甲　胸外心脏按压[1]:立于或双膝跪地于患儿右侧,左腿与患儿肩平齐,两腿之间相距一拳,膝部与患儿一拳距离。用靠近患儿腿部方向的手的中指,沿肋弓下缘由下往上移至胸骨下切迹处旋 90°,示指紧靠中指另一手掌根紧靠前一手的示指置于胸骨中部(称按压手,掌根的长轴与胸骨长轴一致),另一手置于按压手背上,两手重叠,手指交叉抬起,但不能脱离胸壁双臂绷直,双肩处在患儿胸骨上方正中利用上半身体的重力和臂力,垂直向下按压,按压深度为胸廓前后径的 1/3~1/2。下压与放松的时间比为 1:1,放松时按压手不能离开胸壁,胸廓充分回弹,按压 15 次(频率 100~120 次/min)。按压时观察患儿面色
	乙(同时进行)　清理气道:检查并取出义齿;清除口腔、鼻腔异物、分泌物
	乙　人工呼吸[2]:于甲胸外心脏按压 15 次后,立即以手放在患儿前额上,手掌向后下方施力,使头向后倾;另一手手指在靠近颏部的下颌骨下方,将颏部向前抬起,使患儿下颌骨与耳垂连线与地面垂直,口张开。患儿口上垫纱布,操作者平静吸一口气后双唇包绕密封患儿口周,均匀缓慢吹气,吹气时间大于 1s,吹气时观察胸廓,见胸廓抬起后放松捏鼻翼的手指,观察呼吸,连续吹气 2 次
	进行 5 个 15:2[3] 的周期后的按压与人工呼吸后判断复苏效果: 乙　肤色转红润;大动脉搏动恢复;自主呼吸恢复;心音恢复;瞳孔缩小,光反应恢复 甲　心肺复苏成功,进行进一步生命支持,未恢复时继续操作,如除颤仪到达可予电除颤
	甲、乙　检查有无复苏并发症,整理衣物,摆复苏后体位

疑点导航:

1. 胸外心脏按压必须尽量减少中断,如需进行电除颤、气管插管或交换按压等必须中断按压,每次中断时间最好不要超过 10s;如有多名救护者在场,应每 2min(5 轮)交换按压,每次交换在 5s 内完成。

2. 若在院内,人工呼吸可使用气囊面罩通气;避免过度通气,仅需要胸廓抬起的最小潮气量即可。

3. 婴儿及儿童为 15:2,青少年为 30:2。

四、常见并发症及处理

1. **胃胀气、反流**　复苏时若气道不畅或吹气力量过大会导致胃胀气、胃内容物反流致窒息。处理:复苏时间较长时应留置胃管排气。

2. **胸骨、肋骨骨折、气胸、血胸**　表现为胸廓不对称、异常隆起,可扪及骨擦感、叩诊异常,胸部 X 线片可辅助诊断。处理:按相应骨折、气、血胸处理。

3. **腹腔脏器破裂**　如肝、脾破裂,临床表现为血压下降,面色苍白,腹部查体移动性浊音阳性,腹腔 B 超或 CT、诊断性腹腔穿刺辅助诊断。处理:必要时抗休克、手术治疗。

五、临床情景实例与临床思维分析

临床情景实例 1　患儿,男,4 岁,从 6 楼高处坠落后神志不清 1h。急诊颈椎 X 线片示 C_2 椎体骨折,入院后拟进一步完善 MRI 检查时,因搬动体位突然呼之不应,请予以救治。

临床思维分析:①颈椎损伤进行心肺复苏时应注意保护颈椎,避免再次损伤,开放气道时需使用推举下颌法;②双人院内心肺复苏。

临床情景实例 2

(1) 患儿,男,2 岁,因不慎烫伤后 5h 入院。查体:神志不清,抽搐状态,面色发绀,心率 130 次 /min,律齐,心音低钝,肢端凉,毛细血管再充盈时间 6s,全身皮肤大面积烧伤。初步诊断:特重度烧伤;抽搐查因。请立即予以灌肠止惊处理。

(2) "10% 水合氯醛"灌肠后突然出现呼吸骤停,继之心跳下降至 50 次 /min,血压 60/30mmHg,请行相关处理。

(3) 如果外周及中心静脉通道建立困难,请口述如何处理?

临床思维分析:①系特重度烧伤患儿,全身大面积皮肤烧伤,刚入院患儿暂无静脉通道,危重惊厥患儿,可考虑直肠给镇静止惊药物如水合氯醛、肠溶剂地西泮、肌注咪达唑仑;②出现呼吸骤停即进入心肺复苏阶段;③因重度烧伤,循环不良存在休克,但外周及中心静脉通道建立困难时可考虑骨髓穿刺建立临时通道输液,待循环改善后仍需积极建立静脉通道输液给药。

临床情景实例 3　患儿,男,8 个月,腹泻、腹胀、发热 2 天,精神萎靡 1 天。在办理住院过程中呕吐后突然全身发绀、急抱送入病房。查体:呼之不应,无呼吸,双侧鼻腔可见食物残渣,请予以急救。

临床思维分析:①婴儿考虑腹胀呕吐反流窒息,予以评估呼吸、反应;②只要没有自主呼吸或无效喘息样呼吸、无反应即可进入心肺复苏阶段;③复苏时注意清理气道,必要时留置胃管。

临床情景实例 4　患儿,男,12 岁,低热、流涕 2 天,多汗、胸闷 1 天,面色苍白 1h。突然晕厥倒地。查体:神志不清,颈动脉搏动未触及,请现场予以急救。

临床思维分析:考虑暴发性心肌炎、心源性休克或者发生致死性心律失常可能性大,立即进行评估判断,只要无反应、没有自主呼吸或只有无效的喘息样呼吸,如有任何一项,立即复苏。

临床情景实例 5 患儿,男,3 岁,在进食果冻时突然发生剧烈呛咳、满脸通红渐转为面色发绀,喘息样呼吸,有一过性抽搐,请立即急救。

临床思维分析:除新生儿外,婴儿、儿童及成人发生心跳呼吸骤停进行心肺复苏时首先是心脏按压,但如有第一时间明确的目睹异物吸入原因时,应立即处理异物,此情景可采用 Heimlich 手法(腹部冲击法)取出异物,继之心肺复苏。

临床情景实例 6 患儿,女,4 个月,年轻的母亲给其喂一整粒美国葡萄时突然发生呼吸困难,面色发绀,呼之无反应。请予以现场急救。

临床思维分析:同上题,因为年龄仅 4 个月,不能站立,故采用背部叩击 - 胸部挤压法尽量排除红提异物,紧接着心肺复苏。

临床情景实例 7 患儿,男,3 岁,男孩在大树下拾起从电线杆上断落的电线时突然发生呼吸困难,面色发绀,呼之无反应。请予以现场急救。

临床思维分析:①心肺复苏前评需估环境安全;②应先用木棍等绝缘物体挑开电线或关闭电源然后再进行心肺复苏;③如遇车祸、地震、塌方、爆炸、洪水等意外事故,应先将患儿转移至安全地带再施救。

临床情景实例 8

(1) 患儿,男,2 岁,发绀 18 个月入院,平日喜蹲踞。查体:杵状指,胸骨左缘第 2~4 肋间可闻及 2~3 级粗糙喷射性收缩期杂音。诊断:法洛四联症,拟择期手术治疗。晨起哭闹后突然晕厥、呼吸困难,既往有类似发作。请给予妥善处理。

(2) 经过上述处理后,患儿面色发绀,颈动脉搏动消失,喘息样呼吸,请继续处理。

临床思维分析:①系住院患儿,考虑为缺氧发作,可立即吸氧,置患儿于胸膝位,可静脉注射 β 受体阻滞剂普萘洛尔或去氧肾上腺素缓解缺氧发作;②再次评估时有心肺复苏指征需启动 CPR。

临床情景实例 9

(1) 患儿,男,4 岁,高速公路上车祸后意识不清 10min。查体:神志不清,面色苍白。车祸现场见患儿仰卧在高速公路中央,旁边有大量碎玻璃和碎石。请进行现场急救。

(2) 此时急救车到达,患儿经过心肺复苏后出现心率 80 次 /min,但是未恢复呼吸,请继续处理。

临床思维分析:①为高速公路上,应立即出示"前方故障、减速慢行"警示标示,同时将患儿转移至安全施救场所如高速公路边;②心率已恢复,可停止心脏按压,急救车到达后应尽快气管插管。一人准备气管插管过程时,另外医护人员应予以复苏囊正压通气。

临床情景实例10

(1) 患儿,男,6岁,刚不慎从高处失足落水,被救上岸后呼之不应,全身发绀。请立即施救。

(2) 急救车到达后查体发现患儿双侧胸廓不对称,右侧隆起,可扪及骨擦感,请予以处理。

临床思维分析:①溺水、窒息患儿行心肺复苏时首先控水,但时间不宜太长,控水完毕后立即行心肺复苏;②高处落水,需要注意检查有无颅脑外伤及颈椎损伤;③行院外单人心肺复苏,结合体征考虑发生了心肺复苏并发症肋骨骨折,入院后应行胸部 X 线检查,如有按相应骨折处理。

临床情景实例11 患儿,女,9个月,咳嗽、喘息3天,加重伴气促、发绀1h。既往有多次呼吸道感染病史,拟诊断为喉软骨发育不良? 查体:低流量吸氧下血氧不能维持正常,呼吸气促,三凹征阳性,双肺呼吸音粗,可闻及中粗湿啰音及哮鸣音,心音有力,律齐,无杂音,腹部平软,肝脾不大,肠鸣音正常。入院后球囊 - 面罩给氧后血氧饱和度仅能上升至88%,故立即选择 3mm 有囊气管导管,行气管插管时可见声门处狭窄,更换 2.5mm 无囊气管导管仍不能置入。下一步如何操作?

临床思维分析:患儿存在呼吸衰竭,需建立人工气道。在球囊 - 面罩通气不成功,又未进行气管插管者,需临时使用喉面罩通气道,再行气管切开术。适时寻找困难气道原因,治疗原发疾病。

(颜红霞 王雪艳)

第 三 篇

外 科

第二十二章

消毒铺巾

Operation Disinfection and Clothing

一、适应证

所有准备接受手术的患者。

二、标准操作规程(表22-1)

表 22-1　消毒铺巾标准操作规程(下腹部正中切口手术为例)

准备	医师准备:换好洗手衣、裤、鞋,摘除首饰,戴口罩,帽子,洗手
	与巡回护士和麻醉医师核对患者姓名、性别、年龄、科室、床号、疾病、手术类型、手术同意书及委托书并在安全核查表上签名
	患者准备:手术区域皮肤清洁、备皮,已作好切口标记,完成麻醉、摆好合适手术体位;根据手术需要留置导尿
	器械准备:手术消毒包(无菌治疗碗2个,海绵钳3把,无菌纱布数块),络合碘或2.5%碘酊+75%乙醇,污物桶1个,无菌铺单包(小无菌巾4块、中单3块、大单1块),手术衣包
操作过程	巡回护士取手术消毒包及无菌铺单包及手术衣包,检查包的有效期
	用手打开包的外层3/4
	持物钳打开包的外层1/4及内层
	消毒者完成手臂消毒
	器械护士正确穿好手术衣,戴好手套
	消毒者从器械护士手中接过三把夹持纱布的无菌卵圆钳
	站于患者右侧,先倒少许络合碘于脐部浸泡
	用无菌卵圆钳钳夹消毒纱布,高度低于手的高度
	消毒顺序[1]:从切口中心开始,由内向外消毒
	消毒方式[2]:绕过脐部,左右两边对称叠瓦状消毒,每次覆盖前一次的1/3~1/2
	碘伏或络合碘[3]消毒3遍,消毒不留空隙,每次范围小于前一次

操作过程	消毒范围[4]:双侧乳头水平线为上限,大腿中上 1/3 为下限,两侧为腋中线
	消毒结束时用纱布块反转拭去脐部消毒液
	操作者双手从器械护士内侧接过小无菌巾(近切口侧无菌巾向下反折 1/4,且反折部朝下)
	先铺会阴侧,再铺手术野对侧、上方,最后铺同侧[5]
	用 4 把布巾钳夹住小无菌巾的 4 个角,或用薄膜手术巾覆盖切口
	与器械护士铺中单,先铺足端,再铺器械台,后铺头端
	消毒者再消毒手一遍,穿好无菌手术衣,戴好无菌手套
	确定大单方向,大单孔洞对准切口后放置
	双侧抖开布单,手不过肩。打开大单,先头端再足端展开
	大单两端盖过麻醉架及器械台,两侧下垂超过手术台边缘 30cm
	操作始终均应严格遵守无菌原则

疑点导航:

1. 离心形消毒,即从切口中心开始,由内向外消毒,用于清洁切口皮肤消毒;向心形消毒,即由外向内消毒至切口中心为止,用于感染伤口或肛门、会阴部的消毒。

2. 环形或螺旋形消毒,用于小手术野的消毒。平行形或叠瓦形消毒,用于大手术野的消毒。

3. 若为 2.5% 碘酊 +75% 乙醇消毒剂　碘酊消毒一遍,待干燥后,乙醇脱碘二遍,第一遍乙醇脱碘范围应该完全覆盖碘酊范围,第二遍乙醇脱碘范围小于前一次。目前消毒剂常用 2.5% 碘酊加用 70%~75% 乙醇脱碘、0.5% 吡咯烷酮碘(PVP- 碘)、0.5% 碘尔康溶液或 1∶1 000 苯扎溴铵溶液。若患者对某种消毒剂过敏应更换其他消毒剂进行消毒。

(1) 普通外科手术皮肤消毒:用 2.5%~3% 碘酊消毒,待干后,用 70%~75% 酒精脱碘;或 0.5% PVP- 碘进行手术区皮肤消毒。

(2) 五官科手术消毒,面部皮肤用 75% 酒精消毒 2 遍,口腔黏膜、鼻部黏膜消毒用 0.5% 碘伏或 2% 红汞消毒。

(3) 脑外科、骨科、心胸外科手术皮肤消毒,0.5% PVP- 碘进行手术区皮肤消毒。

(4) 婴幼儿皮肤消毒:婴幼儿皮肤柔嫩,一般用 75% 酒精或 0.75% 碘酊消毒。

(5) 会阴部、面部等处消毒,用 0.3% 或 0.5% 碘伏消毒。

(6) 植皮术对供皮区的皮肤消毒,用 75% 酒精涂擦 2~3 遍。

(7) 皮肤受损沾染者的消毒,烧伤清创和新鲜创伤的清创,用无菌生理盐水反复冲洗,至创面清洁时拭干。烧伤创面按其常规处理。创伤的伤口内用3% 过氧化氢和 1:10 碘伏浸泡消毒,外周皮肤按常规消毒。创伤较重者在缝合伤口前还需重新消毒铺巾。

4. 各种手术的消毒范围(图 22-1)

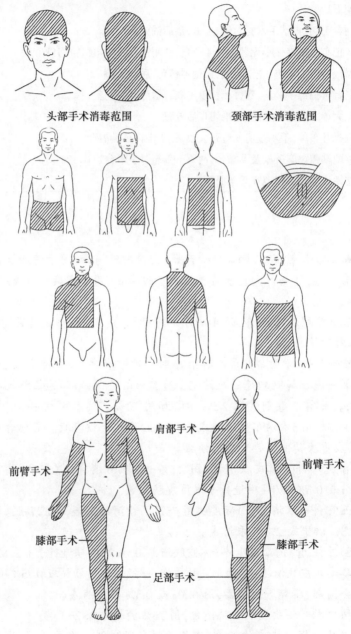

图 22-1　各部位手术消毒范围

(1) 头部手术:头及前额。

(2) 口、唇部手术:面唇、颈及上胸部。

(3) 耳部手术:患侧头、面颊及颈部。

(4) 颈前部手术:上至下唇,下至乳头,两侧至斜方肌前缘(甲状腺手术)。

(5) 锁骨部手术:上至颈部上缘,下至上臂上 1/3 处和乳头上缘,两侧过腋中线。

(6) 胸部手术(侧卧位):前后过中线,上至锁骨及上臂 1/3 处,下过脐平行线。

(7) 乳腺根治手术:前至对侧锁骨中线,后至腋后线,上过锁骨及上臂,下过肚脐平行线。如大腿取皮,则大腿过膝,周圈消毒。

(8) 上腹部手术:上至乳头,下至耻骨联合,两侧至腋中线。

(9) 下腹部手术:上至剑突,下至大腿上 1/3,两侧至腋中线。

(10) 腹股沟及阴囊部:上至肚脐线,下至大腿上 1/3,两侧至腋中线。

(11) 颈椎手术(俯卧位):上至颅顶,下至两腋窝连线。

(12) 胸椎手术(俯卧位):上至肩,下至髂嵴连线,两侧至腋中线。

(13) 腰椎手术(俯卧位):上至两腋窝连线,下过臀部,两侧至腋中线。

(14) 肾脏手术(侧卧位):前后过中线,上至腋窝,下至腹股沟及大腿上 1/3。

(15) 会阴部手术(截石位):耻骨联合、肛门周围及臀,大腿上 1/3 内侧。

(16) 髋关节手术:前后过正中线,上至脐平面,下至踝关节。

(17) 四肢手术:周圈消毒,上下各超过一个关节。

5. 一般原则 铺巾者未穿手术衣铺巾时,应先铺对侧,后铺同侧;穿上手术衣后,先铺同侧,后铺对侧;先铺相对不洁区(如会阴、下腹部),后铺洁净区;先铺下方,后铺上方。

三、临床情景实例与临床思维分析

临床情景实例 1 患者,男性,25 岁,胆总管切开取石 +T 管引流术后 2 周出现胆漏,拟行再次手术治疗,请为患者消毒铺巾。

临床思维分析:Ⅲ类手术切口,按上腹部手术皮肤消毒范围,采用向心形消毒方法,由外向内消毒,脐部应倒少许消毒剂浸泡,待皮肤消毒完毕后擦净。同时注意消毒前胆汁漏口应填塞无菌纱布,防止消毒过程中胆汁流出而污染手术野,消毒完后应将该纱布去除。

临床情景实例 2 患者,男性,52 岁,拟行左半结肠造瘘口还纳手术,请为患者消毒铺巾。

临床思维分析:Ⅲ类手术切口,按下腹部手术皮肤消毒范围,采用向心形消毒方法,由外向内消毒,脐部应倒少许消毒剂浸泡,待皮肤消毒完毕后擦净。同时注意消毒前将造口袋(集粪袋)去除,清洁周围皮肤后将无菌纱布填塞造瘘口,防止消毒过程中肠内容物流出而污染手术野,消毒完后应将该纱布去除。

临床情景实例3 患者,男性,50岁。拟行胃大部分切除术,请为患者行手术消毒铺巾。

临床思维分析:Ⅱ类切口,按上腹部手术皮肤消毒范围,采用离心形消毒方法,由内向外消毒。脐部应倒少许消毒剂浸泡,待皮肤消毒完毕后擦净。

临床情景实例4 患者,女性,20岁,因急性阑尾炎拟行阑尾切除术,请为患者行手术消毒铺巾。

临床思维分析:Ⅱ类切口,按下腹部手术皮肤消毒范围,采用离心形消毒方法,以切口为中心,由内向外消毒;亦可以下腹正中线为中心,左右对侧,呈平行叠瓦状向外侧消毒。

临床情景实例5 患者,男性,25岁,因醉酒后斗殴,被他人用水果刀刺伤腹部(刀插入左侧上腹部),拟行急诊手术,请为患者消毒铺巾。

临床思维分析:注意保护水果刀,避免术前拔出。急诊剖腹探查,Ⅱ类切口,按上腹部手术皮肤消毒范围,采用离心形消毒方法,由内向外消毒。脐部应倒少许消毒剂浸泡,待皮肤消毒完毕后擦净。水果刀近端外露部分亦应消毒。

临床情景实例6 患者,女性,50岁,拟行甲状腺癌根治术,请为患者消毒铺巾。

临床思维分析:Ⅰ类切口,按颈部手术皮肤消毒范围,采用离心形消毒方法,由内向外消毒。将无菌治疗巾叠成球状塞在颈部两侧固定及保护,再铺单。器械台应置于头部,注意托盘应用无菌中单覆盖。

临床情景实例7 患者,女性,45岁,拟行乳腺癌改良根治术,请为患者行手术消毒铺巾。

临床思维分析:腋窝备皮,切口标识采用长梭形,涵盖乳头区域,梭形长轴朝向腋窝,利于腋窝淋巴结清扫。Ⅰ类切口,按乳腺癌根治手术皮肤消毒范围,采用离心形消毒方法,由内向外消毒。铺单时应用无菌巾包裹前臂,并用无菌绷带缠绕固定。

临床情景实例8 患者,男性,60岁,拟行右侧腹股沟疝手术,请为患者消毒铺巾。

临床思维分析:Ⅰ类切口,按腹股沟区手术消毒范围,采用离心形消毒方法,由内向外消毒。注意会阴部备皮及消毒,采用向心形消毒方法。铺巾时应先在阴囊下方塞入叠成球状的治疗巾保护。

临床情景实例9 患者,男性,23岁,拟行右前臂闭合性骨折复位内固定手术,请为患者消毒铺巾。

临床思维分析: I类切口,按四肢手术皮肤消毒范围,上肢手术皮肤消毒一般采用输液架悬吊绷带固定右侧大拇指或直接由医生提拉患者右拇指进行皮肤消毒。注意由上往下,避免消毒液倒流。铺单时上臂应先用无菌巾缠绕。若为上臂手术消毒,应将手腕未消毒部位用无菌巾包裹,无菌绷带固定再铺单。

临床情景实例 10　骨科患者,男性,45 岁,拟行左侧股骨中上段骨肿瘤手术,请为患者消毒铺巾。体格检查:左腿无异常,右侧大腿中段可见一长约 10cm 的手术切口标记。

临床思维分析: 患者术前手术切口标识错误,应注意纠正。I类切口,按四肢手术皮肤消毒范围,下肢手术皮肤消毒一般采用输液架悬吊绷带固定踝关节或直接由医生提拉患肢进行皮肤消毒。注意会阴部亦应消毒,且采用离心形消毒方法。每次消毒均应更换卵圆钳,下肢消毒剂可采用 2.5% 碘酊 +75% 酒精。会阴消毒剂应更换为 0.5% 碘伏,避免碘酊对会阴的烧灼刺激。

临床情景实例 11　患者,男性,50 岁,右侧胫骨骨折术后 1 年,拟行右胫骨内固定取出术(助手术前已行右侧足踝部切口标记)。请行消毒铺巾。

临床思维分析: 切口标记错误,应注意纠正。大腿根部绑止血带。I类切口,按四肢手术皮肤消毒范围,下肢手术皮肤消毒一般采用输液架悬吊绷带固定第一足趾关节或直接由医生提拉患侧足趾进行皮肤消毒。注意由上往下,避免消毒液倒流。

临床情景实例 12　患者,男性,30 岁,拟行右肾盂切开取石术,患者已经摆好体位(右侧卧位,左侧腰部可见斜行切口标识),请为患者消毒铺巾。

临床思维分析: 患者体位摆放及切口标识错误,应注意纠正。改左侧卧位,抬高腰桥,腰部两侧固定器固定,左下肢屈髋屈膝,右下肢伸直,保持腰部张力,右上肢外展屈肘固定于托手架。II类手术切口,按肾脏手术消毒范围,采用离心形消毒方法。

临床情景实例 13　患者,男性,60 岁,因膀胱癌拟行膀胱根治性切除术,请为患者行手术消毒铺巾。

临床思维分析: II类切口,标识下腹正中切口,仰卧位,臀部垫枕,按下腹部手术消毒范围,采用离心形消毒方法。会阴部消毒采用向心形消毒方法,铺巾时先在阴囊下方塞入(折叠)球状无菌巾。

临床情景实例 14　患者,男性,68 岁,拟行经尿道前列腺电切术,请为患者消毒铺巾。

临床思维分析: 会阴备皮,摆好截石体位并妥善固定,将手术床足端拉开外展,臀下垫防水单。按会阴部手术(截石位)消毒范围,采用向心形消毒方法,最后一遍擦拭肛门。铺治疗巾时先铺臀下,再铺下腹部,最后左右侧大腿根部(亦可套一次性无菌腿套)。双侧大腿应覆盖双层中单,最后再铺大孔巾。

(王 毅 李志军)

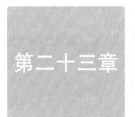

第二十三章

外科手术基本操作(切开、显露、缝合、结扎、止血)

Essential Surgical Skill(Incision, Exposure, Suture, Ligation, Hemostasis)

一、适应证

所有手术患者。

二、禁忌证

不宜手术患者。

三、标准操作规程(表 23-1)

表 23-1　手术切开、显露、缝合、结扎、止血(以腹部正中切口为例)

准备	医师准备:穿洗手衣、裤、鞋,(摘除首饰);戴口罩、帽子
	与巡回护士和麻醉医师核对患者姓名、性别、年龄、科室、床号、疾病、手术类型、手术同意书及委托书并在安全核查表上签名
	外科洗手,穿手术衣,戴无菌手套
	患者准备:禁饮禁食,排空尿液。已完成麻醉、摆好合适体位,手术区域皮肤消毒铺巾已完成
	器械准备:无菌敷料,络合碘,污物桶 1 个,手术包(手术刀、手术剪、手术镊、各种血管钳、各种缝合针、缝合线、各种拉钩、持针器及其他手术器械)
操作过程	巡回护士、器械护士清点整理手术台上物品,主刀医师及助手站在各自位置
	切口选择:腹部正中切口
	切开皮肤前再次消毒,有齿镊检查切口麻醉效果
	用手术刀背做预切线,通知麻醉师手术开始且记录时间
	主刀医师与第一助手固定切口两侧皮肤[1],切开皮肤、皮下组织[2]
	小出血用纱布压迫止血,较大出血点用电凝或结扎止血[3]
	用拉钩[4]显露手术野[5]

续表

操作过程	用刀或剪刀切开腹白线
	直视下切开腹膜 6
	沿病变组织周围作钝性或锐性分离 7,钳夹、离断、结扎病灶基底部血管,较大血管可用双重结扎或缝合结扎
	切开腹腔病灶 8,完整取出病变组织
	检查术野有无活动性出血,根据情况决定是否放置引流物
	核对纱布及器械数量
	正确选择缝针和缝线,由深到浅逐层缝合切口各层 9、10、11
	助手正确打结 12、剪线
	对合皮肤切口边缘,消毒切口,覆盖敷料,胶布固定

疑点导航:

1. 切开时不可使皮肤随刀移动,主刀医师右手执刀,左手拇、示二指分开,绷紧固定切口两侧皮肤;较大切口应由主刀医师和助手用左手掌边缘或纱布垫相对应地压迫皮肤。

2. 切开注意事项

(1) 手术刀刃与皮肤垂直,以防斜切,否则缝合时不易完全对合,影响愈合。

(2) 切开时用力要均匀,一刀切开皮肤全层,应垂直下刀,水平走行,垂直出刀。按解剖层次逐层切开,避免多次切割致切口不整齐,保持切口从外至内大小一致。切开后用手术巾或切口保护膜保护切口周围皮肤,以减少术中器械和手接触皮肤的机会,从而避免带入细菌。

(3) 如使用高频电刀,应先用手术刀切开皮肤至真皮层,主刀和助手再用有齿镊相对提起皮缘后,用电刀逐层切开皮肤、皮下组织。电刀切割时,不宜在一点上烧灼过久,以免灼伤皮缘。对直径 <2mm 的小血管可直接切割,不需用电凝止血;>2mm 的小血管,可先在预定要切割的两边组织电凝后再切断。应避免过度烧灼,造成组织炭化或脂肪液化而影响愈合。

3. 局部止血 目的是减少组织、器官出血,保持手术野清晰,避免术后出血与继发感染。常用止血方法如下:

(1) 压迫、填塞止血法

1) 适用于毛细血管和微小血管的出血和渗血。对创面的广泛渗血,可用纱布或温盐水(40~50℃)纱布垫压迫,一般须加压 2~5min,垂直移去纱布,必要时重复 2~3 次。

2)对较大血管的出血或术中突发的紧急出血,亦可用纱布或手指暂时压迫止血,然后在辨明出血的血管后,再采用其他方法止血(如钳夹结扎止血),以免造成失血过多。

3)深部血管损伤,其他止血法无效时亦可用,如盆底静脉丛等出血时用大纱垫填塞止血,术后48h,最迟不超过7天,一次或分次将纱布条或纱布垫缓缓取出。

(2)钳夹、结扎止血法

1)最常用,最可靠,适用于活动性血管出血。

2)两种结扎止血法

①单纯结扎止血法:适用于细小血管出血;先用血管钳尖部钳夹出血点,然后将丝线绕过血管钳下的血管(出血点)和周围少许组织,结扎止血。结扎时,持钳者应先抬起钳柄,当结扎者将缝线绕过血管钳后,下落钳柄,将钳头部翘起,并转向结扎者的对侧,显露结扎部位,使结扎者打结方便。当第1个单结收紧后,应立即以放开和拔出的动作撤去血管钳,将结进一步收紧,结扎者再打第2个单结。遇到重要血管在打好第1个单结后,应在原位稍微放开血管钳,以便第1个单结进一步收紧,然后再夹住血管,打第2个单结乃至第3个单结。全部采用方结结扎血管。

②缝扎止血法:适用于较大的血管或重要部位的血管出血。若单纯结扎有困难或线结易滑脱时,也可采用此法。先用血管钳钳夹出血血管断端及周围少许组织,然后用缝针穿过血管断端和组织并结扎,可行单纯缝扎或"8"字形缝扎。

3)注意事项:①要仔细辨认出血的血管后再进行钳夹,不宜钳夹血管以外过多的组织。②当无法辨认血管或出血较多,影响手术野时,可先用纱布压迫或用电动吸引器吸尽积血,再用血管钳钳夹出血的血管断端,尽可能一次夹住,不应盲目乱夹,以免损伤其周围脏器。③中、大血管应先分离一小段,用血管钳引二根线,分别结扎血管两端(近端和远端),于两结扎线的中间剪断血管,再分别结扎或缝扎一次;或用两把血管钳夹住血管两端(近端和远端),中间切断之,再分别结扎或缝扎二次或结扎加缝扎各一次。④结扎血管必须牢靠,防止滑脱,引起大出血。⑤较大血管应予缝扎加结扎或双重结扎止血。⑥血管钳的尖端应朝上,以便于结扎。⑦撤出血管钳时,钳口不宜张开过大,以免撑开或可能带出部分缠在钳头上的线结,或牵动结扎线撕断结扎点而造成出血。⑧深部打结时,应在原位结扎,动作要轻柔,以免拉断血管而引发致命性的大出血。

(3)电凝止血法

1)适用于切口或浅部组织的小出血或渗血。

2)先钳夹出血点,再电凝。

3)亦可直接用电刀电凝出血点。

153

4) 周围有重要神经、血管时勿用,防电传导损伤。

(4) 止血剂止血法:适用于创面渗血,如肝创面出血、胆囊床创面出血、骨髓腔出血等。可用局部止血剂如凝血酶、吸收性明胶海绵、氧化纤维素、纤维蛋白黏合剂、骨蜡等。此外,尚有血管收缩剂如肾上腺素或麻黄素溶液,以及云南白药等局部外用止血药。

(5) 止血带止血法:用于肢体的手术(如矫形、截肢、烧伤的切痂等手术)和外伤。其作用是暂时阻断血流,创造"无血"的手术野,可减少手术中失血量并有利于精细的解剖,有时作为外伤患者的紧急止血。有如下三种方法。

1) 棉布类止血带止血法:在伤口近端,用绷带、带状布条或三角巾叠成带状,勒紧止血。一般常作为外伤时现场紧急止血。

2) 橡皮止血带止血法

① 指根部橡皮止血带止血法:用废手术乳胶手套袖口处皮筋,剪取后清洗,置于75%酒精内备用;指根部衬垫两层窄纱布,然后用橡皮筋环状交叉于纱布上,同时用止血钳适度夹紧交叉处,但不得过紧以免影响动脉血流(图23-1)。

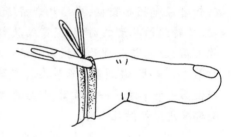

图23-1 指根部橡皮止血带止血法

② 上、下肢橡皮止血带止血法:将橡皮止血带适当拉紧、拉长绕肢体2~3周。橡皮带末端紧压在橡皮带的另一端上(图23-2)。

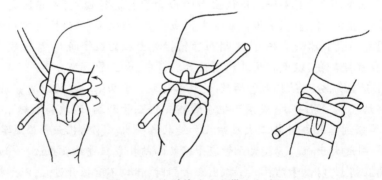

图23-2 上肢橡皮止血带止血法

3) 充气式气压止血带止血法(较常用,图23-3):所需器械包括气压止血带和驱血带。①气压止血带:气压止血带类似血压计袖带,可分成人气压止血带及儿童气压止血带、上肢气压止血带及下肢气压止血带。气压止血带还可分成手动充气与电动充气止血带。②驱血带:驱血带由乳胶制成,厚0.1cm、宽10~12cm、长100~150cm。

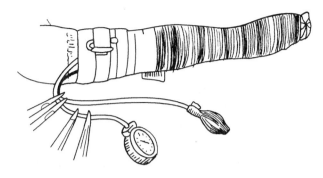

图 23-3 气压式充气止血带止血法(上肢)

具体操作步骤如下:消毒前先绑扎气压止血带,为防止松动,可外加绷带绑紧一周固定,气压止血带绑扎妥当后抬高肢体,用驱血带由远端向近端拉紧、加压缠绕,缠绕驱血带后向气压止血带充气并保持所需压力(表 23-2),最后松开驱血带。

表 23-2 气压止血法所需充气压力

	上肢	下肢
成人	39.9kPa(300mmHg)	66.5kPa(500mmHg)
儿童	26.6~39.9kPa(200~300mmHg)	46.5~53.2kPa(350~400mmHg)

使用止血带注意事项:

① 上止血带部位要准确,缠在伤口的近端。上肢在上臂上 1/3、下肢在大腿中上段、手指在指根部。注意与皮肤之间应加衬垫。

② 止血带松紧要合适,以远端出血停止、不能摸到动脉搏动为宜。过松动脉供血未压住,静脉回流受阻,反而使出血加重;过紧容易发生组织坏死。

③ 用止血带时间不能过久,要记录开始时间,一般不超过 45~60min 放松一次,使血液流通 3~5min。多次连续应用总时长不超过 4h。

④ 患肢有血栓闭塞性脉管炎、动脉血栓形成、严重动脉硬化及其他血管疾病者,幼儿和明显消瘦患者禁用止血带;肢体有感染、肿瘤及血管病者,禁用驱血带。驱血带对肢体的压力应与止血带大致相同。

⑤ 止血带充气时应尽快达到所需压力,以免在动脉血流被阻断前造成浅静脉的充盈;放气时应缓慢,并适当加快输血补液的速度,避免放气过快,造成流注到肢体内血量多于平时正常情况下的血流量,导致血压下降,对已有血容量不足的患者,易发生危险。在两个肢体同时进行手术时,不宜同时放松止血带。

⑥ 手术完毕时,需将止血带完全松解,彻底止血后,方可缝合切口。

4. 拉钩 用以显露组织及内脏,类型较多,主要区别在于深、浅、宽、窄的不同。

(1) 皮肤拉钩:为耙状牵开器,用于浅部手术的皮肤拉开。

(2) 甲状腺拉钩,为平钩状,常用于甲状腺部位的牵拉暴露,也常用于腹部手术作腹壁切开时的皮肤、肌肉牵拉。

(3) 阑尾拉钩:亦为钩状牵开器,用于阑尾、疝等手术,用于腹壁牵拉。

(4) 腹腔拉钩:也叫方钩,为较宽大的平滑钩状,用于腹腔较大的手术。

(5) S状拉钩:是一种如"S"状腹腔深部拉钩。使用拉钩时,应以纱垫将拉钩与组织隔开,拉力应均匀,不应突然用力或用力过大,以免损伤组织,正确持拉钩的方法是掌心向上。

(6) 自动拉钩:为自行固定牵开器,也称自持性拉钩,腹腔、盆腔、胸腔手术均可应用。

(7) 全方位手术牵开器:是一种新型自动拉钩,能充分显露手术野,并明显减轻手术助手的劳动强度。适用于上腹部、盆腔及腹膜后所有手术,如肝肾移植术、全胃切除术、胰十二指肠切除术等。

5. 显露 是便于探查和操作,良好显露手术野要做到以下几个方面。

(1) 选择合适的麻醉:肌肉松弛,才能获得良好的显露,特别是深部手术,手术野狭窄操作困难,手术很难顺利完成,容易造成不应发生的损伤。

(2) 理想的切口选择。

(3) 合适的体位选择:与体位相结合,注意内脏与手术体位的关系。

(4) 内脏本身的特点:如颅内手术可进行脱水,使脑容积缩小;盆腔手术置导尿管排空膀胱;手术中如胃肠胀气,积液可穿刺减压或胃肠减压等。

(5) 用好灯光:多孔无影灯、子母无影灯、冷光源拉钩、冷光源额灯等。

(6) 充分利用拉钩或牵开器。

6. 腹膜切开注意事项

(1) 术者与助手交替提起腹膜,用刀柄或手指检查确保无其他组织。

(2) 在两钳之间先切小口然后再扩大。

(3) 术者以左手示、中指(也可用主刀及助手的示指)伸入腹腔作引导,有腹膜粘连时应用手分开,用刀(亦可用剪刀)切开腹膜,以免损伤腹内脏器。如用剪刀时,剪尖应向上抬起。

7. 一般按正常组织层次,沿解剖间隙进行组织分离,以减少出血和损伤。有锐性分离和钝性分离。

(1) 锐性分离:常用于致密组织如腱膜、鞘膜和疤痕组织等的分离,是指用锐利器械(手术刀或剪刀)直接在组织间隙内进行的剪割,对组织损伤少,但必须在直视下进行,动作要准确、精细。用手术刀时,刀刃宜利,采用执笔式的执刀法,利用手指的伸缩动作(不是手腕或上肢动作)进行切割,刀刃沿组织间隙作垂直的短距离切开(图 23-4);用剪刀时,可将锐性和钝性剥离结合使用,剪刀闭合用尖端伸入组织间隙内,不宜过深,然后张开剪尖,轻轻分离组织,仔细辨清,无神经、血管等重要组织时予以剪开(图 23-5)。有时不直接剪,而是用剪尖推剥的方法将组织分开。解剖过程中遇有较大血管时应用止血钳夹住或结扎后再切断。

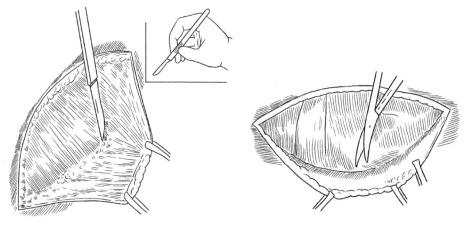

图 23-4　用刀作锐性分离　　　　　图 23-5　用剪作锐性分离

(2) 钝性分离:多用于疏松组织如正常组织间隙、较疏松的粘连、良性肿瘤或囊肿包膜外间隙等的解剖,因常无重要血管神经等组织结构,有时可在非直视下进行。常用血管钳、闭合的解剖剪、刀柄、剥离子(用血管钳夹持花生米大的小纱布球,又称花生米)、手指及特殊用途的剥离器(如骨膜剥离器、脑膜剥离器)等。手指剥离是钝性分离中常用的方法之一。钝性分离是用以上器械或手指伸入疏松的组织间隙,以适当的力量轻轻地逐步推开周围组织,决不应粗暴地勉强分离,否则会引起重要组织结构的损伤或撕裂,造成不良后果。

8. 胃、肠、胆管和输尿管等管腔游离切开时,因管腔内可能存在污染物或感染性液体,切开前须用纱布保护切开部位的周围脏器或组织。拟作切口的管道前壁两侧做丝线悬吊后,再用尖刀片或电刀在两线之间切开,避免直接切开可能伤及管道后壁。出血点用细丝线结扎或电凝止血。注意用吸引器吸尽腔内液体以免污染手术野。

9. 组织缝合基本原则和要求

(1) 组织缝合的原则:由深到浅缝、按层次对合。浅而短的切口可按一层缝合,但缝合必须包括各层组织,不留无效腔。

(2) 组织缝合的要求:①缝线所包括的组织应等量、对称、对合整齐;②组织缝合后不能留无效腔;③针距、边距对等;④松紧程度要适度;⑤合适的缝线。

左手持手术镊或血管钳,夹持固定被缝组织边缘,右手握持针器,钳夹住带线缝针的中后三分之一处,进针及针的运行方向应与针的弧度一致,穿出组织后,松开持针器,顺针的弧度钳夹拔出缝针带出缝线,结扎缝线,即完成一次缝合。

10. 常用缝合方法

(1) 单纯间断缝合(图 23-6):是最常用的基本缝合方法,广泛用于皮肤、皮下组织、肌肉、腱膜、内脏等多种组织的缝合。

(2) 单纯连续缝合(图 23-6):多用于张力较小的腹膜的缝合,优点是缝闭速度快,对切缘有止血作用;缺点是缝线任意一处拉断,则缝合失效。

(3) "8"字缝合(图 23-6):由两个相连的间断缝合组成,结扎牢固,不易滑脱。常用于有张力的组织,如肌腱、韧带的缝合,或较大血管的缝扎止血。

(4) 锁边缝合法(图 23-6):连续锁边缝合,亦称毯边缝合或扣锁缝合。常用于胃肠道吻合口后壁全层缝合或整张游离植皮的边缘固定。

(5) 荷包缝合(图 23-7):外荷包缝合常用于阑尾残端的包埋,胃肠壁小伤口和穿刺针眼的缝闭,空腔脏器造瘘管的固定等。环形连续缝合全层或浆肌层 5~6 针,收紧结扎缝线,使小孔闭合或肠壁呈内翻包埋。半荷包缝合适用于十二指肠残端上下角部或胃残端大或小弯侧部的包埋加固。

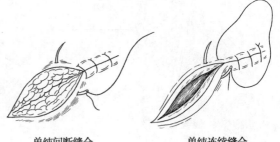

单纯间断缝合　　　　单纯连续缝合

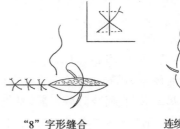

"8"字形缝合　　　　连续锁边缝合

图 23-6　常用缝合方法

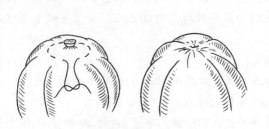

外荷包缝合　　　　　半荷包缝合

图 23-7　荷包缝合

(6) 减张缝合(图 23-8):常用于张力较大的腹部切口的缝合,以及切口裂开后的紧急缝合。粗线、大号缝针,约于切缘外 2cm 处进针,深达腹直肌后鞘与腹膜之间出针,再从对侧腹直肌后鞘与腹膜之间进针,穿过腹壁各层至切口对侧皮肤的对应点出针。为避免缝线对皮肤的切割,结扎前缝线可套一段橡胶管做枕垫,以减小缝线对皮肤的压迫切割。

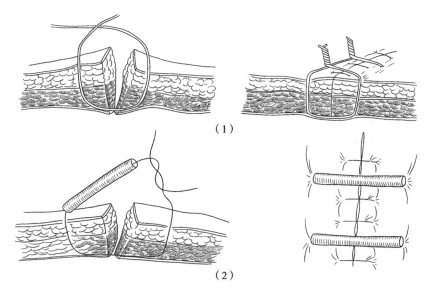

图 23-8　减张缝合

(1) 不锈钢丝减张缝合(无套管);(2) 丝线减张缝合(有套管)。

注意事项:①减张缝合的缝线通常不应穿过腹膜,只缝合腹膜外各层组织,以减少缝线对腹腔刺激及防止缝线卡压肠管;②结扎缝线时应套一个细的硬橡皮管,略长于皮肤两侧针脚间的距离,则皮肤不致被切压坏死;③对于年龄大、体质差、有腹压增高因素和存在不确定因素的腹部手术切口,建议使用预防性减张缝合。

(7) "U"字叠瓦褥式缝合:实质脏器断面如肝、胰腺或脾的缝合,从创缘一侧包膜进针,穿实质达对侧包膜出针;再以同样方法返回,创缘的一侧打结。相邻两针重叠,挤压创缘达到止血或防止液体露出的目的。如果实质脏器较厚,一针难以穿过,则可在实质脏器的创缘中间出针,再从出针处进针达对侧包膜,缝合结扎后两侧创缘呈闭合状态。

(8) 外翻缝合(图 23-9)

1) 间断垂直褥式外翻缝合:用于阴囊、腹股沟、腋窝、颈部等较松弛皮肤的缝合。

2) 间断水平褥式外翻缝合:用于血管破裂孔的修补。

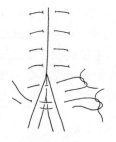 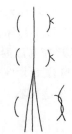 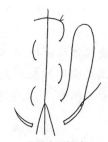

间断垂直褥式　　　　　　间断水平褥式　　　　　　连续水平褥式

图 23-9　外翻缝合

3) 连续水平褥式外翻缝合：用于血管吻合或腹膜、胸膜的缝闭。

(9) 内翻缝合

1) 单纯间断全层内翻缝合法(图 23-10)：首先从一侧腔内黏膜进针穿浆膜

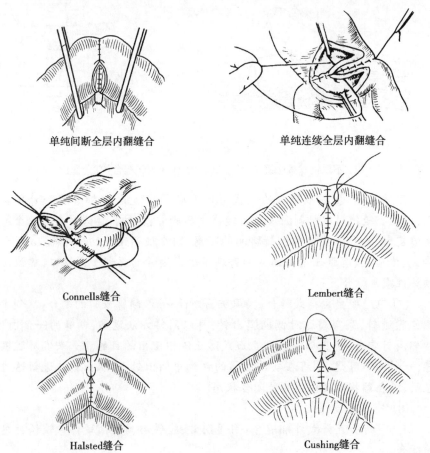

单纯间断全层内翻缝合　　　　　　　单纯连续全层内翻缝合

Connells缝合　　　　　　　　Lembert缝合

Halsted缝合　　　　　　　Cushing缝合

图 23-10　内翻缝合

出针,对侧浆膜进针穿黏膜出针(常称进针为内-外-外-内),线结打在腔内同时形成内翻。常用于胃肠道吻合口缝合。

2) 单纯连续全层内翻缝合(图23-10):用于胃肠道吻合口后壁全层的缝合,其方法同单纯连续缝合。

3) 连续水平褥式全层内翻缝合(图23-10):又称康乃尔(Connells)缝合,用于胃肠道吻合口前壁全层的缝合。

4) 浆肌层间断垂直褥式内翻缝合(图23-10):最常用的浆肌层内翻缝合法,分间断与连续两种,多用间断浆肌层垂直褥式内翻缝合,又称为伦勃特(Lembert)缝合。特点是缝线穿行方向与切缘垂直。缝线不穿透肠壁黏膜层。切缘0.4~0.5cm处进针,距切缘0.2cm处引出,跨吻合口后,距切缘0.2cm处进针,距切缘0.4~0.5cm处引出打结,吻合胃肠壁自然内翻包埋。

5) 浆肌层间断水平褥式内翻缝合(图23-10):又称何尔斯德(Halsted)缝合,用于胃肠道浆肌层内翻缝合法或胃肠道小穿孔修补。

6) 浆肌层连续水平褥式内翻缝合(图23-10):又称库兴(Cushing)缝合,用于胃肠道前后壁浆肌层内翻缝合。

(10) 皮内缝合:分为皮内间断缝合和皮内连续缝合。选用细小三角针和细的不可吸收线或细的可吸收缝线。缝针与切缘平行方向交替穿过切缘两侧的真皮层,最后抽紧。此法的优点是皮肤表面不留缝线、切口瘢痕小而整齐。此法多用于外露皮肤切口的缝合,如颜面部、颈部手术缝合。

11. 缝合的注意事项

(1) 分层缝合、严密对合、勿留无效腔。

(2) 组织器官类型不同,选择的缝针、缝线和缝合方法不同。皮肤及坚韧组织缝合选用三角针;软组织缝合选用圆针;粗丝线用于张力大、脆性组织;细丝线用于张力小、松软、柔性组织;可吸收线用于器官缝合;无损伤针线用于血管、神经等组织缝合。

(3) 针距、边距均匀一致,整齐美观,针距、边距过密和过稀均不利于伤口的愈合。一般皮肤切口缝合时,针距1~2cm,边距0.5~1cm。

(4) 结扎的松紧程度适宜,血管缝扎应稍紧一些,皮肤以切口两侧边缘靠拢对合为准。结扎过紧,缝线张力过大,易致切口疼痛、局部血液循环障碍、组织肿胀、缺血坏死,愈合后遗留明显的缝线瘢痕;结扎过松不利于切缘间产生纤维性粘连,影响切口愈合,甚至遗留间隙或无效腔而形成积液,导致伤口感染或延迟愈合。

(5) 皮肤缝合完毕,可用止血钳稍撑开切口之一端,用纱布由切口另一端挤压,挤出存留其中之渗液,然后用镊子对合好皮肤。酒精棉球擦净血迹后盖敷料。

(6) 剪线:剪线时由打结者将两线头尽量并拢牵直,由持剪者将线剪尖端略微张开,沿线滑下,在接近线头 3~4mm 处剪刀倾斜 45°,保留 2~3mm 线头处将线剪断。倾斜角度越大,遗留线头越长;角度越小,遗留线头越短。原则上,体内组织结扎的丝线线头保留 2mm;肠线线头保留 3~4mm;血管缝线保留 5~8mm;皮肤缝线一般保留 5~8mm,便于以后拆除。

12. 结扎

(1) 打结递线方式:分手递线法和器械递线法。前者适用于表浅部位组织结扎,后者则适用于深部组织的结扎。

(2) 结扣的种类

1) 单结:是外科结扣的基本组织部分,易松脱,仅用于暂时阻断,而永久结扎时不能单独使用单结。

2) 平结:又称方结。是外科手术中最常用的结扣,其特点是结扎线来回交错,第一个结与第二个结方向相反,着力均匀,不易滑脱,牢固可靠。用于较小血管和各种缝合时的结扎。

3) 三重结:在方结基础上再重复第一个结,共三个结,第二个结和第三个结方向相反,加强了结扎线间摩擦力,防止结线松散滑脱,因而牢固可靠,用于较大血管的结扎。重复二个二重结即为四重结,仅在结扎特别重要的大血管时采用。使用肠线或化学合成线等易于松脱的线打结时,通常需要作多重结。

4) 外科结:打第一个结时缠绕两次,打第二个时仅缠绕一次,其目的是让第一个结圈摩擦力增大,打第二个结时不易滑脱和松动,使结扎更牢固。大血管或有张力缝合后的结扎强调使用外科结。

5) 假结:由同一方向的两个单结组成,结扎后易于滑脱而不应采用。

6) 滑结:虽然结扣构成类似方结,但是,由于操作者在打结拉线时双手用力不均,形成容易松脱的滑结。

(3) 打结方法

1) 单手打结法,为最常用的一种方法,作结速度快,节省结扎线,左右手均可作结,简便迅速。

2) 双手打结法,也较常采用,结扎可靠,主要用于深部或组织张力较大的缝合结扎,缺点是作结速度较慢,结扎线需较长。

3) 持针器打结法,用持针器或血管钳打结,常用于体表小手术或线头短用手打结有困难时,仅术者一人操作,方便易行,节省线,在张力缝合时,为防止滑脱,可在第一个结时连续缠绕两次形成外科结。

4) 此外,对深部组织如胸、腹、盆腔的组织结扎,应实行深部打结法,即在完成线的交叉后,左手持住线的一端,右手示指尖逐渐将线结向下推移,再略超过结的中点和左手相对用力,直至线结收紧。

(4) 打结注意事项

1) 无论用何种方法打结,第一结和第二结的方向不能相同,否则即成假结,容易滑脱;即使两结的方向相反,如果两手用力不均匀,只拉紧一根线,即成滑结。两种结均应避免。

2) 打结时,双手用力点和结扎点应在一条直线上,如果三点连线成一定夹角,稍一用力即将线扯断。

3) 结扎时,用力应缓慢均匀。两手的距离不宜离线结处太远,特别是深部打结时,最好是用一手指按线结近处,顺着线的穿行方向用力徐徐拉紧,否则,均易将线扯断或未结扎紧而滑脱。

4) 临床工作实践中,结扎组织和血管时,应在第一个单结完成后,让助手松开止血钳,打结者再次收紧线结确保可靠后再打第二个结。遇张力较大的组织结扎时,收紧第一扣以后,助手用无齿镊夹住结扣,以防结扣松开;待收紧第二扣时再移除镊子。

5) 重要的血管和组织需要施行二次以上的结扎,大的血管使用细线结扎比粗线更可靠。粗线难以完全阻断血流和更容易滑脱。打结前用盐水浸湿可增加线的韧性和摩擦力,既易拉紧又不易折断。

四、临床情景实例与临床思维分析

临床情景实例 1 患者,女性,36 岁,因甲状腺腺瘤行右侧甲状腺全切除术,颈中线和颈阔肌已缝合完毕,请缝合皮下组织及皮肤。

临床思维分析:中年女性患者,颈部伤口为外露切口,缝合要求美观。皮下用 4-0 可吸收缝线间断缝合。皮肤缝合采用皮内缝合法,即用 4-0 不可吸收缝线,缝针与切缘平行方向交替穿过切缘两侧的真皮层,最后抽紧,缝线两端在皮外做固定,待切口愈合后抽去缝线。

临床情景实例 2 患者,女性,47 岁,因小肠间质瘤行开腹肿瘤及部分小肠切除,请行小肠端-端吻合术(离体肠吻合)。

临床思维分析:肠吻合方法很多,如两层缝合法、一层全层内翻缝合、管状吻合器吻合等。下面以两层缝合法为例进行吻合:后壁采用全层间断内翻缝合、单纯连续全层缝合或连续锁边缝合(图 23-11);前壁缝合采用全层间断内翻缝合法(图 23-11)或全层连续水平褥式内翻缝合,即 Connells 缝合;完成前后壁全层缝合以后松开肠钳,行前、后壁浆肌层内翻缝合加固,较常采用的是间断垂直褥式内翻缝合法(Lembert 缝合),还可采用间断水平褥式内翻缝合(Halsted 缝合)或连续水平褥式内翻缝合法(Cushing 缝合)。

对于吻合口不易翻转的肠吻合,肠管的缝合先缝合吻合口后壁浆肌层,继而作后壁全层的内翻缝合,然后完成前壁全层的内翻缝合,最后作吻合口前壁

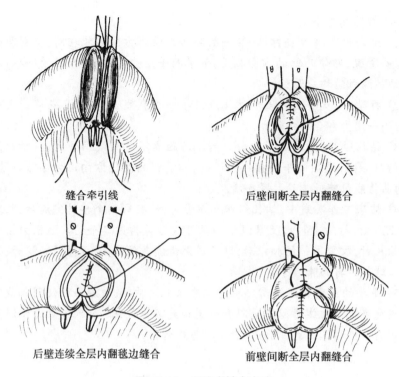

缝合牵引线	后壁间断全层内翻缝合
后壁连续全层内翻毯边缝合	前壁间断全层内翻缝合

图 23-11 肠吻合缝合方法

的浆肌层缝合,顺序为后壁浆肌层、后壁全层、前壁全层、前壁浆肌层。

关闭系膜。检查吻合口用手轻轻挤压两端肠管,观察吻合口有无渗漏,如有渗漏可加缝补针。用拇指和示指轻轻对指挤捏吻合口,检查吻合口是否畅通及其直径大小。

临床情景实例 3 患者,男性,51 岁,因胆管中段肿瘤行手术治疗,取右上腹经腹直肌切口行胆管中段肿瘤切除,胆肠 Roux-en-Y 吻合内引流。手术主要操作已完成,请做腹部切口缝合。

临床思维分析:腹部切口的缝合的缝线有可吸收线和不可吸收线之分,为了避免异物反应,建议使用可吸收缝线。下面以可吸收缝线为例操作。

腹膜层的缝合:对于经腹直肌切口,腹膜与腹直肌后鞘被看作一个层次一起缝合,共称为"腹膜层"。腹膜层的缝合可采用连续缝合或间断缝合两种方式,一般选用 1-0 或 2-0 可吸收缝线。也可采用间断水平褥式外翻缝合方法。切口张力较大时,应在全部缝线缝好后一起交叉拉紧,逐一打结,每结至少为三叠结,一般针距 1cm,边距 0.5cm。如连续缝合,其间可加固几针。单纯腹膜缝合选用 3-0 或 4-0 可吸收缝线间断或连续缝合。

腹直肌前鞘的缝合:腹膜层缝合后,用生理盐水冲洗切口。腹直肌前鞘的缝合一般采用 1-0 或 2-0 可吸收线间断缝合。避免缝合腹直肌肌肉造成肌肉损伤、坏死,也应避免带入大量皮下脂肪,以免影响愈合的速度和强度。

皮下组织缝合:一般选用 3-0 或 4-0 可吸收缝线做单纯间断缝合。对于皮下脂肪层较厚的切口,可以分层缝合皮下层,注意避免遗留空隙。若皮下组织较薄,也可以与皮肤一块缝合,切口愈合后更美观,皮下组织并发症少。

皮肤的缝合:可选用间断缝合、皮肤钉合器钉合和皮内缝合的方法。间断缝合一般选用大号三角针、3-0 或 4-0 丝线或不可吸收缝线。按边距 0.5cm,针距 1cm 的标准做皮肤的间断缝合;皮肤钉合器,用镊子对拢皮缘,并使皮肤略外翻隆起,将皮肤钉合器内的皮钉与切口垂直放置后施压,皮钉即钉合在切口皮肤上,如此反复将皮肤切口钉合;皮内缝合多采用连续皮内缝合方法。一般选用 4-0 或 5-0 的可吸收缝线或不可吸收缝线做皮肤的连续皮内缝合。

临床情景实例 4　患者,男性,73 岁,5 年前因食管癌经左侧开胸根治手术,3 年后肿瘤局部复发。胃镜进镜 25cm 见食管闭塞,无法扩张及放置鼻胃管。腹壁切口切开及缝合省略,请完成单纯胃造瘘(离体胃造瘘)。

临床思维分析:胃造瘘方法较多,较常用的有荷包式胃造瘘术(Stamm 法)和隧道式胃造瘘术(Witzel 法)。均选择胃体大、小弯之间的胃前壁作为造瘘口位置。①荷包式胃造瘘术:用 4 号丝线行浆肌层同心双荷包缝合。最内层直径应为 1.5~2cm,外层间距约 1cm。在荷包缝合中心切开胃壁,切口应与准备插入的造瘘管直径相应。从胃壁切口插进 F20~24 号蕈状管或气囊导管。然后,由内层开始逐一收紧荷包缝线并结扎,将造瘘管埋入胃内 3~4cm。造口处胃壁与戳口处腹膜缝合 2~3 针固定,最后于皮肤处固定导管;②隧道式胃造瘘术:于胃体前壁相对无血管区作一浆肌层荷包缝合,荷包缝线中央切开胃壁,插入普通导管(20~24F),深入胃腔 5cm,收紧并加扎荷包缝线。导管沿胃长轴放置,于导管两侧行浆肌层间断缝合,使导管埋入胃壁隧道内,潜行隧道长约 5cm,导管尾端再经左上腹戳口引出体外,最后分别于戳口处腹膜及皮肤外固定导管。

临床情景实例 5　患者,45 岁,因右肾肿瘤行开放肾切除手术。请使用腰部 12 肋下切口完成手术切开及暴露。

临床思维分析:腰部切口是起于第 12 肋下缘约 1cm 骶棘肌外缘,沿 12 肋骨斜向前下切开皮肤,止于髂前上棘上内方约 2cm 处。切开皮下、背阔肌及下后锯肌。牵开或切断腹外斜肌、腹内斜肌,注意保护肌肉深面的髂腹下神经及髂腹股沟神经。再切开腰背筋膜及腹横肌,注意勿切断肋下神经,于腹横肌下向前推开侧腹膜。显露深面腰方肌,扩大切开显露肾周筋膜。

临床情景实例 6　患者,男性,18 岁,被刀刺伤致腹痛、流血 2h 入院,急诊手术探查,发现多处损伤,其中有腹膜内膀胱刀刺伤。作为泌尿外科医师请完成膀胱修补。

临床思维分析:开放性膀胱破裂首先探查腹内脏器有无损伤,注意有无腹膜后血肿。如有,应切开后腹膜探查,最后探查膀胱;如为腹膜内破裂,打开腹膜后,裂口不难发现。注意有无膀胱对穿伤。将裂口处腹膜与膀胱稍作游离后,剪除裂口周围挫伤组织后,用 2-0 可吸收线做全层间断或连续缝合,缝针的边距和针距均 0.2~0.3cm。再将浆肌层作间断褥式内翻缝合。注意测漏,腹膜用 1 号丝线做连续缝合。若膀胱裂口较大,在修补裂口后,一般均需在腹膜外膀胱前壁戳口插入 F28 号蕈状导尿管行膀胱造瘘;如裂口较小,亦可不做膀胱造瘘,经尿道留置气囊导尿管即可。

临床情景实例 7 患者,男性,84 岁,尿频、尿急、排尿困难 5 年,加重 8h 入院,既往有下腹手术史,诊断为前列腺增生症并急性尿潴留,无法从尿道插入导尿管,耻骨上膀胱穿刺造瘘不成功,改行开放膀胱造瘘术,手术切开及缝合由其他医师完成,请行膀胱造瘘。

临床思维分析:在膀胱前壁无血管区戳口并插入 F28 号蕈状导尿管,管周用 2-0 可吸收线全层荷包缝合一周,以固定造瘘管。然后在第一个荷包缝合外约 1.0~1.5cm 再用 2-0 可吸收线或 1 号丝线浆肌层荷包缝合一周包埋第一个荷包。如有漏尿可再加针缝合。

临床情景实例 8 患者,男性,50 岁,因右侧股骨头坏死行人工股骨头置换术。请从后入路选择切口并切开至髋关节。

临床思维分析:仔细触摸大腿外侧大转子(后缘较前侧及外侧表浅,容易触及)。以大转子为中心做一长约 15cm 弧形切口。切口从大转子后面后上 8cm 开始做切口,然后经大转子后面转向股骨干方向向下。切开皮肤、皮下,钝性分开臀大肌,切开股骨外侧阔筋膜张肌,显露股外侧肌。牵开臀大肌及深筋膜,其下是髋关节后外侧面,分开外旋短肌(保护坐骨神经)后可见髋关节。

临床情景实例 9 患者,女性,66 岁,胰十二指肠切除术后第 6 天,发现切口全层裂开。请完成切口缝合。

临床思维分析:按常规手术准备后,拆除原残存缝线,使用稀释碘伏液消毒切口及外露脏器,10 号丝线、大号三角缝针,约于切缘外 3cm 处进针,深达腹直肌后鞘与腹膜之间出针,再从对侧腹直肌后鞘与腹膜之间进针,穿过腹壁各层至切口对侧皮肤的对应点出针。按照此方法在切口均匀缝合三针。用 1-0 人工合成多股组织可吸收线缝合除皮肤及皮下的腹壁全层,针距及边距均为 1.0cm,全部缝线缝好后一起交叉拉紧,逐一打结,每结至少要打 3 道,用生理盐水冲洗切口后缝合皮肤,皮下置多孔引流管引流,最后减张缝线,结扎前缝线可套一段橡胶管做枕垫,以减小缝线对皮肤的压迫切割。

临床情景实例 10 患者,男性,27 岁,因车祸致腹部闭合性损伤伴腹腔出血、失血性休克急诊剖腹探查手术,手术中发现腹腔出血约 3 000ml,肝右叶广泛损伤伴有肝断面血管出血。立即给予肝断面出血血管缝扎止血,此时麻醉医师告知患者循环不稳定、心率快,建议尽快结束手术,但肝损伤创面有渗血,面积大、手术视野暴露不理想。作为手术医师应该如何处理。

临床思维分析:应按照损伤控制外科理论,尽快结束手术,使用大纱布垫填塞压迫肝脏创面止血,纱布垫留尾巴于切口处引出体外并计数,放置腹腔引流,简化缝合切口,患者转入重症病房救治。

临床情景实例 11 患者,男,50 岁,因头痛 3 个月入院。术前诊断:左侧额顶部大脑凸面脑膜瘤,拟行手术治疗。已完成手术消毒铺巾,请设计手术切口,予以切开显露病灶并缝合切口。

临床思维分析:切口设计左侧额顶部马蹄形切口,皮肤切开并用头皮夹止血,沿切口线将帽状腱膜层切开。皮瓣可分次切开,继续分离帽状腱膜下层及骨膜,直至颅骨。骨瓣成型:以电钻在预定点钻孔,铣刀铣开一骨瓣,即见硬脑膜,颅骨出血使用电凝、骨蜡等止血。硬脑膜切开后显示肿瘤(图 23-12)。

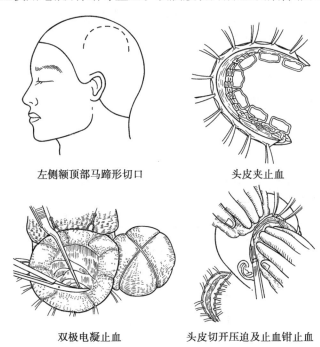

左侧额顶部马蹄形切口　　　　头皮夹止血

双极电凝止血　　　　头皮切开压迫及止血钳止血

图 23-12　颅脑手术

关闭切口:用4-0可吸收缝线缝合硬脑膜、骨瓣回纳,依次缝合骨膜、帽状腱膜以及皮肤。

临床情景实例 12 患者,26 岁,外伤致右足疼痛、活动受限 2h,CT 检查未发现骨折征象,考虑右腿跟腱断裂,请行肌腱缝合。

临床思维分析:肌腱缝合要求如下。①肌腱缝合方法应简便、实用,有较好的抗张能力,并对肌腱断端血循环影响小;②遵守无创伤操作技术,缝合部位要光滑,避免长时间的暴露;③选择易于穿过肌腱的缝针及缝线;④线结牢固,断端对合平整、光滑;⑤愈合过程中足够强大保证早期活动。肌腱缝合方法很多,较常用的有如下几种。

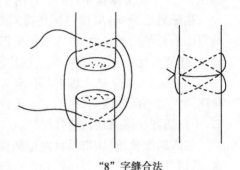

"8"字缝合法

图 23-13　肌腱"8"字缝合法

(1) "8"字缝合法:此方法操作简便,肌腱缝合处抗张力较弱(图 23-13)。

(2) 双"十"字缝合法:操作简单,节省时间,多用于断肢、断手再植,或病情需要尽快结束手术时(图 23-13)。

(3) Kessler 缝合法:用双直针,涤纶丝线(5-0)缝合。此方法抗张力较强,可用于腱鞘内肌腱缝接,配合支具有控制的早期被动活动(图 23-14)。

(4) 改良 Kessler 方法:在原方法的基础上,肌腱缝合处加缝一圈间断缝合,以加强局部抗张能力,并使缝合处光滑平整(图 23-14)。

该患者我们采用改良 Kessler 方法缝合。

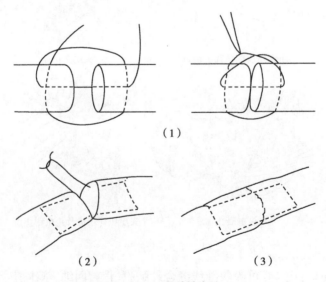

(1)

(2)　　　　　　　　(3)

图 23-14　肌腱缝合法

(1) 双"十"字缝合法;(2) Kessler 缝合法;(3) 改良 Kessler 法。

(崔培元　李志军　丁相福　刘彦合)

第二十四章 换药与拆线
Dressing Change and Suture Removal

一、换药

（一）适应证

1. 需要观察伤口情况者。

2. 伤口敷料被渗出分泌物浸湿，或有出血倾向者；伤口敷料松脱或被污染者。

3. 伤口内放置引流物需更换或拔除者。

4. 伤口已愈合需拆线者。

（二）禁忌证

无绝对的禁忌证。

二、拆线

（一）适应证

1. 正常手术切口，已到拆线时间，切口愈合良好，局部及全身无异常表现者；头面颈部术后 4~5 日；下腹部、会阴部术后 6~7 日；胸部、上腹部、背部、臀部术后 7~9 日；四肢术后 10~12 日，近关节处手术和减张缝线需 14 日。

2. 伤口术后有红、肿、热、痛等明显感染者，应提前拆线。

（二）延迟拆线的指征

1. 严重贫血、消瘦，轻度恶病质者。

2. 严重失水或水电解质紊乱尚未纠正者。

3. 老年体弱及婴幼儿患者伤口愈合不良者。

4. 伴有呼吸道感染，咳嗽没有控制的胸、腹部切口。

5. 切口局部水肿明显且持续时间较长者。

6. 有糖尿病史者。

7. 服用糖皮质激素者。

8. 腹内压增高，大量腹水等。

三、标准操作规程(表 24-1~ 表 24-4)

表 24-1 换药拆线标准操作规程

准备	医师准备:穿工作服,戴口罩、帽子,洗手
	核对床号、姓名
	告知患者操作目的,取得配合
	取合适体位,询问患者伤口感觉,揭敷料了解伤口情况[1],再次洗手
	评估环境,注意保暖,保护隐私(必要时拉屏风)
	物品准备:换药包(治疗碗或盘 2 个,有齿镊、无齿镊各一把或血管钳 2 把、拆线剪一把),棉球若干,纱布若干,胶布、络合碘等
操作过程	取换药包,检查有效期
	打开换药包,将此次操作需要的络合碘棉球及敷料等放入换药包中
	以持物钳整理换药包内物品
	暴露患者换药拆线部位
	用手沿切口方向揭开外层敷料[2]
	用镊子或血管钳沿切口方向揭开内层敷料;若敷料黏结于创面,先用生理盐水渗透
	一把镊子或血管钳直接用于接触伤口,另一把镊子或血管钳专用于传递换药碗中物品[3]
	观察伤口情况(愈合情况、有无红肿热痛、分泌物等)
	用络合碘棉球由内至外消毒切口及周围皮肤 5~6cm 两遍,消毒范围应超出纱布覆盖范围,第二遍小于第一遍范围
	消毒两次后拆线
	据病情决定拆线方式:全拆线或间断拆线
	拆线前检查切口是否愈合牢固
	用有齿镊或血管钳轻提缝合口上打结的线头,使埋于皮肤的缝线露出
	用拆线剪将线头下方露出部剪断,向切口方向轻轻抽出,避免将暴露在皮肤外面的缝线经皮下拉出
	拆线过程中注意观察患者反应及伤口愈合情况
	拆完缝线后,用络合碘棉球再擦拭一次
	覆盖敷料(光滑面朝下),擦干敷料外消毒液
	胶布固定(长短适宜,方向、位置适当)
	整理患者衣物、床单
	整理用物,垃圾分类处理,洗手
	交代拆线后注意事项:保持伤口干洁,不要剧烈运动,咳嗽时注意护住伤口等

疑点导航:

1. 关注敷料吸附的渗出物,观察伤口有无红肿、出血,有无分泌物及其性质,注意创面皮肤、黏膜、肉芽组织的颜色变化,愈合情况等。评估需要的器械,和敷料的数量、种类。

2. 揭开纱布要顺着伤口方向揭,垂直揭开易使伤口再裂开。

3. 操作过程中相对无菌(左手)镊子位置在上,而接触伤口(右手)镊子位置在下,以免污染。

表 24-2 换药、拔普通伤口引流管标准操作规程

准备	医师准备:穿工作服,戴口罩、帽子,洗手
	核对床号、姓名
	评估有无拔管指征[1],告知患者操作目的,取得配合
	取合适体位,询问患者伤口感觉,揭敷料了解伤口情况,再次洗手
	评估环境,注意保暖,保护隐私(必要时拉屏风)
	物品准备:换药包(治疗碗或盘 2 个,有齿镊、无齿镊各 1 把或血管钳 2 把、拆线剪 1 把),棉球若干,纱布若干,胶布、络合碘等
操作过程	取换药包,检查有效期
	打开换药包,将此次操作需要的络合碘棉球及敷料等放入换药包中
	以持物钳整理换药包内物品
	暴露患者换药部位,检查引流管是否通畅、引流袋内容物颜色、性状、气味及量
	用手沿切口方向揭开外层敷料
	用镊子或血管钳沿切口方向揭开内层敷料(若敷料黏结于创面,先用生理盐水渗透)
	一只镊子或血管钳直接用于接触伤口,另一镊子或血管钳专用于传递换药碗中物品
	观察伤口情况(伤口愈合情况、有无红肿热痛、分泌物等)
	用络合碘棉球由内至外消毒切口及周围皮肤 5~6cm 两遍,消毒范围应超出纱布覆盖范围,第二遍小于第一遍范围,近端引流管亦应用棉球消毒两遍(长度约 5~6cm)
	消毒两次后拔伤口引流管
	拔管前拆除固定引流管缝线
	负压状态下边旋转边退管,直至完全拔出
	检查引流管完整性,伤口内有无残留及血块填塞
	拔管过程中注意观察患者反应及伤口引流情况
	拔管后,用络合碘棉球再擦拭一次(由内至外)

续表

操作过程	覆盖敷料[2](光滑面朝下),擦干敷料外消毒液
	胶布固定(长短适宜,方向、位置适当)
	整理患者衣物、床单
	整理用物,垃圾分类处理,再次洗手记录
	交代拔管后注意事项:保持伤口干洁,注意有无出血、渗液,定期换药

疑点导航:

1. 引流条一般在术后 24~48h 拔除。橡胶或硅胶引流管引流伤口,隔 2~3 天换药 1 次;引流 3~5 天,无明显引出液时给予换药拔除。如需更换须在术后 5~7 天待窦道形成后方可实行。

2. 敷料一般盖八层纱布以上(一块纱布为八层),若有明显渗液,必要时需加盖棉垫。

表 24-3 感染性伤口换药标准操作规程

准备	医师准备:穿工作服(根据患者伤口的情况来决定是否需要采取隔离措施),戴口罩、帽子,洗手
	核对床号、姓名
	告知患者操作目的,取得配合,测呼吸、血压、脉搏等生命体征
	治疗床上铺防水中单,患者取合适体位,询问患者伤口感觉,了解伤口情况[1],再次洗手
	评估环境,注意保暖,保护隐私(必要时拉屏风)
	物品准备:清创换药包(治疗碗或盘 2 个,消毒杯 1 个,有齿镊、无齿镊各 1 把,血管钳 2 把、拆线剪、组织剪各 1 把),5ml 注射器,棉球若干,纱布若干,胶布、络合碘等
操作过程	取换药包,检查有效期
	打开换药包,将此次操作需要的络合碘棉球及敷料、注射器等放入换药包中
	以持物钳整理换药包内物品
	暴露患者换药部位
	用手沿伤口方向揭开外层敷料
	用镊子或血管钳沿伤口方向揭开内层敷料(若敷料黏结于创面,先用生理盐水渗透)
	观察伤口情况(有无红肿以及渗出,根据情况需要行感染伤口换药处理)
	换药过程中,一只镊子或血管钳直接用于接触伤口,另一镊子或血管钳专用于传递换药碗中物品

续表

操作过程	用络合碘棉球由外至内消毒伤口及周围皮肤 5~6cm,消毒范围应超出纱布覆盖范围
	铺孔巾
	消毒两次后拆除感染处缝线,敞开伤口 2
	用拆线剪将线头下方露出部剪断,向伤口方向轻轻抽出,避免将暴露在皮肤外面的缝线经皮下拉出
	5ml 注射器留取标本(分泌物)[3],湿棉球清除伤口内脓液,拆除伤口内线结,用生理盐水棉球、剪刀清除坏死组织 [4]
	生理盐水冲洗伤口内部,擦干
	3% 过氧化氢浸泡 3min,生理盐水冲洗后擦干
	伤口用凡士林/生理盐水纱布条或高渗盐水纱布条填塞
	操作过程中注意观察患者反应
	用络合碘棉球再擦拭伤口周围皮肤 1 次(由内至外)
	覆盖敷料,擦干敷料外消毒液,胶布固定
	整理患者衣物、床单
	整理用物,标本送培养 + 药敏检查,垃圾分类处理
	交代注意事项:保持伤口干洁,观察伤口渗出,如有渗湿要及时换药,前期换药每日都需要执行。不要剧烈运动,咳嗽时注意护住伤口等,复测血压、脉搏等

疑点导航:

1. 换药顺序 多个患者需要换药时,先换清洁伤口,其次污染伤口,后换感染伤口,最后换需消毒隔离的伤口(如气性坏疽,破伤风,铜绿假单胞菌等感染的伤口,应在最后换药或指定专人负责,严格执行隔离制度)。避免交叉感染。先简单,后复杂;先缝合,后开放;先一般,后特殊。一个患者多个伤口也是如此。对于敷料明显渗湿及有血液体液隔离疾病的患者,换药时需戴手套操作。

2. 感染伤口处理原则是引流排脓;需拆开感染处缝线(其余正常部位缝线暂不拆除),扩大伤口,彻底引流;伤口内用过氧化氢和生理盐水反复冲洗,有坏死组织的应给予清创;用引流条填塞伤口内,保持底松口紧;伤口的周围可选择用碘酒消毒1遍、乙醇脱碘2遍或者络合碘消毒。注意感染性伤口需每天换药。化脓性伤口换药时,需仔细清除伤口周围的脓苔,至红色新鲜创面,以利于伤口愈合。

3. 换药时伤口分泌物识别 ①血液:血性、淡红血性、鲜红血性、陈旧血性;②血浆:淡黄色清亮液体;③脓液:颜色、气味、黏稠度根据细菌种类而不同;④空腔脏器漏出液:胆汁、胰液、胃肠道液体和尿液等。

4. 若患者剧痛难忍无法配合治疗,可适当使用镇痛镇静药物。了解患者麻醉药物过敏史,予以局部麻醉后操作,操作过程中注意观察患者反应。

表 24-4　换药拆线、拔造瘘管/T 管标准操作规程

准备	医师准备:穿工作服,戴口罩、帽子,洗手
	核对床号、姓名
	告知患者操作目的,包括拔除 T 管[1] 并拆除减张缝线
	取合适体位,询问患者伤口感觉,查看伤口,了解伤口情况、了解引流袋引流的情况
	再次洗手
	评估环境,注意保暖,保护隐私
	准备物品:换药包一个(其中有治疗碗或盘 2 个,有齿镊、无齿镊各 1 把或血管钳 2 把),剪刀 1 把,凡士林纱布,络合碘,棉球若干,敷料若干,胶布等
操作过程	暴露患者换药拆线部位
	检查换药包是否在有效期内
	打开换药包,将此次操作需要的络合碘棉球及敷料、剪刀放入换药包中
	以持物钳整理换药包内物品
	用手沿切口方向揭开外层敷料
	用镊子或血管钳沿切口方向揭开内层敷料(若敷料黏结于创面,可用生理盐水渗透)
	观察伤口情况,有无红肿以及渗出,愈合情况
	一只镊子或血管钳直接用于接触伤口,另一镊子或血管钳专用于传递换药碗中物品
	用络合碘棉球由内至外消毒切口及周围皮肤 5~6cm,范围应该超过敷料覆盖范围,需要消毒 T 管下段至少 5cm
	共消毒两次,范围依次缩小,不留白
	用有齿镊或血管钳轻提起切口上打结的线头,使埋于皮肤的缝线露出
	用线剪将线头下方露出部剪断,向伤口方向轻轻抽出
	暴露在外面的缝线不能从皮下拉出
	拆线过程中需要再次检查切口,判断是否能够全拆线
	全部拆除缝线
	拆线过程关注患者是否疼痛,观察伤口有无出血
	剪断固定 T 管的缝线,包括缝合在引流管边缘皮肤上的缝线[2]
	缓慢拔出 T 管[3],T 管不得旋转

操作过程	拔管时用纱布保护,防止胆汁外溢
	检查 T 管是否完整
	凡士林纱条填塞窦道[4]
	拆完缝线以及拔管后,用络合碘棉球再擦拭一次
	覆盖敷料,擦干敷料周围消毒液
	胶布固定
	整理患者衣物、床单等
	整理用物,垃圾分类处理
	交代拆线后注意事项,保持伤口干洁,不要剧烈运动,注意保护伤口等

疑点导航:

1. T 管拔管时间　术后 2 周左右。拔管指征:拔管前宜行夹管试验,若 T 管引流出的胆汁色泽正常,且引流量逐渐减少,可在术后 10~12 日左右,试行夹管 24~48h,患者无腹痛、腹胀、无寒战、发热,无黄疸等不适;并常规行 T 管造影检查,证实胆总管通畅后再拔管。

复杂胆道手术,T 管可留置 1~3 个月或更长时间:①术中存在严重胆道狭窄(长度 >2cm) 需行胆肠 Roux-en-y 吻合;②胆道损伤严重(大裂伤、横断伤)者,T 管留置 6 个月以上;③胆管癌或胰腺癌手术后,一般存在胆肠吻合术(如 Wipple 手术),T 管留置 6 个月至 1 年。

2. 术后拔普通伤口引流管时,仅拆固定引流管的缝线,而固定于皮肤的缝线待与切口缝线一并拆除。拔管后无需凡士林纱条填塞皮肤引流管口。拔除造瘘管(如膀胱造瘘管、肾造瘘管、胃造瘘管、T 管等)时,需将固定造瘘管的缝线与管下的皮肤缝线一并拆除。拔造瘘管后,皮肤上的各类瘘管口以及胸腔闭式引流管口均应填塞凡士林纱条。

3. 除了 T 管(T 管不允许旋转,因其前方为"T 形")外,其他引流管和造瘘管,拔管时均应边旋转边缓慢拔出。拔普通引流管可带负压,但拔造瘘管无需带负压且必须开放,并用纱布保护防止液体外溢污染术野。

4. 拔除引流管后需置入纱条引流,避免引流口皮肤过早闭合、引流不畅,影响愈合。随后伴随每日引流物的减少,换药时引流条逐日外退,使伤口由底部起逐步愈合。

四、临床情景实例与临床思维分析

临床情景实例 1　患者,男性,40 岁,下腹部手术后 8 天,无发热,伤口无明显红肿热痛及渗液。既往有双侧肾上腺切除手术史。请对其伤口行相关处理。

临床思维分析: 下腹部术后 6~7 天可伤口拆线,但患者有双侧肾上腺切除手术史,需长期服用糖皮质激素替代治疗。应延迟拆线,故第 8 天予伤口换药及间断拆线。

临床情景实例 2 患者,女性,35 岁,行右侧肾盂切开取石术后 5 天,右侧腰部伤口无明显红肿热痛及渗液,昨日伤口引流管引出约 10ml 淡红色血性液,复查腹部 X 线片未见结石残留。请对伤口进行相关处理。

临床思维分析: 普通伤口引流管仅作为预防性引流,术后 3~5 天,24h 引流液量 <30ml,引流液清亮,无特殊不适症状,可予伤口换药并拔除伤口引流管。

临床情景实例 3 患者,男性,50 岁,右肩胛部痈,切开引流术后 24h。既往有糖尿病病史。请对伤口进行相关处理。

临床思维分析: 肩胛部痈手术常为切开引流,手术伤口未缝合,多用凡士林填塞引流,早期渗出液较多,换药时需更换凡士林或生理盐水引流条。

临床情景实例 4 患者,男性,40 岁,阑尾炎手术后 6 天,低热,伤口中部红肿,疼痛,少许脓性渗液,触诊有波动感。患者既往无基础疾病。请对其伤口行相关处理。

临床思维分析: 据症状体征,考虑伤口感染,存在脓肿形成可能,按感染性伤口敞开换药处理。

临床情景实例 5 患者,男,68 岁,直肠癌 Dixon 术后 7 天,诉切口疼痛。体格检查:体温 39.0℃,右侧盆腔引流管有少量黄色混浊液引出,量约 50ml,切口中段红肿,有脓性液渗出。请处理。

临床思维分析: ①据症状体征,考虑伤口感染,留取伤口渗液送培养 + 药敏检查,按感染性伤口敞开换药处理;②伤口引流管留置时间虽然超过 5 天,但 24h 引流液量 >30ml,且引流液混浊,不排除盆腔内肠瘘或化脓感染可能,留取引流液送培养 + 药敏检查,检查引流通畅情况并继续妥善固定引流,加强抗感染治疗。

临床情景实例 6 患者,男性,38 岁,1 个多月前因肝外胆管结石行胆囊切除 + 胆道探查术。切口愈合良好,未诉不适,2 周前开始夹闭 T 管,患者无发热、腹痛、黄疸等表现,1 周前已拆除切口普通缝线,留有减张缝线,2 天前 T 管造影显示肝内外胆管通畅,未见结石残留。既往有糖尿病病史,现血糖控制良好。请问患者切口能否全部拆线,T 管能否拔除,如可以,请换药处理;如不可以,请说明理由。

临床思维分析: ①减张缝线拆线时间为 2 周,患者有糖尿病病史,已经延迟 2 周,故行伤口换药时全部拆除减张缝线;②T 管已留置 1 月余(时间 >2 周),夹管试验无不适症状及腹部体征,T 管造影未见异常,可拔除 T 管。

临床情景实例 7　患者,男性,25 岁,因外伤致全身多处疼痛、流血 3h 急诊入院手术治疗,目前为术后第 6 天,头部伤口敷料干洁,可见缝线,无红肿、渗血、渗液及压痛等。胸部伤口敷料黄色分泌物渗湿,伤口红肿、有波动感,压痛(+)。请观察伤口情况后行相关处理。

临床思维分析:①换药顺序应先处理清洁伤口,再处理污染 / 感染伤口,故先处理头部伤口再处理胸部伤口,顺序不可颠倒;②头部伤口术后 4~5 日,无特殊疾病史,可拆线换药;胸部为感染性伤口,故需拆除感染处缝线敞开引流,按感染性伤口换药处理。

临床情景实例 8

(1) 患者,男性,40 岁,1 床,行左侧胸腔闭式引流术后 3 天,胸部 X 线片示肺复张良好。

(2) 患者,男性,55 岁,2 床,行左侧胸腔闭式引流术后 3 天,胸部 X 线片示左侧仍有中量胸腔积液。

两位患者左侧腋中线 6 肋间均有一硅胶引流管连至床下引流瓶,呼吸时可见液柱波动。请根据两位患者的病情判断最适合的处理。

临床思维分析:胸腔闭式引流管的拔管指征。

①气体引流:引流通畅,嘱患者咳嗽,有液面波动,但无气体逸出。

②液体引流:每日液体引流量 <200ml,颜色清亮。

③胸部 X 线片显示:胸腔积气或积液已完全排出,肺膨胀良好。

嘱第 1 位患者咳嗽,无气体逸出,可换药并拔除胸腔闭式引流管,注意拔管后予以凡士林纱布封堵引流管口;第 2 位患者胸腔闭式引流量较多,暂不宜拔除,仅行换药处理。

临床情景实例 9　患者,男性,40 岁,胃大部分切除术后 1 周,无腹痛、腹胀,无畏寒、发热,伤口愈合良好。中腹部纵向切口,8 针未拆的间断缝合线,另有 T 管和腹腔引流管各 1 根,昨日腹腔引流管内有清亮引流液 20ml,无发热腹痛等不适。既往无糖尿病病史。请予以选择是否拔管、拆线。

临床思维分析:上腹部术后 7~9 日,伤口愈合良好,无全身及局部症状,换药并拆除伤口缝线;T 管留置未达 2 周,暂不能拔除。腹腔引流管通畅,引流液清亮且 24h 引流量小于 30ml,无全身及局部症状,可拔除腹腔引流管。拔管可能会带出伤口内血凝块或分泌液而污染伤口及镊子,遵循先清洁操作后执行可能污染操作的原则,故先拆线后拔引流管。

临床情景实例 10　患者,男性,59 岁,因"壶腹周围癌"行"Whipple 术"后 1 个月。术中于胆总管内留置 T 管,于胰肠吻合口附近放置腹腔引流管。术后 T 管每天引流约 300ml,术后 1 周腹腔引流管开始引流无色清亮液体,术后 20 天开始完全夹闭 T 管,患者无不适,2 天前 T 管造影示肝内外胆管显影正常,无结石、狭窄等异常情况,胆总管下段通畅,目前患者体温正常,无明显腹部症状和体征,血象正常,腹腔引流管 24h 引流约 40ml 清亮液体。请根据病情,判断患者是否需要拔管,如需要则完成相关操作,如不需要则写出原因和下一步处理。

临床思维分析:患者行 Whipple 术(包含胆肠吻合),T 管此时位于吻合口内支撑及引流,应留置 6 个月以上预防胆道狭窄。腹腔引流管 24h 引流量大于 30ml,应继续留置观察;故仅行伤口换药即可,暂不能拔除各引流管。

临床情景实例 11　患者,男性,75 岁,10 天前因肝内外胆管结石行胆囊切除 + 胆道探查术,患者无发热、腹痛、黄疸等不适。既往有糖尿病病史。体格检查:切口愈合好,无红肿、渗液,可见普通缝线、减张缝线,T 管引流通畅,固定完好。请对伤口行相关处理。

临床思维分析:上腹部手术 7~9 天拆线,但有糖尿病病史,需延迟拆线,术后 10 天可换药后间断拆除普通缝线;减张缝线需术后 2 周拆除。T 管应满 2 周后,行 T 管造影及夹管试验,据结果判断能否拔管。故目前不拆减张缝线,不拔 T 管。

临床情景实例 12　患者,男性,75 岁,2 周前因肝内外胆管结石行胆囊切除 + 胆道探查术,切口愈合好未诉不适,5 天前开始夹闭 T 管,患者无腹痛、发热、黄疸等表现,腹腔引流管引流通畅,昨日引出约 10ml 清亮液体,切口普通缝线及减张缝线缝合,愈合良好。患者既往有糖尿病病史,现血糖控制尚可。请问患者伤口能否全部拆线,T 管、腹腔引流管能否拔除,请对伤口行相关处理。

临床思维分析:①上腹部手术 7~9 天拆线,虽然有糖尿病病史,但已延迟 5~7 天,换药后可全拆普通缝线;减张缝线术后 2 周拆线,但糖尿病患者需延迟拆线,故术后 2 周暂不拆减张缝线;②腹腔引流管 24h 引流量小于 30ml,且引流液清亮,无局部及全身症状,可拔除腹腔引流管;③T 管已留置满 2 周,但暂不能拔管,需等待行 T 管造影证实胆道通畅,无结石残留,并再次夹管无不适后方能拔 T 管。

临床情景实例 13　患者,男性,58 岁,20 天前因胆囊结石并胆囊炎、肝内外胆管结石并胆道严重狭窄行胆囊切除、胆道探查、肝叶切除术,5 天前 "T" 管造影(图 24-1)示肝内外胆管通畅,未见明显结石负影,已行 "T" 管夹闭两天无特殊不适,肝断面引流管未拔除,每日引流出约 10ml 清亮液体。既往有糖尿病病史。查体:文氏孔引流管已拔除,伤口有减张缝线,愈合良好,请予换药处理。

临床思维分析：①性别判读,本题为男性,而 X 线片性别错误,为女性;年龄错误,患者为 58 岁,但 X 线片为 56 岁。②患者存在胆道严重狭窄,术后 T 管应留置 3~6 个月,暂不拔 T 管。③减张缝线已超过拆线时间(2 周),可拆线,引流管 24h 引流量小于 30ml,无全身及局部症状,可拔除。故本例需伤口换药拆减张缝线、拔肝断面引流管。

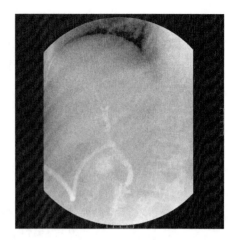

图 24-1　胆道造影图

临床情景实例 14　患者,女性,56 岁,因腹痛、黄疸、发热 3 天急诊入院,CT 考虑胆总管结石并胆道扩张,急诊行经内镜逆行胰胆管造影(ERCP)+十二指肠乳头括约肌切开(EST)+ 内镜下鼻胆汁引流(ENBD)术,10 天前行鼻胆管造影未见明显结石,肝内外胆管未见明显扩张,8 天前行胆囊切除术。目前术后第 6 天,患者一般情况良好,肛门已排气排便,进食流质,文氏孔引流管引流出少许淡红色清亮液体,约 20ml,请对伤口行相关处理。

临床思维分析：①网膜孔又称 winslow 孔,文氏孔引流管即放置在小网膜孔处引流。24h 引流量小于 30ml,无全身及局部不适,可拔除文氏孔引流管;②鼻胆管造影胆道通畅,无需继续引流,故夹闭 24h 无不适方可拔除鼻胆管。故本例需伤口换药,拔除文氏孔引流管。

临床情景实例 15　患者,男性,45 岁,因突发右上腹部疼痛 5 天急诊入院。入院后行胆囊造瘘术,术后患者恢复良好,胆囊造瘘管引流通畅,每日引流出深褐色胆汁约 50ml,行胆囊造影未见明显异常,已予夹闭 2 天患者无特殊不适。文氏孔引流管引流出约 15ml 淡红色血性液体,现为术后第 16 天,请对伤口进行处理。

临床思维分析：①胆囊造瘘管留置超过 2 周,行胆囊造影及夹管试验未见异常,可拔除胆囊造瘘管;②文氏孔引流管 24h 引流小于 30ml,无特殊不适,可予以拔除;③伤口减张缝线已满 2 周,无糖尿病、腹压增高表现等,可全部拆除。

临床情景实例 16　患者,男性,65 岁,因发现左颈部肿块半年入院,行左甲状腺切除、甲状腺峡部切除、右甲状腺大部切除及颈淋巴结清扫术,现为术后第 3 天,引流袋引流出约 10ml 淡红色血性液体,无血块,请予处理。

临床思维分析：①引流管 24h 引流量小于 30ml,引流液不混浊,无特殊不适,可拔除引流管;②颈部伤口 4~5 天拆线,伤口未达拆线时间,仅行伤口换药处理。

临床情景实例 17 患者,女性,60 岁。既往史:20 年前因胃溃疡行毕-Ⅱ式胃大部分切除术,术后患者恢复良好。约 3 天前患者因突发上腹部疼痛入院,考虑重症急性胰腺炎,因鼻肠管无法置入行空肠造瘘术,术后患者恢复良好,腹膜炎体征明显好转,肛门排气排便可,已经口进食,空肠造瘘管每日可引流出约 200ml 墨绿色肠液,现为术后第 15 天,无腹痛、腹胀、畏寒、发热等不适,请对伤口行相关处理。

临床思维分析:①上腹部手术后 7~9 天拆线,患者伤口已达 15 天,愈合良好,可全部拆除;②空肠造瘘管满 1 周瘘管即可形成,患者已经口进食,有排便,无肠瘘所致腹膜炎体征,可夹管 24~48h 观察有无不适症状再行拔管。

临床情景实例 18 患者,男性,65 岁,因右上腹部疼痛伴皮肤巩膜黄染 3 天入院。剖腹探查见胆总管中下段占位性病变侵犯门静脉,肝门部及腹腔内可见多发转移淋巴结,盆腔腹膜可扪及结节,肝门部结构紊乱难以分离,遂行胆囊切除术,术后患者一般情况可,肛门已排气排便,现为术后第 6 天,文氏孔引流管未见明显引流液,经皮肝穿刺胆道引流(PTCD)管见约 10ml 淡黄色液体,请予换药处理。

临床思维分析:拔除文氏孔引流管,伤口换药,PTCD 管冲洗,必要时造影检查。

临床情景实例 19

(1) 患者,男性,18 岁。因急性阑尾炎在镇卫生院行阑尾切除术,术后患者已排气排便并进食,但仍感腹胀,并伴发热,体温波动在 37.5~38.5℃之间,于术后第 4 天转入院,入院时盆腔引流管已拔除,现为术后第 8 天,请换药处理。

(2) 如患者拆线时有较臭脓液流出,如何处理?

临床思维分析:①阑尾炎为下腹部手术,术后 6~7 天可拆线,目前术后 8 天可考虑换药拆线;②考虑伤口感染,伤口应敞开引流,按感染性伤口处理,必要时置入引流管。

临床情景实例 20 患者,女性,48 岁,因肝内外胆管结石行胆囊切除＋胆道探查术,术中留置 T 管和腹腔引流管,术后第 1 天 T 管引流 350ml 黄褐色液体,腹腔引流管引出约 120ml 淡红色血性液体。术后第 2 天患者出现低热,神志淡漠,诉腹痛,T 管引流 50ml 褐色液,腹腔引流管约 300ml 褐色混浊液体,请换药处理,并写出患者现有的并发症及处理方案。

临床思维分析:胆道手术后放置了 T 管和腹腔引流管,患者术后第 3 天出现神志改变,腹痛,T 管引流减少,腹腔引流增多并且颜色性状改变,考虑出现胆瘘、腹腔感染致腹膜炎可能。需换药处理,妥善固定 T 管及腹腔引流管,检查 T 管是否通畅,必要时行 T 管造影;留取腹腔引流管液体行常规、生化、培养＋

药敏检查,积极抗感染治疗。保守治疗无效,则需开放手术治疗。

临床情景实例 21　患者,女性,35 岁,右侧肾实质切开取石术后 9 天,右侧腰部伤口无明显红肿热痛及渗液,右肾造瘘管引流约 1 300ml 淡黄色液,尿管引流袋 50ml 尿液,复查腹部 X 线片未见结石残留。既往有糖尿病病史,请对伤口进行相关处理并判断能否拔除造瘘管及导尿管。若不能拔除,请写明原因。

临床思维分析:①右肾造瘘管留置 7 天,瘘管已形成,但暂不能拔除。需夹闭右肾造瘘管 24~48h,观察无畏寒、发热、腰痛、腹痛、伤口流液等不适方可拔除。②导尿管需待右肾造瘘管拔除 2~3 天后,瘘管口闭合方可拔除,因右肾输尿管内术后均常规留置一根双 J 管作内引流,过早拔导尿管,易出现尿液反流至右肾,拔除右肾造瘘管后,瘘口易漏尿,从而影响瘘口愈合并继发感染。③患者有糖尿病病史,故本例仅需伤口换药及间断拆线。

临床情景实例 22　患者,男性,50 岁,因全身大面积烧伤 10 天由外院转入我院,现右下肢(大腿)伤口有较多量渗出,敷料渗出液呈淡绿色,具有微甜腐霉气味。请换药处理。

临床思维分析:患者考虑为铜绿假单胞菌感染,为特殊感染伤口,需严格执行隔离技术,换药前穿隔离衣,创面分泌物取标本送细菌培养 + 药敏检查,伤口放置 1% 苯氧乙醇纱布,用过的器械要专门处理,敷料要焚毁或深埋。

临床情景实例 23　患者,男,55 岁,因烧伤致右前臂局部皮肤坏死并缺损,1 周前行下腹部全层皮片取皮 + 右前臂植皮术,供皮区及植皮区伤口均无明显红肿热痛及渗液,既往有糖尿病病史,请对伤口进行相关处理。

临床思维分析:游离皮片分为刃厚皮片、中厚皮片、全厚皮片三种类型;供皮区全厚皮片首次换药时间为术后 2~3 天(处理方式同其他手术一期缝合),刃厚皮片和中厚皮片在术后 1 周;植皮区刃厚皮片首次换药时间为术后 2~3 天,中厚皮片 6~8 天,全厚皮片 8~10 天。故仅腹部供皮区换药拆线,植皮区暂不需换药,不能将右前臂植皮区加压敷料打开,否则伤口容易裂开,影响愈合。

临床情景实例 24

(1) 患者,男,69 岁,45kg,肝硬化脾亢并食管胃底静脉曲张,行脾切除加食管下段胃底贲门血管离断手术后 9 天,发热,最高体温 39℃,脾窝引流管未拔除,近几日每日都引出白色乳糜样液体约 15ml,请行换药处理。

(2) 腹部 CT 检查可见脾近胰尾区有一 3cm × 4cm 大小不规则液性暗区。请问目前诊断是什么?需要进一步做什么检查确诊及下一步如何治疗?

临床思维分析:①上腹部伤口术后 7~9 天拆线,但患者高龄,体形消瘦(45kg),营养状况不佳,伤口愈合慢,需延迟拆线,故行换药及间断拆线。引流管虽然每日引流液少于 30ml,但引流液呈白色乳糜样,有高热症状,诊断考虑左膈下脓肿或胰尾部瘘,暂不拔引流管。②进一步行血常规、降钙素原(PCT)、C反应蛋白、血淀粉酶、尿淀粉酶、腹腔引流液淀粉酶、血培养+药敏等检查。予以禁饮禁食、胃肠减压、抗感染治疗、抑酶(生长抑素、奥曲肽)、抑酸护胃、全身支持治疗。继续引流如果引流效果欠佳必要时B超定位下腹腔穿刺引流,或后期半个月后行脓腔冲洗。观察腹部情况,脓肿大小变化及进展。

(李志军　邓宏军)

	第二十五章	清 创 术

清 创 术
Debridement

一、适应证

1. 全身各部位的开放性创口受伤后不超过 8h。
2. 开放性创口受伤后超过 8h 但无明显感染征象。

二、禁忌证

全身情况差无法耐受麻醉及手术者。

三、标准操作规程(表 25-1)

表 25-1 清创术标准操作规程

准备	医师准备:穿工作服,戴口罩、帽子,洗手
	核对床号、姓名,了解患者受伤史[1],麻醉药物过敏史及特殊病史
	知情同意并签字[2]
	评估周围环境,测血压、脉搏等生命体征,简单体格检查,了解创口情况[3],行影像学检查等[4]
	物品准备:清创缝合包 1 个,无菌生理盐水,肥皂水,3% 过氧化氢,络合碘原液及稀释液,缝线,无菌棉球若干,无菌敷料若干,无菌手套若干,防水中单,胶布,绷带,5ml 注射器,2% 利多卡因、无菌圆刀片
操作过程	取合适体位,充分暴露,备皮,创口部位下方垫防水中单
	检查无菌物品有效期,取清创缝合包,打开包的外层 3/4,正确戴无菌手套,打开清创包的外层 1/4 及内包装,检查消毒指示卡是否变色,清点器械,将缝合所需器械单独放置
	创口周围皮肤清洗:无菌敷料覆盖创口,取无菌纱布蘸肥皂水刷洗创口周围皮肤,再用无菌生理盐水冲净,更换手套及纱布,重复刷洗创口周围皮肤 1 遍,必要时可使用汽油乙醚去油污

183

操作过程	创口内部清洗：再次更换无菌手套,去除覆盖创口的无菌敷料,以无菌生理盐水冲洗创口内部,无菌纱布刷洗去除创口内异物及血凝块,3%过氧化氢浸泡创口,需时3min,无菌生理盐水冲净,创口表面覆盖无菌敷料
	创口消毒铺巾：脱手套,行外科手消毒并做拱手姿势。①取消毒碗消毒钳;②以创口为中心由内向外消毒3遍[5];③消毒范围距创口约15cm[6]。戴无菌手套,铺无菌孔巾
	创口清创：核对麻醉药,正确开启,采用2%利多卡因局部浸润麻醉[7],有齿镊或针头测试麻醉效果,依解剖层次由浅入深探查,彻底清除创口内异物,清除失活的组织[8],检查有无血管、神经、肌腱、骨骼损伤,上圆手术刀将创口向上向下各延长5mm、修整皮缘1~2mm,3%过氧化氢再次浸泡创口,需时3min,无菌生理盐水冲净,稀释络合碘浸泡创口,需时3min,再以无菌生理盐水冲净,无菌纱布覆盖创口,擦干创口周围皮肤[9]
	创口缝合：撤除孔巾,脱手套,再次外科手消毒。①取消毒碗消毒钳;②以创口为中心由内向外消毒3遍;③消毒范围距创口约15cm。更换无菌孔巾,原清创器械与缝合器械分开且不接触,放置湿纱布条或凡士林引流条[10],取三角针1号线缝合皮肤[11],挤出皮下积血,有齿镊对合皮肤
	再次创口消毒,盖无菌纱布,胶布固定
	交代注意事项：注射破伤风抗毒素、定期换药、注意出血及抗感染治疗等[12],复测生命体征

疑点导航：

1. 特殊创口的受伤病史

(1) 蛇咬伤一定要注意了解致伤的蛇种类,蛇分为毒蛇与无毒蛇两大类,蛇毒又分为神经毒、血液毒素和混合毒。不同的蛇产生不同种类的毒素,进而导致患者出现相关症状;根据蛇的类别采用对应的抗蛇毒血清或蛇药片治疗,能最大程度地缓解症状,达到治疗效果。

(2) 犬咬伤应注意了解是否为疯犬或疯猫咬伤,受伤的时间,清创后应当接受免疫治疗。

(3) 虫蜇伤包括蜂蜇伤、蝎蜇伤、蜈蚣咬伤与毒蜘蛛咬伤。

蜜蜂蜇伤后尽量拔除蜂刺,局部以弱碱液洗敷,再以蛇药糊剂敷于伤口,并口服蛇药片。黄蜂蜇伤处以弱酸液冲洗或食醋纱条敷贴,3%依米丁(吐根碱)1ml溶于5ml注射用水后伤处注射。

蜈蚣咬伤后局部以碱性液冲洗伤口,0.25%普鲁卡因伤口周围局部封闭,口服及局部敷用蛇药。

蝎蜇伤应局部冷敷，蜇伤处近心端绑扎，口服及局部应用蛇药片。注意拔除伤口内钩刺，以弱碱性液体或高锰酸钾液清洗。3% 依米丁 1ml 溶于 5ml 注射用水后伤处注射。毒蜘蛛的处理方式相同。

2. 特殊人群如孕妇，不能随意接受放射性检查，必须向患者及家属说明相关情况，如病情需要或诊断不明确需进行此类相关检查，必须征得患者及家属同意并签署知情同意书。同时在清创缝合时使用麻醉药物需告知患者及家属相关风险，包括术后是否使用抗生素，使用何种抗生素也须向患者及家属说明相关情况。

3. 头面部等血运较为丰富的部位即使达到或稍超过创口 12h 仍可以行清创缝合，温度较低的环境下清创时间可适当延长，若已有感染征象则不能缝合创口，只能清洗后敞开引流。

4. 清创前应优先处理休克等紧急情况，在不危及生命及影响预后的情况下可考虑先行影像学检查以利于正确诊疗。特殊创伤处理时对于四肢的蛇咬伤可在伤肢近侧 5~10cm 处或在伤指 / 趾根部予以止血带绑扎，以减少静脉及淋巴液的回流，从而达到暂时阻止蛇毒吸收的目的。在后期处理过程中应每隔 20min 松绑一次，每次 1~2min，以防止肢体淤血及组织坏死，总时间一般建议不超过 2h。

5. 洁净或轻微污染伤口消毒时以伤口边缘为中心向外周延伸至少 15cm；重度污染或感染伤口清创时应由外周距离伤口至少 15cm 处向伤口边缘消毒。

6. 消毒液不能进创口。

7. 麻醉选择应依据创伤的大小、部位、深度合理选择。

8. 彻底清除创面失活组织（触之不出血，颜色晦暗，钳夹肌肉无反应），但应避免过度清除，以免影响术后局部功能，破碎骨片应尽量保留。蛇咬伤进行伤口清创时，应以牙痕为中心，创口作"＋"或"＋＋"形切开，使残存的蛇毒便于流出，非紧急或特殊情况下不可用口吸出毒液，因此类操作极有可能使救助者本身受到伤害。注意清除创口内的异物，尤其是毒牙，但切口不宜过深，达皮下但不伤及肌膜，使淋巴液及血液外渗即可，以免伤及血管，清创彻底后可以使用 3% 过氧化氢和 1∶5 000 高锰酸钾溶液清洗伤口，两者交替进行。清创完毕后可使用生理盐水 2~4ml 溶解胰蛋白酶 2 000~6 000IU 后，在伤口基底层及周围进行注射，12~24h 后可重复注射。

9. 特殊伤口的处理中，如犬咬伤和蛇咬伤一般不缝合创口。犬咬伤时若创口特别大，或者位于颜面部不缝合影响美观，或是不缝合影响局部功能等情况下，在完成常规的消毒清创后，应当首先用抗狂犬病血清或者人狂犬病免疫球蛋白作创口周围的局部浸润注射，注射时应注意覆盖所有的创口，且进针深度需超出创口的深度，从而使得抗体能浸润到人体组织中，中和已进入人体的狂犬病毒,注射后需再等待数小时,使得抗体能尽可能地中和尽量多的病毒。

10. 一般创口可以不放置引流,但合并感染的创口或创口较大及有血肿形成时,术后易发生切口感染,可考虑术中放置引流条或引流皮片等,24~48h拔除。

11. 组织损伤及污染程度较轻、清创及时(伤后6~8h以内)彻底者,可一期直接或减张缝合;否则,宜延期缝合伤口。有皮肤缺损者可行植皮术。头皮缺损分以下几种处理方式。

(1) 小的头皮缺损,可以直接缝合头皮。大的需潜行分离帽状腱膜,然后缝合。一般大于6cm的缺损难以通过这种方法直接缝合,就需要加辅助切口减张缝合。

(2) 圆形和菱形缺损:利用S形切口,沿伤口轴线两极做反方向弧形延长切口后,分离伤口两侧帽状腱膜下层,再前后滑行皮瓣,分两层缝合伤口。

(3) 三角形头皮缺损:沿伤口某一边做弧形延长切口,长度根据缺损大小而定,一般为边长的1.5~2倍。充分分离切口范围的帽状腱膜下层,旋转滑行皮瓣,分两层缝合伤口,注意转角处应采取皮内U型缝合,避免转角皮缘缺血坏死。

(4) 利用转移皮瓣修复:常用的有颞顶后或颞枕后皮瓣向后前转移修复顶前部创面;枕动脉轴型皮瓣向前转移修复颞顶部创面;颞顶部和颞枕部皮瓣向后转移修复顶枕部创面。

(5) 头皮植皮。

(6) 头皮置囊扩张头皮法。

12. 创口大及污染较重时可于术前术后应用抗生素。犬咬伤患者需注射狂犬病疫苗,一般共分5次注射,分别是受伤当天以及受伤后第3、7、14、28天。蛇咬伤患者应注射相应的抗蛇毒血清。

四、常见并发症及处理

1. 出血　少量出血可进行加压止血,大量出血则需拆开创口进行止血,依据病情使用止血药物或输血治疗。

2. 感染　术中严格无菌操作,术后注意定期及时更换敷料,合理使用抗菌药。如有感染征象,可予局部理疗,必要时创口拆开缝线敞开引流,并可根据培养及药敏结果使用抗生素。

3. 体液和营养代谢失衡　根据血电解质、血红蛋白、血浆蛋白结果采取相应措施。

4. 伤肢坏死或功能障碍　术后适当抬高患肢,以利血液和淋巴回流。定期观察伤肢血供、感觉和运动功能。拍摄X线片了解骨折复位情况,如复位不佳,需待伤口完全愈合后再行处理。

五、临床情景实例与临床思维分析

临床情景实例 1　患者,男性,30 岁,头部外伤 18h 来诊。体格检查:头顶可见一长约 4cm,深达头皮下的创口,局部红肿、渗液,X 线片及头部 CT 均回报未见明显异常。请为该患者进行相关处理。

临床思维分析:患者为头皮开放性外伤,受伤时间较长,局部红肿、渗液考虑为感染创口,不宜行创口的清创缝合,而只能对创口行消毒换药处理后包扎创口,待抗感染治疗后二期清创缝合。

临床情景实例 2　患者,男性,18 岁,右小腿被玻璃划伤 4h 急诊入院。在当地诊所已行创口包扎,未予其他特殊处理。体格检查:生命体征平稳,揭开敷料可见伤口,目测似深达肌层,创口表面未见明显异物残留,创口内活动性出血已停止,现请在门诊进行相关处理。

临床思维分析:患者因异物致右腿开放性损伤,应先行影像学检查以排除是否有异物存留,再进一步行清创缝合。

临床情景实例 3　患者,男性,25 岁,头部外伤 10h 来诊。体格检查:头顶可见一边长约 2cm 三角形缺口,深达头皮下,活动性出血停止,无明显污染,余未见异常,门诊检查 X 线片及头部 CT 回报未见明显异常。请为该患者行相关处理。

临床思维分析:头部血运丰富,伤口无明显污染,在 12h 内,头部备皮后,可一期清创缝合。消毒及冲洗伤口均应注意保护眼、口、鼻及耳朵,避免冲洗液流入而继发感染。由于头顶部呈球形,张力较大,注意头部三角形缺口不能强行拉拢缝合。应扇形延长切口,再对角拉拢缝合。

临床情景实例 4　患者,女性,60 岁,因车祸致颜面部开放性创伤半小时入院。体格检查:脉搏 120 次 /min,血压 80/60mmHg。面色苍白,精神差,左脸颊处可见一长约 6cm 不规则裂口,创口深,似可见颅骨,局部肿胀,压痛明显,有活动性出血,辅助检查未做。请对该患者行初步处理。

临床思维分析:患者因颜面部外伤入院,血压低、心率快,伤口活动性出血,有失血性休克表现,应先处理休克,伤口包扎止血、扩容、补液等,待患者生命体征稳定后再行辅助检查和清创处理。

临床情景实例 5　患者,男性,50 岁,被狗咬伤左下肢致疼痛、流血 1h 就诊。体格检查:生命体征平稳,左大腿外侧可见约 3cm 不规则创口,创口表面有污染,深达肌层,活动性出血已停止,局部压痛明显,门诊已对患肢行 X 线片未见明显骨折征象及异物残留,请予患者相关处理。

临床思维分析:患者为犬咬伤,注意其处理方式的特殊性。清创后伤口应开放引流,不宜作一期缝合。术前抗感染治疗及注射破伤风抗毒素1 500IU。使用动物源性抗狂犬病免疫球蛋白(RIG,20IU/kg)作伤口周围的浸润注射,以中和游离毒素,用药前需做皮试,若皮试阳性,应注射肾上腺素后再给予RIG。人源制剂的狂犬病免疫球蛋白则不必皮试,亦无需使用抗过敏药物。术后定期注射狂犬病疫苗(第1、3、7、14、28天)。

临床情景实例6　患者,女性,25岁,玻璃扎伤右上肢致疼痛、流血半小时就诊。体格检查:右前臂可见约5cm不规则创口,局部创面渗血,有压痛,右手活动及感觉可,患者家属诉其妊娠10周,请予处理。

临床思维:患者因异物所致右上肢外伤,需手术清创伤口探查。但合并妊娠,需注意除临床操作外的医疗风险及人文关怀。避免拍摄X线片。

临床情景实例7　患者,男性,30岁,蛇咬伤左上肢15min急诊就诊。体格检查:生命体征平稳,左前臂可见对称牙印,创面渗血,局部稍压痛,无明显红肿,请予相关处理。

临床思维分析:患者为蛇咬伤,注意其处理方式的特殊性。询问蛇体种类,现场以布带等物绑扎伤肢近心端,每隔30min松解一次,每次1~2min。清创时0.05%高锰酸钾液或3%过氧化氢冲洗伤口,"+"字切开并拔出残留伤口的毒蛇牙,拔罐法或吸乳器抽吸伤口,吸出毒液。予以2 000~6 000IU蛋白酶+0.05%普鲁卡因或注射用水10~20ml,封闭伤口外周或近侧,必要时12~24h重复使用。使用抗蛇毒血清(用前做皮试),常规注射破伤风抗毒素1 500IU及使用抗菌药物预防感染。对症支持治疗,如吸氧、碱化尿液、抗休克等。

临床情景实例8　患者,男性,30岁,右前臂被锐器伤后疼痛流血12h。体格检查:右前臂中段有一斜形裂口,长约8cm,伤口轻度污染,创面血流不止,右手指及前臂活动可,外院行X线检查未见骨折征象,就诊于急诊外科,请行相关处理。

临床思维分析:开放性伤口活动性出血,应使用止血带控制出血后再行清创,待彻底止血后再去除止血带;由于伤口超过8h,不宜一期缝合。

临床情景实例9　患者,男性,50岁,煤矿工人。因煤矿塌方被困井下30h。入院体格检查:右小腿可见一纵行裂口,长约5cm,伤口表浅,目测未达肌层,活动性出血停止,可见较多煤渣覆盖,组织肿胀、少许渗液。行X线检查未见骨折征象,请行相关处理。

临床思维分析:超过24h、污染严重的伤口禁忌行清创术,宜先抗感染治疗,局部换药引流,待感染控制后择期清创。

临床情景实例10　患者,女性,15岁,蜂螫伤右前臂2h就诊。体格检查:右前臂局部红肿,大小约4cm×5cm,剧烈疼痛,请予相关处理。

临床思维分析:需询问患者蜂的种类,若为黄蜂螫伤,一般伤口不留蜂刺,应在伤处以弱酸液冲洗或食醋纱条敷贴,以 3% 依米丁(吐根碱)1ml 溶于 5ml 注射用水作伤处注射。有过敏反应者予以肾上腺皮质激素抗过敏;呼吸困难者吸氧,维持呼吸道通畅;出现休克者积极抗休克治疗。若为蜜蜂蜇伤,残留于伤口的蜂刺可致局部化脓,清创时尽量拔除蜂刺,局部以弱碱液(5% 碳酸氢钠)洗敷,再以南通蛇药糊剂敷于伤口,并口服蛇药片。

临床情景实例 11 患者,男性,45 岁,蝎蜇伤致左小腿红肿、疼痛 1h 就诊,急入我院急诊科,现生命体征平稳,请予以处理。

临床思维分析:局部冷敷,蜇伤处近心端绑扎,口服蛇药片。受伤处清创处理,尽量取出残留的钩刺。伤口以弱碱性液体(5%~10% 的氨水)或高锰酸钾液清洗。以 3% 依米丁(吐根碱)1ml 溶于 5ml 注射用水作伤处注射。肌注抗蝎毒血清、补液、地塞米松静脉注射,抗感染及对症支持治疗。

(费书珂　邓宏军)

第二十六章

体表肿物切除术
Superficial Mass Resection

一、适应证

全身各部位的体表肿物,如皮脂腺囊肿、表皮样囊肿、皮样囊肿、腱鞘囊肿等,以及一些体表良性肿瘤,如纤维瘤、脂肪瘤、表浅血管瘤等。

二、禁忌证

1. 全身出血性疾病者。
2. 肿物合并周围皮肤感染情况者。
3. 全身状况无法耐受手术及麻醉。

三、标准操作规程(表 26-1)

表 26-1　体表肿物切除术标准操作规程

准备	医师准备:穿工作服,戴口罩,帽子,洗手
	核对床号、姓名,了解药物过敏史等
	知情同意并签字
	嘱排尿
	评估周围环境,测血压、脉搏等生命体征
	物品准备:肿物切除包、圆刀片、缝线、纱布、棉球、无菌手套、注射器、2% 利多卡因注射液、络合碘、10% 甲醛(福尔马林)溶液的标本瓶 1 个、生理盐水、医用胶布等
操作过程	取合适体位,充分暴露肿块
	触诊肿块,根据具体情况选择切口[1]
	再次洗手,打开器械包的外层 3/4
	戴无菌手套,打开器械包的外层 1/4 及内层
	检查灭菌指示卡,清点物品

操作过程	由中央向四周消毒,消毒范围直径至少15cm,消毒三次,消毒不留空隙,每次范围小于前一次,末次范围大于孔巾直径
	铺孔巾并固定孔巾
	与助手核对麻药并正确开启。抽取麻药行区域阻滞麻醉[2]
	选择圆刀片,根据肿物大小不同而采用梭形或纵形切口[3,4],注意止血
	切开皮肤后,双人配合用组织钳将一侧皮缘提起,用剪刀沿肿瘤或囊肿包膜外作钝性或锐性分离[5]
	依同法分离肿瘤或囊肿的另一侧及基部,直到肿瘤或囊肿完全摘除,术中应注意精细操作,尽量防止肿瘤或囊肿破损[6],注意创面的止血
	基底部滋养血管需结扎止血[7]
	冲洗创面并擦干,检查有无活动性出血
	消毒皮肤切口
	选择三角针、1号丝线,全层间断缝合皮肤及皮下组织,如果创口大,必要时放置引流条[8]
	挤出皮下积血、对合皮肤、再次消毒
	纱布覆盖,胶布固定
	将切除肿物置于90%酒精液或10%甲醛液中送病理检查[9]
	术后监测患者生命体征,观察伤口有无出血

疑点导航:

1. 一般取肿块表面直切口或以肿块为中心做肿块周围梭形切口。

2. 先行皮丘注射,行切口线麻醉,再沿肿块周围逐层浸润麻醉,注射麻醉药前回抽,边退针边推注麻药,需沿肿块周围浸润麻醉一周。

3. 切开动作规范,有立、斜、拉、提。

4. 腱鞘囊肿应沿皮纹方向作横切口,再纵行切开皮肤下筋膜。应注意避免手术区域附近重要的血管及神经,沿囊肿周围钝性或锐性分离达基底部,若囊肿与关节囊相通,应在切除囊肿后缝合关节囊。若囊肿与腱鞘粘连致密不易分离,必要时行囊肿大部切除,适当保留囊肿壁近腱鞘处,防止损伤肌腱及腱鞘,引起相关的功能障碍等并发症。

5. 分离时注意请勿在一处反复分离,可沿肿块周围逐一分离,若分离时不慎剥破囊肿,应先用纱布擦去其内容物,以血管钳钳夹破口防止继续渗漏;如囊壁破损较重无法钳夹,可将囊内容物去除干净后继续将囊肿壁全部摘除;

若囊肿壁与周围组织粘连不易分离,可考虑将囊内容物取净后以石炭酸或电刀烧灼囊壁,以减少其复发的机会。

6. 若皮脂腺囊肿术中破裂,极易导致其复发。

7. 腱鞘囊肿需将囊肿连同其茎部的病变组织以及周围部分正常的腱鞘与韧带彻底切除,以减少复发机会。

8. 合并感染的体表肿物,术后易发生切口感染,可于创底部放置引流条或引流皮片。

9. 标本给家属或患者看后送病理检查(快速冰冻切片 + 石蜡切片),若病检病理检查为恶性,需再次手术,扩大切除范围,或行相关后期治疗。

四、常见并发症及处理

1. 出血 术中需注意仔细结扎止血,尤其是切口底部;术后少量出血可进行加压包扎,大量出血则需立即拆开伤口进行止血。

2. 感染 注意定期更换敷料,如出现红肿疼痛等感染前驱症状,可予局部热敷、理疗,必要时伤口撑开引流及使用抗生素。

3. 复发 了解病变性质,手术时注意精细操作,尽量不破坏肿块的完整性,根据病检回报必要时再次手术。

五、临床情景实例与临床思维分析

临床情景实例 1 患者,男性,25 岁,臀部外伤后肿块 1 年破溃 3 天入院。患者诉 1 年前车祸致臀部外伤后即出现右侧臀部肿块,未予特殊处理,近 1 年来肿块无明显变化。3 天前洗澡时用力挤压肿块后,有无味的内容物流出。查体:右侧臀部可见约 2cm×3cm 大小肿块,与表皮粘连,皮肤颜色可,皮温不高,肿块与皮下组织似无粘连,活动度可,无明显压痛,请予初步诊断及处理。

临床思维分析:①结合患者病史、主诉及查体诊断考虑表皮样囊肿,表皮样囊肿多有外伤史,肿块与表皮相似,多因皮肤外伤后表皮植入皮下所形成,囊内容物多为破碎的角质蛋白;②处理上结合查体目前无明显肿块感染征象,可考虑行手术切除肿块;③手术切口选择以肿块为中心做梭形切口,其常与皮肤粘连,手术时须连同皮肤整块切除,以防复发或恶变。

临床情景实例 2 患者,男性,83 岁,左胸腹部多发肿块 3 个月就诊。既往"肺源性心脏病"史,睡觉时不能平卧,有"麻醉药"过敏史(具体药物不详)。查体:左胸腹部可见多个大小不等肿块,呈圆形或扁圆形,边界清楚,质地柔软,无压痛,用力挤压肿块可呈分叶状,请予诊断及处理。

临床思维分析:①结合患者病史、主诉及查体诊断考虑胸腹部多发脂肪瘤;②处理上考虑患者有肺源性心脏病史及"麻醉药"过敏史,目前全身情况较差,脂肪瘤切除术属于择期手术,在不影响美观及局部功能以及排除肿瘤恶变可能等情况下,暂不考虑手术治疗。

临床情景实例 3　患者,男性,70 岁,发现左前臂肿块 10 余年增大 1 个月就诊。患者诉 10 余年前无明显诱因出现左前臂肿块,无特殊不适,未予处理。近 1 个月以来肿块有进行性增大趋势,既往有"心脏瓣膜置换手术"史。查体:左前臂近手腕部可见约 5cm×5cm 大小包块,质地较软,活动度可,边界尚清,无明显压痛,未见表面毛囊开口。患者最可能的诊断是什么,下一步如何处理。

临床思维分析:①结合病史及查体诊断考虑左前臂脂肪瘤。②处理上结合患者主诉近来肿块有进行性增大趋势,应考虑手术治疗。③患者既往有"心脏瓣膜置换手术"史,需长期口服抗凝药物,手术前需停用抗凝药 1~2 周,并复查凝血功能后方能进行。④术中注意事项:切口选择时根据描述肿块近手腕部且肿块体积相对较大,切口应尽量与人体皮纹平行,若为跨关节手术注意采用"Z"形或"S"形切口,否则较大的近关节处的切口愈合后可能形成疤痕影响局部功能。

临床情景实例 4　患者,女性,26 岁,左颈项部肿块 3 年疼痛 2 天就诊。患者诉 3 年前无明显诱因出现左颈项部肿块,无特殊不适,未予处理。2 天前因蚊虫叮咬颈部感瘙痒,抓挠后局部皮肤破溃渗液,近 2 天来肿块处感疼痛。查体:左颈项部可见约 3cm×3cm 大小包块,局部发红,皮温稍高,质地较硬,活动度差,边界尚清,局部有较明显压痛,肿块表面似可见表面毛囊开口,请予初步诊断及相应处理。

临床思维分析:①结合病史及查体结果诊断考虑皮脂腺囊肿并感染;②处理上结合患者肿块有明显的"红肿热痛"等感染征象,暂不适宜行手术切除治疗,可以口服抗生素治疗,待感染控制后再考虑手术切除;③术中不宜采用肿块表面的横行切口,应选择以肿块为中心做梭形切口,并应尽量完整切除囊肿,同时注意不要弄破囊壁,否则极易复发。

临床情景实例 5　患者,男性,32 岁,发现手腕部肿块 6 个月就诊。患者诉 6 个月前无明显诱因发现手腕部肿块,用力压迫后肿块可消失,后复又出现,未予特殊处理,近 2 个月来较前增大,自觉活动时稍受限伴疼痛。查体:左手腕背部正中可触及约 3cm×3cm 大小半球形肿块,质地柔软,边界清楚,易推动,无明显压痛。请予以诊断及处理。

临床思维分析:①结合病史及查体诊断考虑左手腕部腱鞘囊肿。②处理上结合患者主诉首选手术治疗。③手术注意事项:切口选择应沿皮纹方向作横切口,再纵行切开皮肤下筋膜;应注意避免手术区域附近重要的血管及神经,沿囊肿周围钝性或锐性分离达基底部,若囊肿与关节囊相通,应在切除囊肿后缝合关节囊,若囊肿与腱鞘粘连致密不易分离,必要时行囊肿大部切除,适当保留囊肿壁近腱鞘处,防止损伤肌腱及腱鞘,引起相关的功能障碍等并发症。

临床情景实例6　患者,女性,2岁,发现右大腿肿块2年增大1个月入院。患儿家属诉其出生后发现右大腿上段肿块,未予特殊处理,近1个月来肿块有进行性增大趋势。查体:右大腿上段外侧可见约4cm×4cm大小肿块,为皮肤表面丘状红色突起,边界尚清,活动度差,无明显压痛,用力压迫时可稍褪色,放开后颜色可恢复。请予初步诊断及处理。

临床思维分析:①结合病史及查体诊断考虑毛细血管瘤。②治疗上对于较小的肿瘤可以观察,或采取冷冻治疗、激光治疗,而对于较大的肿瘤需采用手术切除治疗,该患儿肿块有4cm×4cm大小,且有进行性增大趋势,需行全身麻醉下手术切除。③手术注意事项:切口选择以瘤体为中心做梭形切口,术中应特别注意出血情况和彻底止血。

临床情景实例7　患者,女性,36岁,发现右侧腰腹部肿块3个月就诊。患者诉3个月前无明显诱因发现右侧腰腹部多发肿块,无特殊不适,未予处理。1个月前曾在血液内科诊断考虑特发性血小板减少性紫癜,现正予激素治疗。查体:右腰腹部皮下可见多个大小不等肿块,呈圆形或分叶状,质地较软,边界尚清,活动度可,与皮肤无粘连,无明显压痛。请给出诊断及处理。

临床思维分析:①结合病史及查体诊断考虑腰腹部腹壁脂肪瘤;②处理上患者诊断特发性血小板减少性紫癜正接受激素治疗,术后易出现出血、感染、伤口延迟愈合等并发症,暂不适合手术。

临床情景实例8　患者,女,35岁,发现肩部肿块3个月来诊。查体:左肩关节附近可扪及一大小约5cm×5cm囊性包块,边界清楚,无压痛,活动度差,质地韧,可见毛囊开口,局部皮肤明显变薄,无红肿。请诊断并选择治疗方案。

临床思维分析:①结合病史及查体结果诊断考虑皮脂腺囊肿。②治疗方案应选择肿块切除术。③术中注意事项:切口一般应采用以肿块为中心的梭形切口,肿块位于肩关节附近处,注意肿块切口走向尽量选择与皮纹平行,且尽量不要跨越关节,以免术后疤痕影响局部关节活动。

(费书珂　熊　伟)

第二十七章

体表脓肿切开引流术

Superficial Abscess Incision and Drainage

一、适应证

体表组织的化脓性感染伴脓肿形成。

二、禁忌证

1. 全身出血性疾病者。

2. 化脓性炎症早期,脓肿尚未形成,以及抗生素治疗有效,炎症有吸收消散趋势。

三、标准操作规程(表 27-1)

表 27-1　体表脓肿切开引流术标准操作规程

准备	医师准备:穿工作服,戴口罩、帽子,洗手
	核对床号、姓名,了解麻醉药物过敏史
	知情同意并签字
	嘱排尿
	评估周围环境,测血压、脉搏等生命体征
	物品准备:切开缝合包、尖刀片、纱布、棉球、无菌手套、注射器、2% 利多卡因、络合碘、无菌培养瓶 1 个、生理盐水、3% 过氧化氢、凡士林纱条、医用胶布等
操作过程	取合适体位,充分暴露操作部位
	触诊病灶,切勿挤压,正确选择切口[1],一般取脓肿上方平行皮纹直切口,深部脓肿需结合影像学定位[2]
	再次洗手
	检查包的有效期,打开器械包的外层 3/4
	持物钳打开器械包的外层 1/4 及内层,放入所需物品如纱布、棉球、刀片、注射器、缝线等
	戴无菌手套,检查灭菌指示卡,清点物品

续表

操作过程	由中央向四周消毒[3]，消毒切口周围直径不小于15cm，消毒三次，消毒不留空隙，每次范围小于前一次，末次范围大于孔巾直径
	铺孔巾并固定孔巾
	与助手核对麻药并正确开启，抽取麻药行局部浸润麻醉[4]
	测试麻醉效果
	选择尖刀片，左手拇、示指绷紧固定肿块两侧皮肤，于波动感最明显处刺入并反挑切开，注射器抽取适量脓液送培养＋药敏检查
	纱布蘸尽脓液，血管钳或手指伸入脓腔探查确定脓腔大小、位置及形状，据此考虑是否延长切口[5]。脓腔内有纤维隔膜将其分隔为多个小房者，示指钝性分离，使其变为单一大脓腔，以利引流[6]
	生理盐水冲洗擦干，3%过氧化氢浸泡3~5min，生理盐水冲净后，纱布覆盖，撤孔巾
	更换手套，拭净脓腔并检查有无活动性出血
	再次消毒切口
	放置凡士林纱条并记录数量，填充引流条时底松口紧，一端置于伤口外
	纱布覆盖，胶布固定
	记录脓肿部位、大小、脓液量与性质，送检细菌培养＋药敏试验
	术后监测患者生命体征，定期伤口换药，观察伤口有无出血及继发感染[7]

疑点导航：

1. 应严格把握不同脓肿切开引流的部位和切口范围选择。

（1）如乳腺脓肿切开时取肿块表面波动感最明显处，以乳头为中心做放射状切口，可尽量避免损伤乳腺管，其余不同部位的乳腺脓肿切口的选择亦存在不同，如乳晕周围的脓肿可选择乳晕周围弧形切口，乳房深部脓肿有时需沿乳房下方作弧形切口，若脓腔较大影响引流效果可在脓肿的最低位作对口引流。

（2）脓性指头炎切口的选择宜在患指末节指侧面作纵切口，示指、中指、环指的切口宜选择尺侧，拇指和小指宜选择桡侧，切口向上下延长时远端不超过甲沟的1/2，近端不超过指节横纹。

（3）痈切口的选择应采用十字或双十字切口，切口应超出病变边缘皮肤，向下应深达筋膜下，未达范围则不能做到彻底清除病灶。

2. 深部脓肿的处理，由于解剖位置较深，应在B超或CT定位引导下进行。切开前以注射器针头穿刺抽出脓液后，固定暂不拔出作为定位标志，再沿针头切开皮肤及皮下组织，以血管钳交替分离深部组织，注意避免损伤血管及神经，找到深部脓肿后将其切开。

3. 消毒范围应由相对清洁区至相对不洁区，脓肿未破溃时以脓肿为中心由内向外消毒,若脓肿已破溃,消毒范围应以脓肿为中心由外向内消毒。

4. 局部浸润麻醉进针时从注意由远处逐渐向脓腔附近推进,避免针头接触感染区域,需麻醉一周。拔甲或脓性指/趾头炎麻醉应选择指/趾根神经阻滞麻醉。

5. 切口在脓腔最低位或波动感最明显处,方向与大血管、神经干、皮纹平行,且长度足够,以利引流,但不要穿过对侧脓腔壁到达正常组织,以免感染扩散。手术时应注意探查脓腔大小,使之引流通畅,以免复发,并需将切口扩大至脓腔边缘,但不应超过脓腔壁达正常组织。切口底部须放置引流条或引流管,若切口底部渗血较重还需以纱条填塞止血,但注意不要填塞过紧。脓性指头炎切开后要将皮下组织内的纤维间隔用刀切断,并剪去突出切口外的脂肪组织,以免影响引流,如有死骨片,应将其取出,如脓腔较大,可作对口切开引流,但应注意不能作鱼口切口,以免术后瘢痕影响患指感觉,造成严重后果。

6. 术中注意询问患者感受,观察患者反应及生命体征。切忌动作粗暴而损伤血管导致大出血,或挤压脓肿造成感染扩散。

7. 脓性指头炎术后应注意待红肿消退,疼痛减轻后,即早期开始行手指功能锻炼,以免肌腱粘连、瘢痕挛缩而造成功能障碍。若为哺乳期的乳腺脓肿,应停止哺乳,并用吸乳器吸尽乳汁。

四、常见并发症及处理

1. 出血　脓肿壁渗血不应盲目止血,用凡士林纱布条填塞压迫可达止血目的,确实存在血管破裂出血时可结扎止血。

2. 感染扩散　主要还是以加强局部换药引流为主,可结合引流液培养及药敏结果使用全身敏感抗生素。

五、临床情景实例与临床思维分析

临床情景实例 1　患者,男性,33 岁,左臀部肿块伴疼痛 5 天入院。患者诉 5 天前无明显诱因发现左臀部肿块伴疼痛不适,在当地诊所给予口服及静脉输注"抗生素"(具体治疗用药不详)后疼痛无明显缓解。既往体健。查体:左臀部外侧局部红肿疼痛,有波动感,与正常组织分界清楚。请对患者进行相关处理。

临床思维分析:①结合患者病史、主诉及查体诊断考虑左臀部脓肿;②患者抗感染治疗后效果欠佳需考虑行脓肿切开引流术;③脓肿未破溃,消毒应以肿块为中心从内向外消毒,切口选择波动感最明显处切开,切口走向注意尽量与皮纹成平行方向。

临床情景实例 2　患者,男性,40 岁,右臀部肿块 1 周伴发热入院。患者诉 1 周前无明显诱因发现右臀部肿块伴疼痛不适,在当地医院给予抗感染治疗(具体治疗用药不详),局部疼痛稍缓解。查体:右侧臀部局部明显红肿疼痛,无明显波动感,与正常组织分界尚清楚。B超提示右臀部肌层深部存在液性暗区,既往无基础疾病。请对患处进行相关处理。

临床思维分析:①结合患者病史、主诉、查体以及辅助检查,尤其是B超结果提示考虑右臀部深部脓肿形成;②患者已行予抗感染治疗后效果欠佳需考虑行脓肿切开引流术;③手术注意事项中消毒应以肿块为中心从内向外消毒,因脓肿部位较深不能直接触及波动感,需在B超或CT定位辅助下行手术。

临床情景实例3　患者,女性,28岁,左乳肿胀疼痛5天入院。患者诉5天前哺乳后出现左乳疼痛不适,予热敷后疼痛无缓解,3天前开始出现发热,最高达39℃,予输抗生素治疗3天上述症状未见好转。查体:左乳房外上象限红肿发亮,局部皮温明显增高,触之疼痛剧烈,有较明显波动感。请对患处进行相关处理。

临床思维分析:①结合患者病史、主诉及查体诊断急性左侧乳腺炎并乳腺脓肿;②治疗方法的选择,患者已行抗感染治疗后效果欠佳,且肿块有波动感,提示脓肿形成,考虑有脓肿切开引流手术指征;③手术注意事项:乳腺脓肿切开时取肿块表面波动感最明显处以乳头为中心做放射状切口,可尽量避免损伤乳腺管;④术后建议患者停止患侧乳房哺乳,以吸乳器吸尽乳汁防止乳汁淤积,严重感染时需停止哺乳,同时给予口服抗生素及加强创口换药处理。

临床情景实例4

(1)患者,男,52岁,肛门周围肿痛伴发热1周入院。查体:肛门膝胸位3点方向距肛门旁3cm可触及约3.0cm×3.0cm大小肿块,质地稍硬,波动感不明显。请予以处理。

(2)抗感染治疗3天,可扪及肿块波动感,凝血功能正常,请行相关处理。

临床思维分析:①结合患者病史、主诉及查体诊断首先考虑肛周感染,波动感不明显提示此时脓肿尚未形成。②治疗上首选抗感染等对症治疗,因波动感不明显暂不考虑手术治疗。处理后若肿块有波动感考虑肛周脓肿形成,则需行脓肿切开引流术,此时消毒不能采用由内向外的顺序,而应采取会阴部手术消毒顺序,即采用由外向内的方式。③手术注意事项:手术切开前应常规行肛门检查,重点是肛门指诊,因为肛门直肠周围脓肿常可能形成复杂脓肿或肛瘘,常规的脓肿切开往往不能根本性的解决问题,需根据检查结果制定手术方案,若不能排除肿瘤等则需进一步行直肠镜或结肠镜检查明确诊断。

临床情景实例5　患者,男性,48岁,右手示指外伤后肿痛3天入院。患者诉3天前不慎被鱼刺扎伤右手示指指尖,予创可贴包扎后未再做特殊处理。起初手指有针刺样疼痛,无其他特殊不适,近两天来渐感手指疼痛加重,为剧烈跳痛,查体:体温39℃,右手示指明显肿胀,质地较硬,无明显波动感,请予诊断及处理。

临床思维分析:①结合患者病史、主诉及查体,尤其是手指外伤史后导致特异性的剧烈跳痛,诊断考虑右手示指脓性指头炎。②治疗方法的选择上,由于手指感染并脓肿形成后局部压力大,需立即行脓肿切开引流术。③手术注意事项中,脓性指头炎切口的选择应根据手指不同选择部位;麻醉应选择指根神经阻滞麻醉。④脓性指头炎术后应注意待红肿消退,疼痛减轻后,即早期开始行手指功能锻炼,以免肌腱粘连、瘢痕挛缩而造成功能障碍。

临床情景实例 6

(1) 患者,男性,65 岁,颈项部红肿疼痛 3 天入院。患者诉 3 天前洗澡后颈项部皮肤出现局部红肿疼痛,给予局部药物外敷及口服抗生素治疗(具体治疗用药不详)后无明显缓解,甚至疼痛有进行性加剧。查体:颈项部可见多处红色结节,并有皮肤肿胀发亮,局部形成隆起的暗红色疼痛肿胀浸润区,质地坚韧、界限不清,并伴区域淋巴结肿大。既往有糖尿病史。请给予初步诊断及治疗。

(2) 随后患者病灶皮肤出现多个脓点及破溃,创口呈蜂窝状。目前血糖控制正常,凝血功能正常,请行相关处理。

临床思维分析:①结合患者病史、主诉、查体及既往病史,初步诊断为痈。②治疗方法的选择上,首先给予抗生素治疗,局部处理可用 50%硫酸镁、鱼石脂软膏或 70%酒精湿敷,同时要积极治疗原发病(糖尿病)控制血糖。随后患者病灶皮肤出现多个脓点及破溃,创口呈蜂窝状,此时应考虑手术治疗。③手术注意事项:痈切口的选择应采用十字或双十字切口,切除范围应足够,需彻底清除已化脓或尚未化脓但已失活的组织,若未达病变边缘则不能做到彻底清除病灶。脓腔内填塞凡士林或生理盐水纱条,术后及时更换敷料,可改用呋喃西林纱布抗炎或生肌散促进局部肉芽组织生长。

临床情景实例 7

(1) 患者,女,26 岁,右乳肿痛 3 天来诊。患者诉 3 天前哺乳时被婴儿咬伤乳头后感疼痛,并有进行性加剧,未予特殊处理。查体:右乳内上象限明显肿胀发硬,局部皮肤发红,皮温升高,压痛明显,无明显波动感。请予初步诊断及处理。

(2) 治疗两日后无明显效果,局部可扪及波动感,下一步如何处理?

(3) 切开后引流不通畅,红肿疼痛波及全乳房,B 超示乳腺深部脓肿,如何处理?

临床思维:①结合患者病史、主诉、查体诊断急性乳腺炎。②查体未发现波动感考虑暂未形成脓肿,治疗上先考虑予物理及药物治疗,但患者治疗后无明显效果,局部可扪及波动感,考虑形成乳腺脓肿,此时应考虑尽早行脓肿切开引流。③手术注意事项中应根据脓肿具体所在部位选择合适的切口。后来引流效果欠佳,形成乳腺深部脓肿,可 B 超定位下在乳腺下方作弧形切口彻底引流。④术后建议患者停止患侧乳房哺乳,以吸乳器吸出乳汁防止乳汁淤积,严重感染时需停止哺乳,同时给予口服抗生素及加强创口换药处理。

(熊 伟　李志军)

第二十八章 小夹板固定术
Small Splint Fixation

一、适应证

四肢闭合性、无移位、稳定性骨折。

二、禁忌证

1. 软组织损伤严重者。
2. 开放性骨折。
3. 伤肢严重肿胀。
4. 昏迷及肢体感觉异常者。
5. 过度肥胖。

三、标准操作规程（表 28-1）

表 28-1　小夹板固定术标准操作规程

准备	器材准备：包括合适大小外形的夹板，由柳木、椴木或杉木制成，肢体衬毡垫，外用纱套，各种纸垫或棉垫，捆扎用的布带
	患者准备：需要手法复位者可先清理皮肤，局部麻醉下进行骨折整复，患肢套纱套，骨突部位及骨折成角突出着力部位加衬垫
	术者准备：穿工作服，戴口罩，洗手；根据患者肢体大小选择合适的夹板[1]
操作过程	皮肤清理，确认无皮肤破损
	伤肢摆放在正确的位置
	骨折需要手法复位者先行手法复位，助手牵引维持复位
	固定部位加衬套[2]
	骨突及夹板着力部位加衬垫用胶布固定防止移位
	选择合适大小外形的夹板放在肢体前后内外侧，顺序为先后方，再前方，再内外侧
	一般不超过关节，宽度大约为肢体周径的 4/5

操作过程	助手维持夹板位置,术者用布带包扎固定
	先固定骨折端的近端,再固定远端,然后向两端等距离捆扎
	松紧程度以布带上下移动各 1cm 为准[3]
	检查肢体末端血液循环及感觉情况
	复原患者衣物,整理用物,垃圾分类处理
	标记时间
	洗手并记录
	术后医嘱[4]

疑点导航:

1. 由于患侧骨折端常有短缩,且测量过程中可能导致患肢疼痛,故选用健侧作为测量参照。

2. 可以使用新型的衬套,也可使用绵纸。棉纸由远端向近端缠绕作为衬垫,第一周应斜形缠绕,第二周作环形缠绕时,将第一周斜出圈外的绷带角折回圈内压住,然后再重复缠绕至固定近端,每层重叠1/3或1/2。骨突及夹板着力部位多缠绕几圈即为加强保护。

3. 在伤肢固定后1~3天内要特别注意观察伤肢末梢血循环及感觉情况,并随时酌情调整扎布带的松紧度,均上下移动各1cm为准。

4. 必须交代患者　注意患肢血运感觉,如感患肢肿痛、青紫、麻木严重,立即去除石膏并速来院就诊。抬高患肢及加强功能锻炼。

四、常见并发症及处理

1. 皮肤压疮　主要在预防,其次是早期发现,及时解除压迫。其主要原因是骨突处未加衬垫,包扎过紧,夹板接触皮肤的部分不平坦,应在骨突部位容易形成压疮处加衬垫。

2. 神经麻痹　主要发生在表浅神经,如腓总神经、尺神经等,原因是不熟悉这些表浅神经的解剖,保护不足,局部压迫时间过长,相应神经麻痹。早期发现并及时解除压迫可能恢复,时间过长则难以恢复,重在预防。

3. 筋膜间室综合征　闭合骨折早期肢体肿胀,局部血肿或软组织反应会使肿胀加重,夹板固定过紧会进一步限制间室容积的扩大,造成间室内压力增高,影响血液回流,最终发生筋膜间室综合征。早期发现应及时彻底松解夹板,解除肢体的外部挤压因素。筋膜室患者往往表现为剧烈疼痛,止痛药难以控制,被动活动疼痛加剧,其后果严重,应高度警惕,及时切开减压。重在预防,骨折早期固定不可过紧,要密切观察。

五、临床情景实例与临床思维分析

临床情景实例1

(1) 患者,男性,65岁,不慎滑倒致右腕关节疼痛、肿胀、活动受限2h入院。体格检查:右侧腕关节压痛明显,肿胀明显。行影像学检查(图28-1,图28-2),请写出诊断并对该患者行小夹板固定术。

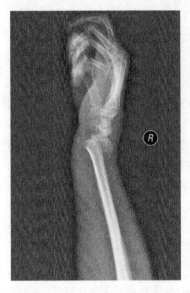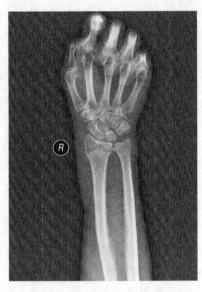

图 28-1　右腕关节侧位 X 线片　　　　图 28-2　右腕关节正位 X 线片

(2) 经过处理固定1天后,患者自诉右手肿胀明显,右手活动时疼痛加重,体格检查:被动伸指痛阳性。请分析患者出现相关症状的原因,并作出相应处理。

临床思维分析:①根据病史体格检查和X线片,患者诊断为Colles骨折,可进行小夹板固定。②固定后1天右手肿胀疼痛,考虑小夹板固定较紧导致血液循环障碍,存在筋膜间室综合征可能,需松开小夹板,密切观察患肢情况,若剧烈疼痛,局部肿胀明显,被动活动疼痛剧烈,及时切开减压治疗。

临床情景实例2

(1) 患者,男性,32岁,车祸外伤致右小腿疼痛、肿胀、畸形、活动受限3h入院,入院后行右侧胫腓骨X片检查(图28-3),请写出诊断并对患者进行并小夹板固定。

(2) 患者已行小夹板固定3天后,右足背麻木感觉障碍,踝关节背伸功能丧失,右小腿足背动脉搏动正常,小腿局部张力不大。请分析患者此症状原因,并作出适当处理。

临床思维分析:①患者右侧胫腓骨骨折,对位、对线良好,可行小夹板固定术。②知名动脉的搏动不足以排除骨筋膜室综合征,主要在于局部张力不大,表现为单一神经损伤表现,考虑小夹板固定引起腓骨头卡压不适,腓总神经损伤,应重新调整小夹板,防止腓骨颈局部卡压,适当神经营养治疗。

临床情景实例 3

(1) 患者女性,26 岁,车祸外伤致左小腿疼痛、肿胀、活动受限 1h 入院,入院后行左侧胫腓骨 X 片检查(图 28-4),请写出诊断并对患者进行复位并小夹板固定。

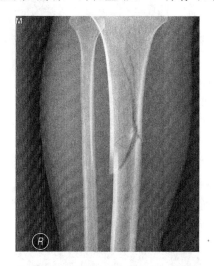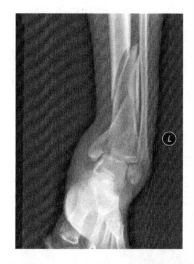

图 28-3　右胫腓骨中段正位 X 线片　　图 28-4　左侧胫腓骨下段正位 X 线片

(2) 患者行小夹板固定 1 天后因左小腿疼痛难耐再次入院,查体示左侧足背动脉搏动未扪及,牵拉左足各足趾患者剧痛,应对患者如何处理,考虑患者产生此症状的原因。

临床思维分析:①患者为左侧胫腓骨骨折,予以牵引复位后行小夹板固定术;②患者 1 天后足背动脉搏动未扪及,被动牵拉试验阳性,考虑诊断小腿骨筋膜室综合征,需松开外固定,行右小腿骨筋膜室切开减压术。

临床情景实例 4　患者,男性,40 岁,因车祸外伤致左小腿疼痛、肿胀、活动受限 3h 入院。入院时查体:左小腿肿胀明显,中下段可见水疱形成,水疱内为清亮色液体,末梢感觉血运正常,已行 X 线检查(图 28-5),请对患者进行相关处理,并对患肢行固定。

临床思维分析:患肢肿胀明显,并伴水疱形成,患肢软组织情况较差,不适合行小夹板固定,可行患侧跟骨结节骨牵引,同时便于观察。

临床情景实例 5

（1）患者，男性，22 岁，因高处坠落伤致右上臂疼痛、肿胀、活动受限 6h 入院。入院时查体示：右上臂明显肿胀，可扪及骨擦感，已查 X 线片（图 28-6），在外院经简单处理石膏临时固定。因 X 线片显示骨折位置不理想要求转入我院进一步治疗，经过 C 臂透视下复位，骨折对位对线已经恢复，请对患肢进行小夹板固定。

（2）若骨折进行复位后出现腕关节及拇指不能背伸，试分析其原因并给出处理方案。

临床思维分析：①核实患者的信息，考虑为右侧肱骨中下段斜形骨折，复位后予以小夹板固定。②肱骨骨折复位后出现桡神经损伤，考虑骨折端卡压神经所致，行桡神经探查松解。

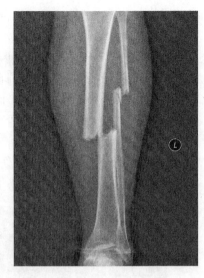

图 28-5　左胫腓骨中段正位 X 线片

临床情景实例 6　患者，男，18 岁，掰手腕致左上肢疼痛、肿胀、畸形 1h。查体：左上臂中下段可扪及骨擦感，反常活动，左腕关节及拇指不能背伸，虎口区域及手背桡侧半感觉麻木，末梢感觉血运可，余肢体无特殊异常。已完善 X 线片（图 28-7），请分析该患者的可能诊断并作出相应处理。

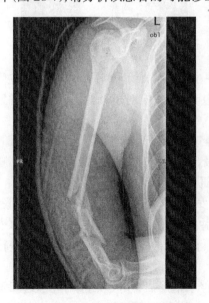

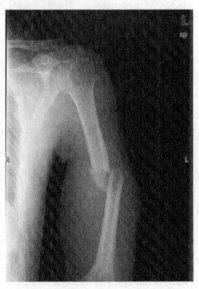

图 28-6　22 岁男患者左肱骨 X 线片　　图 28-7　18 岁男患者左肱骨 X 线片

临床思维分析:核实患者的信息,诊断考虑为左肱骨骨折合并桡神经损伤,不适合小夹板固定,可行石膏固定,合并神经损伤予以保守治疗,神经营养,康复功能锻炼,3~6 个月后无恢复可行神经探查松解或者功能重建。

(陈 斌 巴 根)

第二十九章

石膏绷带固定术
Plaster Fixation

一、适应证

1. 骨折及关节脱位的固定,包括临时固定及长期治疗所需要的固定。

2. 肢体的肌腱、血管、神经损伤修复术后,维持肢体的位置以保护上述组织的修复。

3. 肢体矫形术后,为固定肢体以对抗软组织挛缩,防止复位丢失以至畸形再发。

4. 化脓性关节炎或关节结核等,固定肢体以减轻疼痛,促进修复,防止畸形及症状加重。

5. 运动损伤,包括韧带、肌腱损伤,固定可减轻其疼痛,促进修复,减少后遗症的发生。

6. 畸形的预防,如运动神经麻痹后神经功能未恢复前,预防肌肉挛缩引起的畸形,将关节固定于功能位。

7. 某些骨折切开复位内固定术后,如小儿胫骨弹性髓内针内固定术后,为防止术后移位,作为辅助性外固定。

二、禁忌证

1. 开放性损伤,包括软组织缺损及开放性骨折。

2. 肢体严重肿胀,张力水疱形成,血液循环障碍者。

3. 局部皮肤病患者酌情应用。

4. 儿童、年老、体弱、神志不清及精神异常,不能正确描述固定后感觉及异常者慎重使用。

三、标准操作规程(表 29-1)

表 29-1　石膏绷带固定术标准操作规程

准备	医师准备:穿工作服,戴口罩、帽子,洗手
	核对患者信息,询问既往病史
	知情同意,并测量血压、脉搏等生命体征
	了解患者情况,协助患者体位摆放(显露清楚,维持复位,便于操作)
	评估环境:清洁、明亮
	物品准备:石膏、绷带、棉纸、剪刀,温水、手套、石膏桌等
操作过程	选用合适规格的石膏[1]
	测量所需石膏长度[2]
	制作石膏板[3]
	衬垫保护皮肤,特别是骨突、血管、神经、石膏两端
	石膏放在温水内[4],待气泡出尽,手握两端,轻轻挤去水分[5]
	石膏板展平,层压
	患肢位于正确的固定位置[6]
	石膏置于合适的位置铺平[7]
	绷带缠绕[8]
	塑形[9]
	待石膏出现弹响,标记时间
	询问石膏舒适度(有无卡压)
	复原患者衣物,将患肢残余的石膏灰浆用温水擦干净
	整理用物,垃圾分类处理
	洗手并记录
	术后医嘱[10]

疑点导航:

1. 根据固定的部位肢体的粗细,有针对性地选择适合大小的石膏进行固定。

2. 由于患侧骨折端常有短缩,且测量过程中可能导致患肢疼痛,故选用健侧作为测量参照。一般比量长度大于实际长度10%。

3. 根据测量的长度,在平整的桌面上反复叠加石膏绷带至 12~16 层,上肢 12 层,下肢 14~16 层。经关节处或肢体粗细变化处,应对石膏进行相应的裁剪和改良,以便石膏更好地贴服肢体,起到更好的固定作用。

4. 石膏的硬化速度取决于水温高低,水温越高,石膏硬化越快,越不利于塑型,一般控制在 3~5min 比较适当,故夏天和冬天需对水温作适宜的调整。

5. 对掌挤压石膏卷两端是为了减少石膏流失,确保石膏夹板强度。

6. 固定关节的位置根据复位需要而确定,一般情况下要固定在功能位。如肘关节固定在屈曲 90° 位,前臂旋转中立位,但肱骨髁上骨折时,为了维持复位,有时需要固定肘关节在大于 90° 的屈曲位;背侧移位的桡骨远端骨折需要固定腕关节于掌屈位。固定范围根据骨折类型及治疗需要也可以变化。如桡骨远端骨折一般情况下远端固定至掌指关节,近端不超过肘关节,但远端尺桡骨双骨折或骨折不稳定,需要控制前臂旋转时,石膏固定近端要超过肘关节。

7. 一般为腹、背侧,石膏固定范围一般需要固定骨折部位的远端及近端关节,如前臂骨折需要固定肘关节及腕关节;小腿部位骨折需要固定膝关节及踝关节。不能以指尖按压石膏,防止皮肤压迫,也可达到美观的效果。

8. 绷带由远端向近端缠绕,为操作方便可以先快速缠绕初步稳定。每层绷带覆盖上一层的 1/3 或 1/2,绷带缠绕过程中不能翻转,松紧度合适,过关节处 "8" 字缠绕,以加强牢固度。

9. 待固定可靠后,双手掌塑形,使石膏和肢体尽可能贴服,同时调整肢体关节的屈伸角度使之匹配治疗要求。

10. 必须交代患者注意患肢血运感觉,如感患肢肿痛、青紫、麻木严重,立即去除石膏并速来院就诊。抬高患肢及加强功能锻炼。

四、常见并发症及处理

1. **皮肤压疮**　主要在预防,其次是早期发现,及时解除压迫。造成压疮的主要原因是骨突处未加衬垫,包扎过紧,石膏接触皮肤的部分不平坦,特别是操作时在石膏固化前手指挤压造成局部凹陷,接触皮肤的一面则局部突出压迫皮肤,时间长久则出现压疮。操作时塑形及抹平石膏应用手掌,避免手指挤压,发现挤压应及时矫正,回复石膏夹板或管型表面顺滑。

2. **神经麻痹**　主要发生在表浅神经,如腓总神经、尺神经等,原因是不熟悉这些表浅神经的解剖,保护不足,局部压迫时间过长,相应神经麻痹。早期发现并及时解除压迫可能恢复,时间过长则难以恢复,重在预防。短腿石膏近端应远离腓骨小头 3~4 横指,长腿石膏腓骨小头处加充足衬垫,局部塑形不可过紧。

3. 筋膜间室综合征　闭合骨折早期肢体肿胀,局部血肿或软组织反应会使肿胀加重,石膏固定过紧会进一步限制间室容积的扩大,造成间室内压力增高,影响血液回流,最终发生筋膜间室综合征。前期发现应及时彻底松解石膏,解除肢体的外部挤压因素。筋膜室患者往往表现为剧烈疼痛,止痛药难以控制,被动活动疼痛加剧,其后果严重,应高度警惕,及时切开减压。重在预防,骨折早期固定不可过紧,要密切观察。

4. 关节僵硬,粘连　固定时间过久会发生,特别是非功能位固定会造成肢体功能障碍,应及时拆除石膏,尽早进行关节功能练习,恢复关节活动度,必要时辅助理疗,或应用非甾体抗炎药。

5. 失用性肌肉萎缩、骨质疏松　石膏固定会造成,固定期间应做长肌肉收缩练习,拆除石膏后加强肌肉力量训练及负重练习。

五、临床情景实例与临床思维分析

临床情景实例 1

(1) 老年男性,62 岁,因摔伤致右侧腕关节疼痛、肿胀、活动受限 2h 入院。体格检查:右侧腕关节呈餐叉样畸形,行右侧腕关节 X 片检查(图 29-1,图 29-2)。对该患者右侧腕关节复位并行石膏外固定,指导患者功能锻炼。

(2) 3 周后患者再次到医院就诊,诉患肢不能握拳,手部肿胀,疼痛。体格检查:手背及手指明显肿胀,掌指关节及指间关节活动障碍,屈曲受限并疼痛。分析患者出现该症状的原因并提出治疗方案。

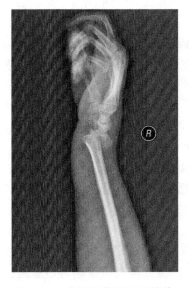 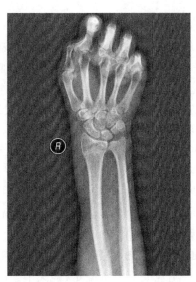

图 29-1　右腕关节侧位 X 线片　　图 29-2　右腕关节正位 X 线片

　　临床思维分析:①患者为右侧 Colles 骨折,右侧腕关节应复位后于轻度屈曲尺偏位石膏固定。待患者固定两周,水肿消退后,再行右侧腕关节中立位更换石膏托或前臂管型石膏固定。②患者石膏固定三周后出现不能握拳,手部肿胀,疼痛。体格检查:手背及手指明显肿胀,掌指关节及指间关节活动障碍,屈曲受限并疼痛。其原因主要为术后功能锻炼不正确,导致关节僵硬、粘连,需要在医生指导下积极进行功能康复锻炼,被动和主动的屈伸指间关节,掌指关节,握拳屈肘,活动锻炼肩关节等。

　　临床情景实例 2

　　(1) 患者,男性,19 岁,摔伤致左前臂及左肘疼痛、肿胀、畸形、活动受限半小时入院,行左侧前臂 X 片检查(图 29-3),拟急诊复位石膏辅助固定,待前臂肿胀缓解后再手术治疗,经牵引复位纠正骨折畸形后,请完成对该患者的石膏固定术。

　　(2) 患者石膏固定术后第 2 天,诉左手疼痛肿胀不适,疼痛程度剧烈,口服止痛药物缓解不明显,左手各手指被动伸指活动疼痛,请予以处理。

　　临床思维分析:①患者为孟氏骨折,需行石膏固定,石膏固定范围应超腕关节及肘关节,肘关节应屈曲 90°,伴前臂中立位固定。②患者自诉石膏固定术后第 2 天,左前臂疼痛肿胀不适,疼痛程度剧烈,口服止痛药物缓解不明显,左手各手指被动伸指活动疼痛,考虑石膏过紧卡压前臂致筋膜间隔综合征,应松开石膏,急诊行切开减压。原始损伤不严重而形成筋膜间隔综合征的,可通过密切观察,早发现,及时解除卡压就可能不会发生筋膜间隔综合征。

　　临床情景实例 3　患者,男性,10 岁,右膝关节疼痛,肿胀、活动受限 10 天。入院体格检查:神清,心肺腹体格检查未见异常,右大腿远端肿胀,未扪及明显肿块,局部静脉无怒张,无充血发红,皮温不高,远端内侧压痛,膝关节活动范围正常,活动时有轻度疼痛,末梢感觉血运正常。已行 X 线检查(图 29-4),请对患儿右下肢作适当固定,预防病理性骨折。

　　临床思维分析:患儿诊断考虑右股骨远端病变。骨质有破坏,骨肿瘤及骨结核可能,为预防病理性骨折,固定肢体可减轻疼痛,促进修复,防止畸形及症状加重,故对患肢进行长腿石膏后托固定。

　　临床情景实例 4　患者女性,30 岁,因割腕致左腕部疼痛、流血 3h。入院后急诊行左侧腕关节清创缝合术,术中探查左腕部桡侧腕屈肌肌腱及掌长肌肌腱断裂,已行肌腱吻合术,其余组织无损伤。请对该患者术后左侧腕关节进行石膏外固定。

　　临床思维分析:患者为左腕部桡侧腕屈肌肌腱及掌长肌肌腱断裂吻合术后,需行左腕关节石膏固定,腕关节于屈曲位固定以放松吻合后肌腱,肌腱断裂吻合术后需固定 3~4 周。

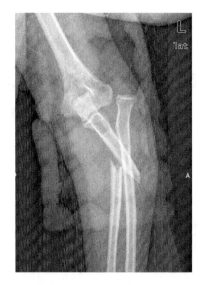 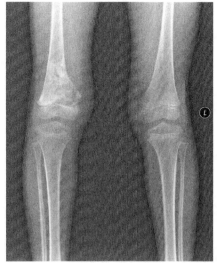

图 29-3　左肘关节侧位 X 线片　　图 29-4　双侧膝关节正位 X 线片

　　临床情景实例 5　患者,男性,45 岁,因运动伤致右侧跟腱断裂。入院行右侧跟腱断裂修复术(主刀认为缝合修复强度较差),请对该患者术后患肢进行石膏外固定。

　　临床思维分析:患者为右侧跟腱断裂修复术后,缝合不可靠,石膏固定范围及时间参照保守治疗,故行右踝关节跖屈位长腿石膏外固定(石膏超过膝关节,固定时膝关节屈曲 15°~30°)。患者长腿石膏固定 3 周后改短腿石膏(石膏不超过膝关节,踝关节跖屈位),短腿石膏固定 3 周后可穿定制高跟鞋进行功能锻炼。

(陈斌　巴根)

第三十章 关节腔穿刺术
Arthrocentesis

一、适应证

1. 四肢关节肿胀、积液,行穿刺抽液检查或引流,或注射药物进行治疗。
2. 关节腔内注入空气或造影剂,行关节造影术,以了解关节软骨或骨端的变化。

二、禁忌证

1. 穿刺部位皮肤破溃、感染等。
2. 凝血功能障碍或伴有出血性疾病等。

三、标准操作规程(表 30-1~ 表 30-6)

表 30-1　膝关节穿刺术标准操作规程

准备	医师准备:穿工作服,戴口罩、帽子,洗手
	核对患者信息,如床号、姓名、年龄、性别等
	测量生命体征(心率、血压、呼吸、脉搏)
	向患者解释穿刺目的、操作过程、可能的风险,确认患者无穿刺禁忌及麻醉药物过敏史
	告知患者需要配合的注意事项
	签署知情同意书
	用物准备:换药包 1 个、无菌棉球若干、5ml 注射器 1 个、碘伏、外科无菌手套 1 副、无菌孔巾、记号笔、标本管若干、胶布、无菌纱布
操作过程	体位:患者取仰卧位,充分暴露患肢,腿部肌肉放松,做浮髌征明确病变情况
	穿刺点选择:根据穿刺需要,可以髌骨上缘的水平线与髌骨外缘的垂直线的交点为穿刺点,经此点向内下方刺入关节腔;也可经"膝眼"处进针穿刺;准确判断穿刺点并标记

续表

操作过程	检查换药碗、注射器等物品有效期及气密性。打开换药碗,并将无菌物品放入,戴无菌手套[1]
	消毒顺序:以穿刺点为圆心,由内向外
	消毒范围:直径 15cm 以上
	消毒 3 次,消毒不留空隙,每次范围小于前 1 次,最后范围大于孔巾孔直径,铺孔巾
	2% 利多卡因局部麻醉
	穿刺:操作者将左手示指和中指稍用力固定皮肤,于穿刺点行皮丘注射,然后在标记点处向关节囊方向进针,边进针边回抽及推药,至有突破感
	穿刺针进入关节腔后,轻轻回抽可见关节液,确认在关节腔内后,抽取适量关节液送检或注入治疗药物
	拔出穿刺针后用无菌纱布按压穿刺点 1~2min,并将关节液分装于标本管内
	穿刺后观察穿刺部位是否有出血、肿胀、疼痛现象,再次消毒穿刺点,无菌纱布覆盖,胶布固定
	将检查信息条形码贴于标本管外送检
	整理物品,分别归类弃于垃圾桶及利器盒
	书写操作记录,记录穿刺时间、部位,穿刺过程及关节液性质等
	操作过程应该注意观察患者生命体征,如有头晕、面色苍白、出汗、心悸,应立即停止穿刺,操作过程中询问患者的感受
	操作后嘱患者平卧休息,再次观察生命体征、有无穿刺点出血等

表 30-2 肩关节穿刺术标准操作规程

准备	医师准备:穿工作服,戴口罩、帽子,洗手
	核对患者信息,如床号、姓名、年龄、性别等
	测量生命体征(心率、血压、呼吸、脉搏)
	向患者解释穿刺目的、操作过程、可能的风险,确认患者有无穿刺禁忌、有无麻醉药物过敏
	告知患者需要配合的注意事项
	签署知情同意书
	用物准备:换药包 1 个、无菌棉球、5ml 注射器 1 个、18~20 号穿刺针、碘伏、外科无菌手套 1 副、无菌孔巾、记号笔、标本管若干、胶布、无菌纱布、2% 利多卡因针 5ml

操作过程	体位:患者取坐位,充分暴露患肢,肩部肌肉放松
	穿刺点选择:选择患侧肩峰后外侧角下方 1~2cm 处为穿刺点(患肢贴胸搭肩,向喙突尖方向穿刺);也可将患肢轻度外展外旋,于肱骨小结节与喙突之间垂直刺入关节腔;或从喙突尖下外侧三角肌前缘,向后外方向刺入关节腔。准确判断穿刺点后标记
	检查换药碗、注射器等物品有效期及气密性。打开换药碗,并将无菌物品放入,戴无菌手套
	消毒顺序:以穿刺点为圆心,由内向外
	消毒范围:直径 15cm 以上
	消毒 3 次,消毒不留空隙,每次范围小于前 1 次,最后范围大于孔巾孔直径,铺孔巾
	麻醉:用 5ml 注射器抽取 2% 利多卡因 5ml,在穿刺点局部皮下注射形成一个皮丘,将注射器垂直于皮肤表面,逐层浸润麻醉
	穿刺:触摸患侧肩关节,再次明确肩峰及喙突解剖标志,操作者于肩关节后方将一手示指和中指稍用力固定皮肤,另一手持注射器于肩峰后外侧角下 1~2cm 标记点朝向喙突顶端方向进针,刺入关节腔
	穿刺针进入关节腔后,轻轻回抽可见关节液,确认在关节腔内后,抽取适量关节液送检或注入治疗药物。拔出穿刺针后用无菌纱布按压穿刺点 1~2min,若需送检,则将关节液分装于标本管内
	穿刺后观察穿刺部位是否有出血、肿胀、疼痛现象,再次消毒穿刺点,无菌纱布覆盖,胶布固定
	将检查信息条形码贴于标本管外送检
	整理物品,分别归类弃于垃圾桶及利器盒
	书写操作记录,记录穿刺时间、部位,穿刺过程及关节液性质等
	操作过程应该注意观察患者生命体征,如有头晕、面色苍白、出汗、心悸,应立即停止穿刺,操作过程中询问患者的感受
	操作后嘱患者平卧休息,再次观察生命体征、有无穿刺点出血等

表 30-3　肘关节穿刺术标准操作规程

准备	医师准备:穿工作服,戴口罩、帽子,洗手
	核对患者信息,如床号、姓名、年龄、性别等
	测量生命体征(心率、血压、呼吸、脉搏)

准备	向患者解释穿刺目的、操作过程、可能的风险,确认患者有无穿刺禁忌证及麻醉药物过敏史
	告知患者需要配合的注意事项
	签署知情同意书
	用物准备:换药包1个、无菌棉球、5ml注射器1个、碘伏、外科无菌手套1副、无菌孔巾、记号笔、标本管若干、胶布、无菌纱布
操作过程	体位:充分暴露患肢,患肢稍外展,屈肘90°,置于胸前
	穿刺点选择:①桡骨头和肱骨小头之间;②在尺骨鹰嘴顶端和肱骨外上髁之间向内前方刺入;③经尺骨鹰嘴上方,经肱三头肌腱向前下方刺入(屈肘45°)。准确判断穿刺点并标记
	检查换药碗、注射器等物品有效期及气密性。打开换药碗,并将无菌物品放入,戴无菌手套
	消毒顺序:以穿刺点为圆心,由内向外
	消毒范围:直径15cm以上
	消毒3次,消毒不留空隙,每次范围小于前1次,最后范围大于孔巾孔直径,铺孔巾
	穿刺[2]:操作者将左手示指和中指稍用力固定皮肤,于穿刺点行皮丘注射,然后朝向关节腔进针,边进针边回抽及推药
	进入关节腔后,轻轻回抽可见关节液,确认在关节腔内后,更换穿刺针同理进入,抽取适量关节液送检或注入药物。拔出穿刺针后用无菌纱布按压穿刺点1~2min,若需送检则将关节液分装于标本管内
	穿刺后观察穿刺部位是否有出血、肿胀、疼痛现象,再次消毒穿刺点,无菌纱布覆盖,胶布固定
	将检查信息条形码贴于标本管外送检
	整理物品,分别归类弃于垃圾桶及利器盒
	书写操作记录,记录穿刺时间、部位,穿刺过程及关节液性质等
	操作过程应该注意观察患者生命体征,如有头晕、面色苍白、出汗、心悸,应立即停止穿刺,操作过程中询问患者的感受
	操作后嘱患者平卧休息,再次观察生命体征、有无穿刺点出血等

表 30-4 髋关节穿刺术标准操作规程

准备	医师准备:穿工作服,戴口罩、帽子,洗手
	核对患者信息,如床号、姓名、年龄、性别等
	测量生命体征(心率、血压、呼吸、脉搏)
	向患者解释穿刺目的、操作过程、可能的风险,确认患者有无穿刺禁忌证、有无麻醉药物过敏史
	告知患者需要配合的注意事项
	签署有创操作知情同意书
	用物准备:换药包 1 个、无菌棉球、5ml 注射器 1 个、18~20 号穿刺针、2% 利多卡因针 20ml、碘伏、外科无菌手套 1 副、无菌孔巾、记号笔、标本管若干、胶布、无菌纱布
操作过程	体位:患者取仰卧位,充分暴露患肢,髋部肌肉放松
	穿刺点选择:在髂前上棘与耻骨结节连线的中点,腹股沟韧带下 2cm,股动脉的外侧垂直进针;也可取下肢内旋位,从股骨大转子上缘平行,经股骨颈向内上方刺入。准确判断穿刺点并标记
	检查换药碗、注射器等物品有效期及气密性。打开换药碗,并将无菌物品放入,戴无菌手套
	消毒顺序:以穿刺点为圆心,由内向外
	消毒范围:直径 15cm 以上
	消毒 3 次,消毒不留空隙,每次范围小于前 1 次,最后范围大于孔巾孔直径,铺孔巾
	麻醉:5ml 注射器抽取 2% 利多卡因 5~10ml,在穿刺点局部皮下注射形成一个皮丘,将注射器垂直于皮肤表面,逐层浸润麻醉
	穿刺[3]:操作者将左手示指和中指稍用力固定皮肤,然后在标记点处穿刺朝向关节腔进针,可有突破感
	穿刺针进入关节腔后,轻轻回抽可见关节液,确认在关节腔内后,抽取适量关节液送检。拔出穿刺针后用无菌纱布按压穿刺点 1~2min,并将关节液分装于标本管内
	穿刺后观察穿刺部位是否有出血、肿胀、疼痛现象,再次消毒穿刺点,无菌纱布覆盖,胶布固定
	将检查信息条形码贴于标本管外送检
	整理物品,分别归类弃于垃圾桶及利器盒
	书写操作记录,记录穿刺时间、部位,穿刺过程及关节液性质等
	操作过程应该注意观察患者生命体征,如有头晕、面色苍白、出汗、心悸,应立即停止穿刺,操作过程中询问患者的感受
	操作后嘱患者平卧休息,再次观察生命体征、有无穿刺点出血等

表 30-5　腕关节穿刺术标准操作规程

准备	医师准备:穿工作服,戴口罩,帽子,洗手
	核对患者信息,如床号、姓名、年龄、性别等
	测量生命体征(心率、血压、呼吸、脉搏)
	向患者解释穿刺目的、操作过程、可能的风险,确认患者有无穿刺禁忌证,麻醉药物过敏史
	告知患者需要配合的注意事项
	签署知情同意书
	用物准备:换药包 1 个、无菌棉球、5ml 注射器 1 个、碘伏、外科无菌手套 1 副、无菌孔巾、记号笔、标本管若干、胶布、无菌纱布
操作过程	体位:患者取仰卧位,充分暴露患肢,腕部肌肉放松
	穿刺点选择:拇长伸肌腱与示指固有伸肌腱之间或"鼻烟窝"尺侧,垂直进针;尺骨茎突远端,尺侧腕屈肌与尺侧腕伸肌之间,垂直进针。准确判断穿刺点并标记
	检查换药碗、注射器等物品有效期及气密性。打开换药碗,并将无菌物品放入,戴无菌手套
	消毒顺序:以穿刺点为圆心,由内向外
	消毒范围:直径 15cm 以上
	消毒 3 次,消毒不留空隙,每次范围小于前 1 次,最后范围大于孔巾直径,铺孔巾
	穿刺[4]:操作者将左手示指和中指稍用力固定皮肤,于穿刺点行皮丘注射,然后朝向关节腔进针,边进针边回抽及推药
	进入关节腔后,轻轻回抽可见关节液,确认在关节腔内后,更换穿刺针同理进入,抽取适量关节液送检。拔出穿刺针后用无菌纱布按压穿刺点 1~2min,并将关节液分装于标本管内
	穿刺后观察穿刺部位是否有出血、肿胀、疼痛现象,再次消毒穿刺点,无菌纱布覆盖,胶布固定
	将检查信息条形码贴于标本管外送检
	整理物品,分别归类弃于垃圾桶及利器盒
	书写操作记录,记录穿刺时间、部位,穿刺过程及关节液性质等
	操作过程应该注意观察患者生命体征,如有头晕、面色苍白、出汗、心悸,应立即停止穿刺,操作过程中询问患者的感受
	操作后嘱患者平卧休息,再次观察生命体征、有无穿刺点出血等

表 30-6 踝关节穿刺术标准操作规程

<table>
<tr><td rowspan="7">准备</td><td>医师准备:穿工作服,戴口罩、帽子,洗手</td></tr>
<tr><td>核对患者信息,如床号、姓名、年龄、性别等</td></tr>
<tr><td>测量生命体征(心率、血压、呼吸、脉搏)</td></tr>
<tr><td>向患者解释穿刺目的、操作过程、可能的风险,确认患者无穿刺禁忌证,麻醉药物过敏史</td></tr>
<tr><td>告知患者需要配合的注意事项</td></tr>
<tr><td>签署知情同意书</td></tr>
<tr><td>用物准备:换药包 1 个、无菌棉球、5ml 注射器 1 个、碘伏、外科无菌手套 1 副、无菌孔巾、记号笔、标本管若干、胶布、无菌纱布</td></tr>
<tr><td rowspan="13">操作过程</td><td>体位:充分暴露患肢,腿部肌肉放松</td></tr>
<tr><td>穿刺点选择:前方进针点可选择在踝关节线上避开肌腱及足背动脉均可穿刺;两侧进针点可紧贴内、外踝尖部下方;或外踝尖往上二横指与腓骨前缘往前一横指的交点;准确判断穿刺点并标记</td></tr>
<tr><td>检查换药碗、注射器等物品有效期及气密性。打开换药碗,并将无菌物品放入,戴无菌手套</td></tr>
<tr><td>消毒顺序:以穿刺点为圆心,由内向外</td></tr>
<tr><td>消毒范围:直径 15cm 以上</td></tr>
<tr><td>消毒 3 次,消毒不留空隙,每次范围小于前 1 次,最后范围大于孔巾直径,铺孔巾</td></tr>
<tr><td>穿刺[5]:操作者将左手示指和中指稍用力固定皮肤,于穿刺点行皮丘注射,然后朝向关节腔进针,边进针边回抽及推药</td></tr>
<tr><td>进入关节腔后,轻轻回抽可见关节液[6],确认在关节腔内后,更换穿刺针同理进入,抽取适量关节液送检或注入药物;拔出穿刺针后用无菌纱布按压穿刺点 1~2min,若需送检则将关节液分装于标本管内</td></tr>
<tr><td>穿刺后观察穿刺部位是否有出血、肿胀、疼痛现象[7],再次消毒穿刺点,无菌纱布覆盖,胶布固定</td></tr>
<tr><td>将检查信息条形码贴于标本管外送检</td></tr>
<tr><td>整理物品,分别归类弃于垃圾桶及利器盒</td></tr>
<tr><td>书写操作记录,记录穿刺时间、部位,穿刺过程及关节液性质等</td></tr>
<tr><td>操作过程应该注意观察患者生命体征,如有头晕、面色苍白、出汗、心悸,应立即停止穿刺,操作过程中询问患者的感受</td></tr>
<tr><td>操作后嘱患者平卧休息,再次观察生命体征、有无穿刺点出血等</td></tr>
</table>

疑点导航：

1. 严格无菌术，否则可导致关节腔感染。

2. 肘关节腔穿刺时，应避免伤及尺神经或关节软骨。

3. 髋关节穿刺时，切记避开股动静脉。在穿刺过程中，注意患者肢体有无异常活动或不适，如麻木、触电感等。若出现则应立即停止操作或改变穿刺部位、方向。

4. 腕关节穿刺时，因桡动脉行经桡骨茎突远侧，故最好在尺侧穿刺。

5. 穿刺时，应边抽吸、边进针，注意有无新鲜血流；如有，提示刺入血管，应将穿刺针退出少许，改变方向再继续进针。局麻药物应避免注入关节腔，影响相关检查化验结果。另外，当抽得液体后，再稍微将穿刺针刺入少许，尽量抽尽关节腔内的积液。但不可刺入过深，以免损伤关节软骨。

6. 关节穿刺血性滑液的鉴别：关节穿刺有时碰到血性滑液时，单凭肉眼难以区分。以下几点有帮助：

(1) 观察血性成分流出情况，若为穿刺引起，则血液分布不均匀，且越抽量越少。

(2) 更换穿刺部位出血消失。

(3) 穿刺出血时，血细胞比重低。

(4) 穿刺引起的出血常自发凝固。

7. 关节腔有明显积液者，穿刺后应加压包扎，适当固定。

四、常见并发症及处理

1. 穿刺后局部红肿　可能是由于药物等因素刺激关节腔滑膜引起，注意与感染相鉴别；一般在注射后 48h 内缓解，通常给予局部冰敷及止痛药物对症治疗即可。

2. 医源性关节感染　若出现迟发性的红肿，或红肿持续时间较长，则要考虑感染。常常伴有发热、穿刺点红肿、有分泌物等表现。金黄色葡萄球菌为最常见致病菌。此时往往需要抗感染治疗，必要时行手术治疗。

3. 出血　此时需警惕出血性疾病，如血友病等。一般穿刺点出血用纱布等局部按压即可，必要时明确出血原因，对症治疗。

五、临床情景实例与临床思维分析

临床情景实例 1

(1) 患者，男性，35 岁，右膝外伤后 3 天，寒战、高热 1 天。查体：体温 39.6℃，右膝局部肿胀，疼痛明显，浮髌试验阳性。实验室检查：白细胞计数

14.0×10⁹/L,中性粒细胞百分比 85%,C 反应蛋白 65mm/h。现根据右膝关节平片(图 30-1)及 MRI(图 30-2),请判断患者目前首先考虑的诊断。

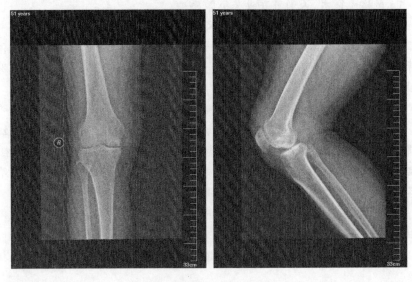

图 30-1 右膝关节 X 线片

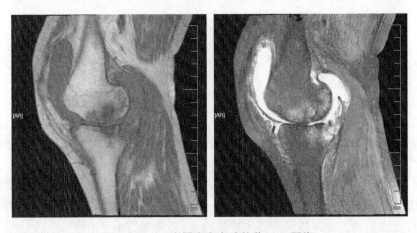

图 30-2 35 岁男患者右膝关节 MRI 图像

(2) 目前对于该疾病早期诊断中,最有价值的方法是什么？并处理。

(3) 该疾病早期时治疗最好的方法是什么？

临床思维分析:①根据患者病史、体格检查及实验室检查综合判断,目前该患者首先考虑的诊断为膝关节化脓性关节炎;②化脓性关节炎早期诊断中最有价值的方法是关节穿刺＋关节液检查,此时应立即行膝关节穿刺抽取关节液送检,若关节腔穿刺抽出脓液即可确诊;③早期治疗膝关节化脓性关节炎的最好方法是足量有效抗生素加关节穿刺抽液,并注入抗生素。

临床情景实例 2

(1) 患者,男性,62 岁,右膝胀痛、活动受限 1 天。患者昨日前大量饮酒、食海鲜食物,之后出现右膝疼痛,明显肿胀,伴局部发热,休息后症状无好转。患者既往患有痛风性关节炎。现患者就诊行右膝 MRI(图 30-3)。现为明确诊断,需哪些检查?

(2) 该疾病在急性发作期如何治疗?

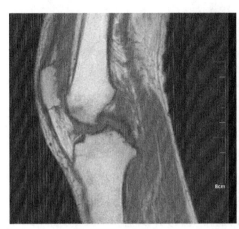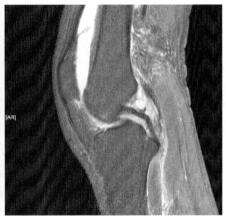

图 30-3 62 岁男患者右膝关节 MRI 图像

临床思维分析:①该疾病好发于中年以上男性,往往出现突发的第一跖趾、踝、膝等处关节红肿热痛,伴或不伴血尿酸盐增高,即应考虑痛风可能;如关节腔穿刺所得关节液检查找到尿酸盐结晶即可确立诊断。此外,血清尿酸盐测定、X 线检查、痛风结节活检等有助于诊断。②痛风在急性发作期,患者应卧床休息,患肢抬高制动,一般应休息至关节痛缓解 72h 后可恢复活动。药物治疗越早越好,早期治疗可使症状迅速缓解,常用药物包括:秋水仙碱,对本病有特效;非甾体类抗炎药,可通过抑制环氧化酶以减少花生四烯酸代谢物,如前列腺素等炎性介质,从而改善关节、滑膜充血、渗出等炎症性反应,达到控制关节肿、痛的目的。

临床情景实例 3

(1) 患者,女性,62 岁,反复右肩痛 1 年余,行右肩关节平片示右肩骨性关节炎(图 30-4),现需行右肩关节穿刺术,给予玻璃酸钠针 2ml 注射治疗。

(2) 穿刺后在推药过程中患者突然诉肩部胀痛,可能原因是什么? 如何处理?

临床思维分析:在进行关节腔注射药物时,需确认穿刺针位于关节腔内才可推注药物,否则注射药液会进入关节周围软组织内,造成患者疼痛、肿胀不适。如果在注射药物过程中患者诉明显胀痛不适,则需要改变穿刺针方向,回抽可见关节液即可确认穿刺针位于关节腔内,必要时可重新穿刺。

临床情景实例 4

(1) 患者,男性,40 岁,因"右腕关节肿胀疼痛、活动受限半年余"入院。患者既往患有陈旧性肺结核,平日午后盗汗,乏力。右腕关节正侧位片(图 30-5);右腕关节 MRI(图 30-6)。请行腕关节穿刺术明确诊断,并留取关节液行相关检查。

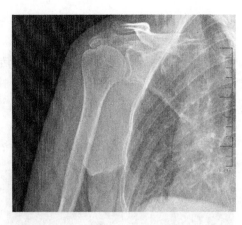

图 30-4 右肩关节正位片

(2) 请回答患者目前诊断考虑什么? 还需行哪些检查?

临床思维分析:①根据患者既往患有肺结核病史及患者症状体征,强烈提示患者可能患有结核性关节炎。②目前结核性疾病大多不典型,临床诊断往往较为困难,为明确诊断常需多项检查:血常规、PPD 试验、T-SPOT 试验(结核

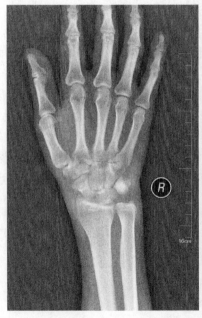
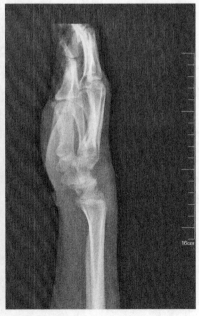

图 30-5 右腕关节正侧位片

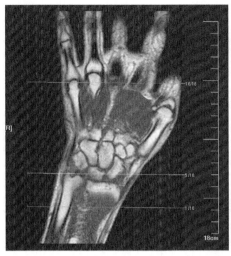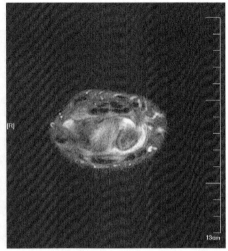

图 30-6　右腕关节 MRI 图像

菌素斑点试验)、腕关节正侧位片、
腕关节 CT 均有助于诊断。

　　临床情景实例 5

　　(1) 患者,男性,40 岁,左髋关
节反复肿痛、活动受限 2 月余,无
发热、寒战、盗汗等不适。患者至
医院就诊,行双侧髋关节 MRI(图
30-7)。现拟行左髋关节穿刺术,
抽取少量关节液送检,明确诊断。

　　(2) 在穿刺过程中若无法抽
到任何液体,可能的原因是什么?

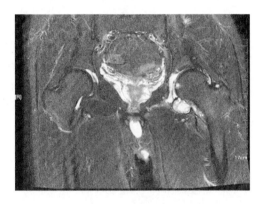

图 30-7　双侧髋关节 MRI 图像

　　临床思维分析:①根据髋关节 MRI 图像宜选择腹股沟韧带中点下 2cm,避
开股动静脉,于其外侧刺入。②在穿刺过程中如始终无法穿刺到液体,可能因
穿刺针较细,关节腔内液体较为浓稠,导致无法穿出;还可能因液体量较少,位
置较深无法穿出,此时可在超声引导下行关节腔穿刺。

　　临床情景实例 6

　　(1) 患者,男性,53 岁,因左踝关节肿胀疼痛、活动受限半年余入院。患者
近日长距离行走后左踝关节胀痛加重。患者既往左踝关节反复扭伤。左踝关
节正侧位片如图 30-8;现患者踝关节明显肿胀,请行踝关节穿刺术抽液。

　　(2) 在穿刺过程中,可能损伤到哪些重要结构?

　　临床思维分析:①患者既往踝关节反复扭伤,诊断考虑踝关节创伤性关节

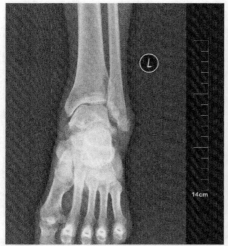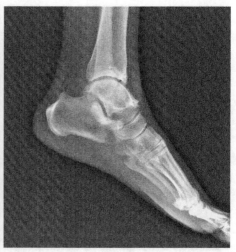

图 30-8 左踝关节正侧位片

炎,近日急性加重,出现关节腔积液,导致患者胀痛不适,通过关节腔穿刺抽液有利于缓解患者症状,同时也有利于明确诊断。②踝关节前方有诸多重要的结构:胫前肌肌腱、姆长伸肌肌腱、趾长伸肌肌腱及足背动脉等。在穿刺时易损伤足背动脉(胫前动脉)可引起活动性出血等并发症。穿刺时还可损伤腓神经,引起感觉运动障碍。

(周纳新 巴 根)

第四篇

妇 产 科

第三十一章 产前检查
Prenatal Examination

一、适应证

妊娠中、晚期孕妇。

二、禁忌证

无绝对禁忌证,对于已经有宫缩者,应在宫缩间歇期检查。

三、标准操作规程(表 31-1)

表 31-1 产前检查诊治标准操作规程

准备	医师的准备:穿工作服、戴口罩、帽子,洗手;男医师要求女性医务人员陪同
	核对床号、姓名,嘱患者排尿
	拉好屏风,保护患者隐私
	用物准备:皮尺、一次性垫单、无菌手套、生理盐水、骨盆外测量器、骨盆出口测量器、汤姆斯骨盆出口测量器、胎心听诊器、一次性垫单
操作过程	协助孕妇仰卧在检查床上,头部稍垫高[1]
	暴露腹部,双腿略屈曲稍分开
	站在孕妇右侧,面向孕妇头端
	观察腹型及大小,有无妊娠纹、手术瘢痕及水肿等
	宫高:用手触及宫底高度,软尺测量耻骨联合上缘中点至宫底的距离
	用软尺经脐绕腹部测量腹围
	两手置于子宫底部,了解宫底高度,两手指相对轻推,判断宫底胎儿部,区分胎头及胎臀[2]
	两手分别置于腹部两侧,一手相对固定,另手轻按检查,触到平坦饱满部分为胎背、可变形的高低不平部分为胎儿肢体,并确定胎背向前、向侧方或向后
	检查者右手拇指与其余四指分开,置于耻骨联合上方握住胎先露部,进一步查清先露是胎头还是胎臀,左右推动以确定是否衔接

操作过程	面向孕妇足端,检查者左右两手分别置于胎先露部两侧,沿骨盆入口向下深按,进一步核实胎先露诊断是否正确并确定胎先露部入盆程度
	触诊确定胎方位后,使用胎心听诊器在胎背上方的孕妇腹壁上听诊胎心 1min[3]
	测量前先了解和观察孕妇骨盆有无畸形及外伤骨折史
	嘱孕妇伸腿仰卧位,脱去一侧裤腿
	测量两髂前上棘外缘的距离
	测量两髂嵴外缘最宽的距离
	嘱孕妇左侧卧位,右腿伸直,左腿屈曲,测量第 5 腰椎棘突下至耻骨联合上缘中点的距离[4]
	协助孕妇平躺,臀下垫一次性垫单,两腿向腹部弯曲,双手抱双膝,检查者戴无菌手套,面向孕妇站于孕妇两腿之间,测量两坐骨结节内缘间的距离[5]
	嘱孕妇两腿弯曲,向两侧分开,用两手拇指指尖斜着对拢,放置在耻骨联合下缘,左右两拇指平放在耻骨降支上目测两拇指间角度
	撤臀下巾,协助患者复位,复原衣物、被褥
	脱手套,关灯
	告知并记录检查结果

疑点导航:

1. 如长时间平卧位出现仰卧位低血压综合征,则及时更改侧卧位。

2. 注意手法轻柔,以免刺激宫缩。

3. 若行胎心监护则连续记录 20min 以上。

4. 第 5 腰椎棘突下定位　两侧髂嵴后连线中点下 1.5cm,相当于米氏菱形窝上角。

5. 如两坐骨结节内缘间的距离小于 8.5cm,则加测出口后矢状径。出口后矢状径为坐骨结节间径中点至骶骨尖端的距离。检查者戴手套,右手示指伸入孕妇肛门向骶骨方向,拇指置于孕妇体外骶尾部,两指共同找到骶骨尖端,用汤姆斯骨盆出口测量仪一端放于坐骨结节间径中点,另一端放于骶骨尖端处,即可测得出口后矢状径,正常值 8~9cm。此值与坐骨结节间径值之和 >15cm,表示骨盆出口狭窄不明显。

四、临床情景实例与临床思维分析

临床情景实例 1

(1) 患者,女性,25 岁,孕 39 周阴道流血 1h 入院。请在模型上给患者行产前检查。

(2) 请记录检查结果。

临床思维分析:首先判断流血量的多少,量少考虑先兆临产,量多则需警惕前置胎盘等疾病。结果记录按照宫高、腹围、胎方位、胎心率和 IS-IC-EC-TO、耻骨弓角度顺序回答。

临床情景实例 2

(1) 患者,女性,26 岁,停经 37 周预约在门诊产检。请在模型上给予产前检查。

(2) 检查过程中产妇突然出现多量阴道流液,如何处理?

临床思维分析:常规产前检查,检查时需判断清楚胎方位为臀位;臀位产妇破膜后应立即听胎心、卧床、抬高臀部,做阴道检查排除脐带脱垂,平车送入病房。

临床情景实例 3

(1) 患者,女性,23 岁,停经 8 个月余,下肢水肿 2 周,头痛 2 天就诊。患者既往未行系统产前检查,请在模型上为患者行相关检查。

(2) 检查时患者突然出现抽搐,紧急处理是什么?

临床思维分析:考虑妊娠期高血压疾病的产妇要仔细测量血压,腹部检查时判断有无腹水可能;发生抽搐时立即给予开放气道,面罩给氧,硫酸镁静推,必要时镇静,2h 后终止妊娠。

临床情景实例 4

(1) 患者,女性,26 岁,孕 36 周前来产检,请给患者进行产科检查。

(2) 患者宫底高度在脐与剑突之间,如何与家属沟通交代病情?

临床思维分析:子宫大小小于妊娠周数 36 周,考虑胎儿宫内生长受限,羊水过少,或是孕周计算错误。

临床情景实例 5

(1) 患者,女性,26 岁,孕 32 周前来产检,请给患者进行产科检查。

(2) 患者宫底高度在剑突下两横指,如何与家属沟通交代病情?

临床思维分析:子宫大小大于妊娠 32 周,考虑巨大儿,羊水过多,双胎妊娠或是孕周计算错误。

临床情景实例 6

(1) 患者,女性,29 岁,体外受精和胚胎移植术后双胎妊娠。现孕周为 36 周,因腹部膨胀、呼吸困难、严重不适前来产检,请给患者进行检查。

(2) 请给出处理意见。

临床思维分析:双胎妊娠产检要特别注意预防仰卧位低血压综合征,如患者呼吸困难,体位可取半坐位;处理为尽早剖宫产。

临床情景实例 7

(1) 患者,女性,33 岁,孕 37 周,自觉胎动消失 2 天入院,请为患者进行产科检查。

(2) 听诊时未能听及胎心,如何处理?

临床思维分析:可进一步行胎心多普勒听诊,如仍未能听及,及时 B 超检查确诊有无胎心,如无胎心尽早引产。

临床情景实例 8

(1) 患者,女性,28 岁,孕 2 产 0 宫内孕 33 周活胎,因右下腹疼痛 2h 前来就诊,作为接诊医师,请给产妇行腹部检查。

(2) 产妇产科检查正常,右下腹髂嵴上方约 2 横指处有压痛,反跳痛(−)。腹肌紧张不明显。尿常规(−)。请问:诊断考虑什么? 下一步如何处理?

临床思维分析:妊娠合并急性阑尾炎? 孕 2 产 0 宫内孕 33 周活胎。处理:完善血常规、B 超;抗感染治疗同时行阑尾切除手术;抑制宫缩保胎治疗。

临床情景实例 9

(1) 患者,女性,28 岁,孕 2 产 0 宫内孕 36 周活胎,因尿痛、尿淋漓不净 1 天,右下腹疼痛 2h 前来就诊,作为接诊医师,请给产妇行腹部检查。

(2) 产妇产科检查正常,右下腹麦氏点上方压痛,反跳痛(−)。腹肌紧张不明显。尿常规:红细胞(++),白细胞(++)。请问:诊断考虑什么? 下一步如何处理?

临床思维分析:妊娠合并右输尿管上段结石? 孕 2 产 0 宫内孕 37 周活胎。处理:查血常规、B 超;抗感染;先行输尿管镜下置管引流,待产后处理结石。

临床情景实例 10　患者,女性,30 岁,因停经 39 周,规律性下腹痛 3h,阴道流液 1h,由急诊平车入院,G_1P_0,未定期产检,胎儿估计 4 200g,请给患者行产科检查,并决定进一步处理?

临床思维分析:检查后考虑巨大儿,臀位,进一步查血糖,明确是否合并妊娠期糖尿病,处理建议剖宫产。

(刘 珏　吴熊军　朱俊勇)

第三十二章　盆腔检查
Pelvic Examination

一、适应证

1. 疑有妇产科疾病或需要排除妇产科疾病。
2. 常规妇科体检。

二、禁忌证

无绝对禁忌证。

三、标准操作规程(表 32-1)

表 32-1　盆腔检查标准操作规程

准备	医师准备:穿工作服,戴口罩、帽子,洗手;男医师要求女性医务人员陪同
	核对床号、姓名,嘱患者排尿[1]
	拉起屏风,保护患者隐私
	用物准备:一次性垫单、无菌手套、润滑剂或生理盐水
操作过程	协助患者取膀胱截石位[2],垫好臀下巾,打开并对好光源
	正确戴手套
	观察外阴发育、阴毛的分布和多少、有无畸形、皮炎、溃疡、赘生物或肿块,观察外阴皮肤黏膜的颜色及质地、有无增厚、变薄或萎缩、有无手术瘢痕
	分开小阴唇,暴露阴道前庭,观察尿道口及阴道口及小阴唇有无黏膜色泽异常及赘生物,查看处女膜情况,判断其婚产式
	嘱患者屏气后观察阴道前后壁有无膨出、子宫有无脱垂;令患者咳嗽或屏气时有无尿液流出[3],了解有无压力性尿失禁
	了解有无前庭大腺囊肿;如有肿大,描述其大小、质地、有无触痛,挤压观察腺体开口是否有异常分泌物溢出
	正确选择阴道窥器,润滑剂或生理盐水润滑[4]
	正确放置阴道窥器

操作过程	检查阴道通畅度和深度,黏膜情况,有无先天畸形,有无溃疡、赘生物或囊肿,注意分泌物的量、性质、色泽、有无异味 [5]
	检查宫颈大小、颜色、外口形状有无出血、肥大、糜烂样改变、腺囊肿、息肉及赘生物,宫颈管内有无出血或分泌物,同时可采集宫颈外口鳞 - 柱交接部脱落细胞作宫颈细胞学检查和人乳头瘤状病毒检测
	注意转动窥器,查看阴道四壁的情况
	正确取出阴道窥器
	更换手套
	一手示指、中指涂润滑剂后缓慢插入阴道
	一手在腹部随患者呼吸配合检查,手法正确
	检查阴道通畅度和深度,有无畸形,有无肿块及阴道穹窿情况
	检查宫颈大小、硬度,有无接触性出血、举痛或摇摆痛
	阴道内手指放在宫颈后方向上向前方抬举宫颈,另一手以四指指腹自腹部平脐处向下向后随患者呼吸按压腹壁,并逐渐向耻骨联合部移动,通过内外手指的配合,扪清子宫的位置、大小、形状、硬度、活动度、表面情况以及有无压痛
	阴道内手指由宫颈后方移至一侧穹窿部,尽可能往上向盆腔深部扪触;同时另一手从同侧下腹壁髂嵴水平开始,由上向下按压腹壁,与阴道内手指相互对合,触摸该侧附件区有无增厚、肿块或压痛。若触到的肿块,应查清其位置、大小、形状、质地或硬度、活动度、边界和表面情况、与子宫的关系以及有无压痛等
	观察并询问患者有无不适
	退出手指,观察指套上有无血迹
	更换手套,一手示指放入阴道,中指插入直肠以替代双合诊时阴道内的两指,其余检查步骤与双合诊检查时相同,可扪清后倾或后屈子宫大小,发现子宫后壁、宫颈旁、直肠子宫陷凹、宫骶韧带和盆腔后壁病变及其与子宫直肠的关系 [6]
	未婚或阴道闭锁、阴道狭窄等特殊情况不能进行阴道检查者行直肠 - 腹部诊检查 [7]
	脱手套,洗手,关灯
	撤臀下巾,协助患者复位,复原衣物、被褥
	告知并记录检查结果

疑点导航:

1. 除尿失禁患者外,检查前应排空膀胱。
2. 怀疑生殖道瘘的患者可胸膝卧位。
3. 考虑压力性尿失禁的患者要进行压力试验 压力性尿失禁的初筛试

验,患者取截石位,咳嗽后观察有无漏尿;如果仰卧时没有漏尿,患者要两脚分开与肩同宽站立,咳嗽后观察有无漏尿。指压试验:又称膀胱颈抬高试验。患者取截石位,在膀胱充盈时,增加腹压,有尿液流出,此时将示指和中指插入阴道内,于膀胱颈两侧将尿道向上抬举,如尿流中止即为阳性。棉签试验:常规消毒后于尿道插入一棉签。正常人在有应力和无应力状态下棉签活动的角度不应 >30°,若 >30° 则表明膀胱、尿道支持组织薄弱。

4. 若拟行宫颈细胞学检查或取阴道分泌物作涂片检查时,不用润滑剂,改用生理盐水润滑,以免影响涂片质量。

5. 若阴道分泌物异常者应取阴道侧壁上 1/3 的分泌物,完善滴虫、假丝酵母菌、淋病奈瑟菌及线索细胞等检查。

6. 如怀疑生殖器官肿瘤、结核、子宫内膜异位症,或盆腔炎症,需行三合诊检查。

7. 直肠 - 腹部诊 检查者一手示指蘸取润滑剂后轻轻按摩肛门周围,嘱患者像解大便样屏气的同时轻轻进入直肠,配合患者呼吸以直肠内的示指与腹部上的手配合检查,了解子宫及双附件的情况。

四、常见并发症及处理

1. 处女膜损伤

(1) 对于无性生活的女性禁作双合诊、三合诊及阴道窥器检查。

(2) 如病情所致确需进行如上检查时,须经患者及其家属同意,签署知情同意书后进行。

2. 感染 对于有阴道流血的患者,如确需妇科检查,应行外阴消毒后进行。

五、临床情景实例与临床思维分析

临床情景实例 1 患者,女性,18 岁,学生,活动后突发性右下腹痛,伴恶心、呕吐。改变体位后疼痛加剧。B 超检查示子宫右前方有一 80mm×60mm 囊性包块。否认性生活史。请为患者完成盆腔检查,并记录检查结果。

临床思维分析:①患者无性生活史,未婚女青年不能做窥器视诊和阴道检查;对于就诊前不明确性生活情况的年轻患者,一定要详细询问病史,对无性生活的患者只做直肠 - 腹部诊检查;②妇科检查一般记录格式如下:外阴(发育情况及婚、产类型)、阴道(是否通畅,黏膜颜色及皱襞是否平滑,分泌物量、色、性状、有无臭味)、子宫颈(大小、硬度,有无糜烂、裂伤、息肉、腺囊肿,有无接触性出血、举痛等)、子宫(位置、大小、硬度、活动度,有无压痛等)、附件(有无增厚、肿块、压痛。如有肿物,应记录其位置、大小、硬度、表面光滑或有无结节状突起、活动度、有无压痛以及与子宫及盆腔的关系,左右两侧情况应分别记录）。该患者的结果记录：按照外阴（视诊）、宫颈（触诊）、宫体和附件（触诊）、直肠（触诊）的解剖顺序回答。

临床情景实例 2

（1）患者，女性，45 岁，生育史 2-1-3-2。接触性出血 1 年，多量阴道流血 1 天来医院检查。请为该患者完成盆腔检查。

（2）检查后宫颈部位病灶出现活动性出血，请处理。

临床思维分析：①有阴道流血的患者行盆腔检查前要进行消毒两次，用络合碘纱布或者棉球擦洗小阴唇、大阴唇、阴阜、左右大腿内侧上 1/3 处、肛周、肛门；②患者足月分娩 2 次、早产 1 次、流产 3 次、现存活 2 子女，存在多次孕产史和接触性出血的病史，考虑宫颈恶性病变可能性大，应完善三合诊检查；③宫颈部位病灶出血第一时间给予纱布压迫止血，如效果不佳出血多时，可考虑子宫动脉栓塞治疗。

临床情景实例 3

（1）患者，女性，23 岁，停经 40 天，下腹胀痛 5 天入院。尿 HCG 阳性，B 超示：宫内未见孕囊，左附件区可探及一不均质回声，大小 38mm×23mm。请为患者做妇科检查。

（2）检查后患者出现剧烈腹痛并出现血压进行性下降，可能的问题是什么？

临床思维分析：①患者 B 超检查仅有附件区包块，无盆腔积液，不主张行后穹窿穿刺，故操作项目首先考虑妇科检查。做盆腔检查时要着重描述后穹窿是否饱满及宫颈有无举痛、摇摆痛。动作轻柔。②盆腔检查后附件区包块可能因外力压迫破裂出血，血性腹膜炎导致腹痛，盆腔内出血增多伴随血压进行性下降，此时可考虑急诊 B 超，必要时行后穹窿穿刺。

临床情景实例 4

（1）患者，女性，62 岁，因咳嗽时不自主溢尿 2 年，尿频尿急 5 天就诊于泌尿外科。小便常规检查示正常。请给患者进行下一步检查。

（2）患者截石位检查时，咳嗽未见尿液溢出，如何处理？

临床思维分析：①考虑压力性尿失禁的患者检查前不能排空膀胱，要进行压力试验、指压试验、棉签试验等特殊检查。②截石位检查时咳嗽未见尿液溢出，应让患者站立位时重复压力试验。

临床情景实例 5

（1）患者，女性，42 岁，继发性痛经伴经量增多 3 年入院。外院 B 超示：子宫不均匀增大，肌层内光点增粗。右附件区可探及一壁厚囊肿 50mm×45mm，囊内有细小絮状光点。请为患者行盆腔检查。

（2）患者有习惯性便秘病史，检查前有无特殊处理？

临床思维分析：①考虑盆腔子宫内膜异位症患者在进行妇科检查时要行

三合诊检查,以更好的了解子宫后壁、盆底及骶韧带的情况;②三合诊前一定嘱患者排空大便,排便困难者可考虑导泻。

临床情景实例 6 患者,女性,48 岁,因宫颈原位癌、多发子宫肌瘤行子宫全切术 3 个月。术后复查,请给患者进行盆腔检查,并记录结果。

临床思维分析:①子宫全切术后的患者子宫缺如、盆腔空虚,为提高检查准确性,盆腔检查可加行三合诊。②结果记录:按照外阴、阴道、阴道残端、盆腔、直肠的解剖顺序回答。特别要记录阴道残端愈合情况,有无息肉形成等。

临床情景实例 7

(1) 患者,女性,24 岁,42 天前在外院行会阴侧切及产钳助产分娩一活婴,现恶露尚未完全干净,请为患者进行盆腔检查。

(2) 扪诊子宫增大约孕 50 天大小,如何与家属沟通?

临床思维分析:①患者有少量阴道流血,检查前外阴需消毒避免感染;②外阴检查时要重点关注会阴侧切伤口愈合情况,阴道检查时注意侧切处阴道壁愈合情况,宫颈是否恢复正常状态;③产后 42 天除乳腺外,生殖器均应恢复至非孕期状态,现子宫较正常大,诊断考虑子宫复旧不良、胎盘残留可能。需要进一步完善 B 超检查及监测血 HCG。

临床情景实例 8

(1) 患者,女性,24 岁,其性伴侣 1 周前被诊断生殖器尖锐湿疣,患者要求行妇科检查。

(2) 目前检查暂无阳性发现,如何与患者沟通?

临床思维分析:①生殖器尖锐湿疣为一性传播疾病,体检时要重点观察阴道后联合、小阴唇内侧、阴道前庭、尿道口、宫颈及肛周等部位有无菜花样新生物。②应告知患者该疾病可通过性接触传播,潜伏期为 3 个月左右,本次检查阴性不代表未被传染,需定期复查。

临床情景实例 9

(1) 患者,女性,34 岁,体外受精和胚胎移植术后 2 个月,阴道流血伴下腹胀痛 1 天前来就诊,B 超证实宫内孕囊,见心管搏动。请为患者进行盆腔检查。

(2) 检查发现宫颈口已开,少许组织堵塞于宫口,如何处理?

临床思维分析:①患者体外受精和胚胎移植术后有阴道流血及下腹胀痛,诊断考虑流产。要完成外阴、阴道和宫颈的检查,排除宫颈病变导致的流血,并确定流产的类型。但是妇科检查手法一定要轻柔缓慢,如 B 超结果明确提示宫内活胚,可向患者交代解释后暂不行双合诊以免刺激子宫。②宫颈口已开,少许组织堵塞于宫口,目前诊断难免流产。需向患者家属交代病情,流产在所难免,建议选择清宫术。

(刘 珏 吴熊军)

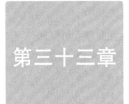

第三十三章　宫内节育器置入术和取出术

Insertion and Remove of Intra Uterine Device

第一节　宫内节育器置入术

Insertion of Intra Uterine Device

一、适应证

1. 育龄妇女自愿要求放置而无禁忌者。

2. 某些疾病的辅助治疗　如宫腔粘连、功能性子宫出血及子宫腺肌症等的保守治疗（含有孕激素的宫内节育器）等。

二、禁忌证

1. 严重的全身性疾患，如心力衰竭、肝肾功能不全、凝血功能障碍等。

2. 生殖道急性炎症。

3. 妊娠或可疑妊娠。

4. 宫腔深度不足 5.5cm 者或大于 9.0cm，除外足月分娩后、大月份引产后或放置含铜无支架宫内节育器（IUD）。

5. 生殖道畸形，如双角子宫、纵隔子宫等。

6. 宫颈内口过松、重度陈旧性宫颈裂伤或严重子宫脱垂。

7. 近 3 个月月经失调或不规则阴道流血。

8. 人工流产后出血过多或疑有妊娠组织残留者。

9. 对铜有过敏史者。

三、标准操作规程（表 33-1）

表 33-1 宫内节育器放置术标准操作规程

准备	医师的准备：穿工作服，戴口罩、帽子，洗手；男医师要求女性医务人员陪同
	核对床号、姓名，嘱患者排尿、清洁外阴，询问患者病史排除禁忌证、测量患者生命体征平稳
	知情同意并签字，拉起屏风，保护患者隐私
	用物准备：上环包、络合碘、无菌棉签、无菌纱布、手套、一次性垫单、宫内节育器。检查一次性物品是否在有效期内，包装是否完好
操作过程	协助患者取膀胱截石位，垫好臀下巾，打开并对好光源
	取上环包，检查包的有效期
	再次洗手，打开上环包，检查灭菌指示卡
	清点物品，准备好操作所需的棉球、纱布、小棉签[1]，倒入适量络合碘
	戴无菌手套
	消毒 3 次，消毒不留空隙，每次范围小于前一次，最后范围大于孔巾直径
	铺孔巾
	正确选择阴道窥器
	消毒阴道三次（消毒时注意转动窥器）
	双合诊了解子宫、双附件情况
	更换无菌手套
	更换阴道窥器，暴露宫颈、固定窥器
	宫颈钳夹持宫颈前唇
	络合碘棉球消毒阴道、宫颈
	络合碘小棉签消毒宫颈管 2 遍
	探宫深[2]，探针弯曲方向正确
	视宫颈情况必要时扩宫
	根据宫深情况，要求助手打开包装，放入合适大小的宫内节育器
	调整限位块，使节育器前端长度与宫腔深度一致
	将节育器送至宫底，尾丝保留长度为宫颈外口约 1.5~2cm[3]
	络合碘棉球消毒阴道一遍
	检查阴道内无异物残留后，取下宫颈钳、窥器，擦拭外阴
	脱手套，洗手，关灯
	撤臀下巾，协助患者复位，复原衣物、被褥
	交代节育器类型、有效期，术后禁房事及盆浴 2 周。3 个月内注意观察有无环的脱落，1、3、6 个月来院检查。若大量流血、腹痛等不适前来复查

疑点导航:

1. 如上环包内没有无菌小棉签,则必须开启未开封的棉签,用持物钳夹出所需棉签。

2. 了解宫腔深度,并判断患者情况是否适合放置宫内节育器。

3. 使用叉型放置器时一次到达宫底,中途不可以停顿。不能任意扭转节育器,以免节育器变形。若用钳型放置器,将节育器的上缘置于钳顶端的小槽内,节育器骑跨于钳上,顺宫腔方向置于宫底,放置器退至宫颈内口时上推节育器下缘,然后退出放置器。

四、常见并发症及处理

1. 感染

(1) 术中应严格无菌操作。

(2) 术后预防性使用抗生素。

(3) 术后定期随访,注意个人卫生。

2. 不规则阴道流血

(1) 术前充分了解节育器适应证及禁忌证,选用合适类型的节育器。

(2) 适当选用抗纤溶活性药物、前列腺素合成酶抑制剂、类固醇及抗生素药物治疗。

(3) 治疗无效者应取出节育器。

3. 疼痛

(1) 除外感染因素。

(2) 检查节育器位置及大小是否与宫腔相配。

(3) 可口服吲哚美辛。

(4) 治疗无效者应取出宫内节育器。

五、临床情景实例与临床思维分析

临床情景实例 1 患者,女性,34 岁,孕 3 产 2,人工流产术后月经量减少 1 年,宫腔镜检查示宫腔粘连。现月经干净 3 天,患者前来咨询避孕方法。请根据上面的病史进行相应处理。

临床思维分析:宫腔粘连同时有避孕要求患者首选的避孕方法是使用宫内节育器。

临床情景实例 2

(1) 患者,女性,28 岁,剖宫产术后 1 年,月经干净 4 天要求放置宫内节育器,请在模型上操作。

（2）妇科检查时发现外阴红肿，阴道内多量白色渣样分泌物，如何处理？

临床思维分析：放置宫内节育器时如阴道炎存在则不能进行操作，先治疗阴道炎，再考虑放置节育器。

临床情景实例 3　患者，女性，35 岁，既往月经规则。有乙型肝炎病史，肝功能异常。末次月经 2 月 1 日，2 月 15 日有一次无保护性生活，2 月 18 日前来就诊咨询避孕方法，请给予相应处理。

临床思维分析：宫内节育器可作为紧急避孕的方式，特别对于有口服避孕药禁忌证的患者。

临床情景实例 4　患者，女性，29 岁，产后 1 年。末次月经 3 月 2 日，4 月 6 日前来就诊，拟放置宫内节育器避孕，请在模型上给予处理。

临床思维分析：宫内节育器放置时间的选择在月经干净后 3~7 天，本例患者暂不宜放置宫内节育器。

临床情景实例 5

（1）患者，女性，28 岁，剖宫产后 8 个月，要求放置宫内节育器。现仍在哺乳中，月经未复潮，以往月经欠规律，月经周期 30~45 天。可否满足患者要求放置宫内节育器。

（2）询问尿或血 HCG 的结果，阴性方可放置宫内节育器。

临床思维分析：哺乳期患者的节育器放置需排除妊娠。

临床情景实例 6

（1）患者，女性，25 岁，平产后半年要求放置宫内节育器。月经已复潮。请在模型上操作放置宫内节育器。

（2）妇科检查时发现宫颈处有大量菜花状新生物。

临床思维分析：先行人乳头瘤状病毒（HPV）检查，处理尖锐湿疣，治愈后再考虑放置宫内节育器。

临床情景实例 7　患者，女性，40 岁，继发性进行性痛经 5 年，经量增多 3 年入院。B 超示子宫腺肌症可能性大。患者有甲亢病史，拒绝手术治疗。请为患者选择适当的治疗方案。

临床思维分析：子宫腺肌症等的保守治疗可选用含有孕激素的宫内节育器。

临床情景实例 8　患者，女性，41 岁，经量增多 2 年入院。B 超示子宫大小正常大。诊断性刮宫病理检查结果示子宫内膜增生过长。患者有吸烟史，曾因下肢静脉血栓手术治疗。请为患者选择适当的治疗方案。

临床思维分析：功能失调性子宫出血（简称功血）的保守治疗可选用含有孕激素的宫内节育器。

临床情景实例 9　患者，女性，31 岁，孕 6 个月引产后 1 个月要求放置宫内节育器。引产后偶有阴道不规则流血。B 超示：宫内可探及一低回声区，大小 18mm×24mm。患者能否放置宫内节育器？

临床思维分析：宫内异常回声不排除组织残留，暂不宜上环。

临床情景实例 10

(1) 患者，女性，37 岁，半年前因宫颈上皮内瘤变(CIN Ⅲ)行宫颈冷刀锥切术。复查液基薄层细胞学检查(TCT)示正常。现要求放置宫内节育器。请在模型上操作。

(2) 妇科检查时发现宫颈外形不完整，宫颈内口松，如何处理？

临床思维分析：节育器的选择可考虑放置含铜无支架 IUD。

（刘　珏　吴熊军　朱丽霞）

第二节　宫内节育器取出术
Remove of Intra Uterine Device

一、适应证

1. 节育器放置期已到，需要更换者。
2. 有生育要求，计划妊娠者。
3. 出现并发症及不良反应，经治疗无效。
4. 绝经过渡期停经 1 年内。
5. 改用其他避孕方法或绝育者。
6. 带器妊娠者，包括宫内宫外妊娠。

二、禁忌证

1. 严重全身性疾患，如心力衰竭、肝肾功能不全、凝血功能障碍等。
2. 生殖道急性炎症。

三、标准操作规程(表 33-2)

表 33-2　宫内节育器取出术标准操作规程

准备	医师的准备：穿工作服、戴口罩、帽子、洗手；男医师要求有女性医务人员陪同
	核对床号、姓名，了解患者基本情况[1]，嘱患者排尿
	知情同意并签字，拉起屏风，保护患者隐私
	用物准备：取环包、络合碘、无菌棉签、无菌纱布、手套、一次性垫单、取环钩。检查物品是否在有效期内，包装是否完好

操作过程	协助患者取膀胱截石位,垫好臀下巾,打开并对好光源
	检查包的有效期
	再次洗手,打开取环包,检查灭菌指示卡
	清点物品,准备好操作所需的棉球、纱布,倒入适量络合碘
	戴无菌手套
	消毒 3 次,消毒不留空隙,每次范围小于前一次,最后范围大于孔巾直径
	铺孔巾
	正确选择阴道窥器
	消毒阴道 3 次(消毒时注意转动窥器)
	双合诊了解子宫、双附件情况
	更换无菌手套
	更换阴道窥器暴露宫颈、固定窥器
	宫颈钳夹持宫颈前唇
	络合碘棉球消毒阴道、宫颈
	络合碘小棉签消毒宫颈管 2 遍
	探宫深,探针弯曲方向正确,并判断宫内节育器位置
	视宫颈情况必要时扩宫术
	用取环钩或取环钳取出宫内节育器[2],交患者过目,并交代其完整性[3](若为带尾丝的环则用止血钳夹持尾丝,将环缓缓拖出)
	再次探宫深
	络合碘棉球消毒宫颈及阴道
	检查阴道内无异物残留后,取下宫颈钳、窥器,擦拭外阴
	脱手套,再次洗手,关灯
	撤臀下巾,协助患者复位,复原衣物、被褥
	交代:禁房事及盆浴 2 周;阴道流血多或腹痛随时来院就诊

疑点导航:

1. 了解病史,取节育器原因、月经情况和末次月经日期;行 B 超检查或 X 线片透视确定节育器是否存在,并了解其位置和形状;检查血常规、白带常规;对已经绝经的妇女,如子宫已萎缩,可于术前服用雌激素 5~7 天。

2. 如因异常阴道流血就诊,可根据患者情况随时取出,同时行诊断性刮宫,取子宫内膜组织送病理检查协助诊断。

3. 取器时若节育器嵌顿严重,牵拉时阻力过大,可先牵出部分环形节育器环丝,找出环接口,剪断,将环拉成线状后取出。

四、常见并发症及处理

1. 感染

(1) 术中应严格无菌操作。

(2) 术后预防性使用抗生素。

(3) 术后定期随访,注意个人卫生。

2. 子宫穿孔

(1) 取器前,常规检查了解子宫内宫内节育器的位置及有无嵌顿等情况。

(2) 必要时在宫腔镜或腹腔镜下取环。

(3) 监测患者生命体征,注意腹痛情况,必要时 B 超检查,并请外科处理。

五、临床情景实例与临床思维分析

临床情景实例 1

(1) 患者,女性,44 岁,因椎间盘突出前来骨科就诊,需要行 MRI 检查。患者有糖尿病病史,上金属节育器 20 年。请在模型上进行相应处理。

(2) 因宫口过紧无法行探宫术。

临床思维分析:MRI 检查前需取出宫内金属物,糖尿病患者取环前需了解患者血糖控制水平;宫口紧可使用利多卡因局部浸润麻醉。

临床情景实例 2

(1) 患者,女性,52 岁,月经史:13 岁 $\frac{3\sim4}{28\sim30}$ 50 岁。常规体检时 B 超示:子宫萎缩,内膜呈线状,宫内节育器位置正常。请在模型上行相应处理。

(2) 妇科检查时宫颈萎缩变平无法探宫,如何处理?

临床思维分析:绝经后 1 年可以考虑取出宫内节育器,建议先行口服雌激素 5~7 天,再取出节育器。

临床情景实例 3

患者,女性,29 岁,生育史 0-2-0-0。因子宫纵隔已行宫腔镜下纵隔切除并置入金属节育器一枚 3 个月。现月经正常,本次月经干净 3 天后前来复查,请给予相应处理。

临床思维分析:宫内节育器可作为子宫纵隔术后的一种辅助处理方法,对于有生育要求的患者 3 个月后应取出宫内节育器尽早妊娠。

临床情景实例 4

患者,女性,29 岁,生育史 2-0-2-2。因经量减少诊断宫腔粘连,并已行宫腔镜下粘连切除并置入金属节育器 1 枚,3 个月。现月经正常,本次月经干净 3 天后前来复查,请给予相应处理。

临床思维分析:同患者沟通,告知宫内节育器即是宫腔粘连术后的一种治疗方法,对无生育要求的患者也是一种良好的避孕方式。根据患者意愿决定是否取出宫内节育器。

临床情景实例 5 患者,女性,28 岁,上环术后 5 年复查。B 超示宫内节育器距离宫底 2.5cm,请在模型上操作下一步处理。

临床思维分析:宫内节育器位置下移需取出。

临床情景实例 6 患者,女性,35 岁,子宫肌瘤拟行子宫肌瘤剥除术。术前 B 超示:子宫前后壁均可见肌壁间肌瘤,大小分别为 50mm×60mm 及 40mm×50mm,向黏膜层突出,宫内节育器位置正常。请为患者做妇科相关术前准备。

临床思维分析:子宫肌瘤剥除术前需取出宫内节育器。

临床情景实例 7 患者,女性,40 岁,经量增多 3 年,多量阴道流血 8 天入院。患者上环 4 年。外院 B 超示子宫内膜厚 16mm。请为患者采取迅速止血措施。

临床思维分析:患者有上环史,诊断性刮宫前一定需再次 B 超或 X 线片了解宫内有无节育器存在。有节育器则诊断性刮宫同时取出。

临床情景实例 8 患者,女性,30 岁,上环 3 年。上环后经期由原来 3 天延长至 12~15 天。给予药物治疗效果不佳。近半年出现腰骶部酸胀不适,进行性加重。请为患者选择适当的治疗方案。

临床思维分析:出现宫内节育器并发症,保守治疗无效取出节育器。

临床情景实例 9 患者,女性,35 岁,停经 45 天,B 超示宫内活胎,宫内节育器下移,请在模型上操作。

临床思维分析:人工流产术同时取出节育器。

(刘 珏 邓青春 朱丽霞)

第三十四章

刮 宫 术
Curettage

一、适应证

1. 子宫异常出血和/或阴道排液,需排除子宫内膜病变、宫颈管癌;其他妇科疾病,如流产、子宫内膜炎等。

2. 功能性子宫出血或怀疑子宫性闭经,明确子宫内膜在月经周期后半期的变化和明确有无子宫内膜结核。

3. 不孕症患者月经来潮 6h 内诊断性刮宫了解有无排卵及子宫内膜病变。

4. 人工流产、葡萄胎清宫、宫腔内组织残留清除等技术。

二、禁忌证

1. 急性生殖道炎症。

2. 严重的全身性疾病。

3. 手术当日体温 >37.5℃。

三、标准操作规程(表 34-1)

表 34-1 刮宫术标准操作规程

准备	医师准备:穿工作服,戴口罩、帽子,洗手;男医师要求女性医务人员陪同
	核对床号、姓名
	询问病史,向患者说明手术的必要性,签署知情同意书
	测血压
	嘱患者排尿,拉起屏风,保护患者隐私
	用物准备:分段诊断性刮宫包、络合碘、无菌棉签、手套、一次性垫单、标本瓶、10% 甲醛
操作过程	协助患者取膀胱截石位,垫好臀下巾,打开并对好光源
	取分段诊断性刮宫包,检查包的有效期
	再次洗手,打开分段诊断性刮宫包,检查灭菌指示卡

	清点物品,准备好操作所需的棉球、纱布,倒入适量络合碘
	戴无菌手套
	消毒外阴 3 次,消毒不留空隙,每次范围小于前一次,最后一次范围大于孔巾孔直径
	铺孔巾
	正确选择阴道窥器
	消毒阴道 3 次
	双合诊了解子宫、双附件情况
	更换无菌手套
	更换阴道窥器暴露宫颈、固定窥器
	宫颈钳夹持宫颈前唇
	络合碘棉球再次消毒阴道、宫颈及宫颈外口
	折好一块纱布垫于后穹窿
操作过程	用小刮匙刮宫颈管四周,刮取宫颈管组织
	取出纱布,注意保护标本
	探查子宫,了解宫腔深度
	自 4.5 号扩条开始逐步扩宫[1](宫口松无须扩宫)
	折好另一块纱布垫于后穹窿
	用小刮匙刮宫腔四壁及宫底宫角部,刮出宫内组织物[2]
	取出纱布,注意保护标本
	术毕再次探测宫深度
	络合碘棉球再次消毒宫颈及阴道
	检查阴道内无异物残留后,取下宫颈钳、窥器,擦拭外阴
	分瓶收集宫颈和宫腔标本组织固定于 10% 甲醛溶液中送检[3]
	脱手套,洗手,关灯
	撤臀下巾,协助患者复位,复原衣物、被褥
	术后嘱患者禁房事、盆浴 2 周,追踪结果,根据结果决定治疗方案,术后观察生命体征等

疑点导航:

1. 扩宫时要注意由于牵拉扩张宫颈导致迷走神经兴奋,患者出现心动过缓、心律不齐、血压下降、面色苍白、头昏、胸闷、大汗淋漓,严重者出现昏厥、抽搐等症状。一旦出现,即停止手术操作,半卧位改为平卧位,静脉注射阿托品0.5~1mg,绝大多数患者很快好转。术前需与患者充分沟通,给予精神安慰,排除恐惧心理,必要时可给予麻醉;术中注意动作轻柔,吸宫时掌握适当负压,减少不必要的反复吸刮,降低其发生率。

2. 刮出组织物首先肉眼观察,如为鱼肉样组织,高度怀疑内膜癌则停止操作,不要求刮出宫腔内所有组织。

3. 标本瓶上要标注患者基本信息,如姓名、性别、年龄、住院号等,还要注明组织来源与部位。

四、常见并发症及处理

1. 子宫穿孔

(1) 停止操作,注意患者腹痛及生命体征情况。

(2) 必要时进行 B 超检查,了解有无内出血发生。

(3) 与患者家属交代病情,处理完后常规复查患者血压、必要时手术。

2. 术中出血

(1) 对可疑子宫内膜癌、过期流产、葡萄胎等患者,术前应备血、开放静脉。

(2) 必要时应备皮,做好开腹手术准备。

(3) 与患者家属交代病情。

3. 感染

(1) 对于出血时间长、患有贫血、糖尿病、可疑结核或应用免疫抑制剂者,术前及术后应使用抗生素预防感染。

(2) 术中应严格无菌操作。

4. 宫腔粘连

(1) 操作时减少不必要的器械进出宫腔的次数。

(2) 刮宫动作应轻柔。

(3) 术中应严格无菌操作。

五、临床情景实例与临床思维分析

临床情景实例 1　患者,女性,26 岁,消瘦,婚后未孕 4 年就诊。患者月经量少伴下腹坠痛,有盗汗、低热。盆腔 X 线片提示孤立钙化点。B 超检查及卵巢功能检查均正常。为明确诊断,请给患者做下一步诊疗操作。

临床思维分析:子宫内膜结核是由结核杆菌引起的子宫内膜炎症;诊断性刮宫经病理组织学检查可见子宫内膜呈现粟粒样结节或干酪样物质。临床考虑子宫内膜结核的患者,诊断性刮宫时间选择在经前一周或月经来潮后 6h内。并注意诊断性刮宫前后抗结核治疗 3~4 天;刮出组织物除常规病检外还可考虑做结核菌培养。

临床情景实例 2

(1) 患者,女性,32 岁,生育史 1-1-2-2。停经 45 天,血 HCG 4 976mIU/ml。B 超示宫内可见一 13mm×12mm 低回声,右附件区可见一 15mm×11mm 低回声,盆腔无积液。为迅速明确诊断,请做进一步处理。

(2) 刮出组织肉眼未见绒毛组织,如何处理?

临床思维分析:①患者有停经史,血 HCG 高于正常,提示妊娠。但宫内及宫外均有低回声区,现无法完全确定孕囊位置。操作前注意与患者沟通了解其生育要求情况,无生育要求者可考虑刮宫,有生育要求者一定要慎重,在监测生命体征情况下可继续观察等待,不急于刮宫。②刮出组织肉眼未见绒毛组织需送病理检查,病检是诊断的金标准。

临床情景实例 3　患者,女性,56 岁,月经史:13 岁 $\dfrac{3\sim4}{28\sim30}$ 50 岁。患者绝经后一直无异常阴道流血,7 天前开始出现少许阴道流血,鲜红色,量不多。既往有乳腺癌病史。为确定诊断进行下一步处理。

临床思维分析:患者 56 岁,绝经 6 年,绝经后阴道流血且既往有乳腺癌病史,高度怀疑子宫内膜癌,为明确诊断首选分段诊断性刮宫。

临床情景实例 4

(1) 患者,女性,56 岁,月经史:13 岁 $\dfrac{3\sim4}{28\sim30}$ 50 岁。体检 TCT 检查:鳞状细胞病变(-);HPV 感染未见,大量不典型腺细胞。宫颈活检正常,为确定诊断请给予处理。

(2) 如果分段诊断性刮宫阴性,如何与其家属沟通?

临床思维分析:①TCT 检查是采用液基薄层细胞检测系统检测宫颈细胞并进行细胞学分类诊断。其诊断性报告包括以下内容:良性细胞学改变,如感染和反应性细胞学改变;鳞状上皮细胞异常,包括不典型鳞状细胞、低度鳞状上皮细胞内病变、高度鳞状上皮内病变、鳞状细胞癌;腺细胞改变,如不典型腺细胞、腺原位癌、腺癌;其他恶性肿瘤。②鳞状细胞无异常改变,宫颈活检亦正常;大量不典型腺细胞需考虑来自子宫内膜细胞,应选择刮宫术。③如果内膜病检未发现异常,在排除漏刮后,需考虑输卵管癌可能;输卵管癌可经由输卵管转移至腹腔及宫腔。可进行 B 超、MRI 或腹腔镜检查进一步明确诊断。

临床情景实例 5

(1) 患者,女性,46 岁,月经量增多 3 年,每次月经量约为既往正常时 2 倍。本次月经来潮已 10 天,量多,持续未尽。B 超示子宫大小正常,内膜厚 13mm。请给患者止血处理。

(2) 术中探宫深 7cm,术毕探宫深 12cm,如何处理?

临床思维分析:①诊断性刮宫可了解子宫内膜反应,明确宫腔内病变,并可达到止血目的。功能失调性子宫出血(简称功血)患者阴道流血增多时,诊断性刮宫可迅速达到止血目的。②诊断性刮宫前 B 超检查子宫大小正常,术中宫深正常,术毕探宫深 12cm 超出正常子宫范围,需考虑子宫穿孔,按子宫穿孔处理。

临床情景实例 6　患者,女性,37 岁,孕 3 产 2。月经增多 3 年前来就诊。月经干净后 3 天 B 超示子宫大小正常,内膜厚 10mm,内可见数个强回声,最大一个大小约 10mm×9mm。请给患者进一步处理明确诊断。

临床思维分析:子宫内膜息肉为炎性子宫内膜局部血管和结缔组织增生,形成息肉状赘生物突入宫腔内所致。子宫内膜息肉的诊断首选宫腔镜下诊断性刮宫;分段诊断性刮宫取子宫内膜活检可见子宫内膜未成熟上皮,呈增生期改变,息肉组织团块周围有完整上皮包绕,无分泌现象;有时含腺体增生囊状,排列紊乱,大小不一,呈腺瘤样改变。没有宫腔镜检查条件时可直接诊断性刮宫行病理学检查。

临床情景实例 7

(1) 患者,女性,42 岁,经量增多经期延长 3 年入院。B 超示子宫前壁肌瘤 50mm×70mm。患者有保留子宫意愿,拟行子宫肌瘤剥除术,术前需明确内膜有无病变,请进行处理。

(2) 探宫深仅 4cm,如何处理?

临床思维分析:①患者有明显月经改变,是肌瘤所致还是内膜病变引起无法鉴别。患者有保留子宫意愿,术前一定要排除内膜病变。如同时合并子宫内膜非典型增生或子宫内膜癌则要交代保留子宫的风险。②正常宫深在 7~8cm,宫深仅 4cm 说明未探及到宫底部。子宫肌瘤有可能突向宫腔,探针未能探及宫底部。

临床情景实例 8　患者,女性,38 岁,经期延长两年前来就诊。患者月经周期正常,经期延长达 11 天,血量较多。基础体温呈双相型,下降缓慢。为明确诊断,请完善相关操作。

临床思维分析:①该患者基础体温双相,考虑排卵性月经失调。②该患者月经周期正常,经期延长达 11 天,血量较多,考虑子宫内膜不规则脱落,为了解黄体功能情况,选择诊断性刮宫的时间是月经周期的第 5~6 天。③排卵性月经失调子宫内膜病理改变。a.黄体功能不足:系黄体功能不全,黄体酮分泌减少。患者临床呈现黄体期缩短,月经频发。月经前内膜检查呈现分泌化和分泌化不完全内膜并存现象。b.子宫内膜不规则脱落:系黄体萎缩过程延长,致经期延长、淋漓不止。月经周期第 5~6 天内膜检查,可见一种退化分泌相内膜和新增生内膜混合或并存组织图像。

临床情景实例 9　患者,女性,25 岁,药物流产后 21 天阴道流血未净前来就诊。B 超示子宫稍大,宫内可探及一不均质回声约 21mm×18mm。为明确诊断,请完善相关操作。

临床思维分析:药物流产又称药流,是指用米非司酮片加米索前列醇药物口服终止早期妊娠,前者使子宫蜕膜变性坏死、宫颈软化,后者使子宫收缩,促使胚胎排出。药物流产后阴道出血时间在 2 周内且出血量不超过平时月经量就是正常的,如果药物流产后出血时间超过 2 周或出血量持续大于平时月经量时要尽可能查明出血原因,药物流产可能出现不全流产,部分组织物仍可能残留在宫腔内,需刮宫清宫治疗。

临床情景实例 10　患者,女性,28 岁,婚后未孕 6 年。输卵管通液示通畅,基础体温为单相型。为明确诊断,请完善相关操作。

临床思维分析:①该患者基础体温单相,考虑存在无排卵性月经失调。②不孕症患者输卵管通畅,不孕原因需考虑无排卵及黄体功能不足,选择诊断性刮宫的时间是月经前或月经来潮 6h 内。③无排卵月经失调时,单一而长期雌激素刺激使子宫内膜渐进性增生、增殖至高度腺囊型、腺瘤型增生过长。缺乏黄体酮对抗和腺体分泌,子宫内膜肥厚化、腺体增多、腺腔扩大、腺上皮异常增生。

(刘　珏　吴熊军)

第三十五章	后穹窿穿刺术 Transvaginal Culdocentesis

一、适应证

1. 可疑腹腔内出血的患者,如作为异位妊娠、卵巢黄体破裂等的辅助诊断。

2. 可疑腹腔内积液或积脓时,明确积液性质,协助诊断;如为腹腔积脓,可在做病原学检查的同时行穿刺引流及局部药物治疗。

3. 对位于子宫直肠陷凹内的盆腔肿物,进行细针穿刺做涂片或细胞学检查。

4. B超引导下行卵巢子宫内膜异位囊肿穿刺治疗、输卵管妊娠部位注射药物。

5. B超引导下经阴道后穹窿穿刺取卵,用于各种助孕技术。

二、禁忌证

1. 严重的盆腔粘连,特别是盆底粘连。
2. 可疑肠管与子宫后壁粘连。
3. 合并严重的阴道炎症。

三、标准操作规程(表 35-1)

表 35-1　经阴道后穹窿穿刺术标准操作规程

准备	医师准备:穿工作服,戴口罩,帽子,洗手;男医师要求女性医务人员陪同
	核对床号、姓名、年龄
	自我介绍及病史询问
	嘱患者排空膀胱
	排除操作禁忌证,知情同意并签字
	拉好屏风,保护患者隐私
	用物准备:后穹窿穿刺包、络合碘、无菌棉球、无菌纱布、手套、一次性垫单、10ml 注射器。检查物品是否在有效期内,包装是否完好

续表

操作过程	协助患者取膀胱截石位,垫好臀下巾,打开并对好光源
	取后穹窿穿刺包,检查其有效期
	再次洗手,打开后穹窿穿刺包,检查灭菌指示卡
	清点物品,准备好操作所需的棉球、纱布,倒入适量络合碘
	置入 10ml 注射器
	戴无菌手套,检查穿刺针通畅性
	消毒外阴 3 次[1],注意不留空隙,每次消毒范围小于前一次,最后一次范围大于孔巾孔直径
	铺孔巾
	正确选择阴道窥器
	消毒阴道 3 次(注意转动窥器)
	双合诊[2] 了解子宫、附件情况
	更换无菌手套
	更换阴道窥器暴露宫颈、固定窥器
	络合碘棉球再次消毒宫颈及阴道
	宫颈钳钳夹宫颈后唇,向前提拉,充分暴露阴道后穹窿
	穿刺点选择:在后穹窿中央或稍偏患侧、阴道宫颈交界处稍下方
	络合碘棉球消毒穿刺点
	平行宫颈管方向进针 2~3cm,抽吸液体[3]
	目测穿刺液性质,如为血性,静置 10min 观察是否凝固
	抽出液体根据初步诊断,分别行常规涂片及细胞学检查或细菌培养
	拔针后检查穿刺点有无出血,干棉球压迫止血
	络合碘棉球消毒穿刺点
	检查阴道内无异物残留后,取下宫颈钳、窥器,擦拭外阴
	脱手套,再次洗手,关灯
	撤臀下巾,协助患者复位,复原衣物、被褥
	术后交代患者禁房事、盆浴 2 周
	追踪结果,根据结果决定治疗方案,术后观察生命体征等

疑点导航：

1. 消毒顺序正确　依次为小阴唇、大阴唇、阴阜、大腿内上 1/3、会阴及肛周。方向：从内到外，从上到下。

2. 妇科检查时需了解子宫大小、位置、质地、活动度及有无压痛，附件区有无包块、包块大小、质地、活动度及有无压痛，特别注意后穹窿是否膨隆，宫颈颜色、大小、是否举痛，摇摆痛，阴道分泌物颜色、气味及量。

3. 如无液体抽出，适当改变方向或深浅度，边退针边抽吸，若误入直肠抽出黄色液体，更换注射器和针头，再次消毒重新穿刺，若为浓稠脓性分泌物抽吸困难，可适当注入生理盐水稀释后再抽吸。

四、常见并发症及处理

1. 误伤血管

(1) 停止操作，及时进行盆腔检查。

(2) 必要时进行 B 超检查，了解有无血肿发生。

(3) 与患者及家属交代病情，处理完后常规复查患者血压，必要时手术。

2. 误伤直肠

(1) 停止操作，平卧，检查生命体征，并行腹部重点体格检查。

(2) 一般小损伤无需特别处理；如破口较大出现相应症状，请胃肠外科会诊，决定治疗方案。

(3) 与患者及家属交代病情。

3. 感染

(1) 严格按无菌原则进行操作。

(2) 阴道炎症患者应治疗后进行穿刺，必要时同时应用抗生素。

(3) 与患者及家属交代病情。

五、临床情景实例与临床思维分析

临床情景实例 1

(1) 患者，女性，25 岁，外院人工流产术后 10 天，下腹疼痛 3 天入院。外院手术情况不详。体格检查：下腹部压痛、反跳痛。妇科检查：阴道内通畅，少许黄色分泌物，宫颈光滑，抬举痛阳性，后穹窿饱满，触痛明显，子宫大小正常，压痛。双附件区增厚。B 超提示子宫大小正常，子宫后方可探及积液 50mm×77mm，内可见点状中等回声。请做下一步诊疗操作进一步明确诊断。

(2) 若抽出为不凝固血，如何处理？

(3) 若抽出为黄色脓液，如何处理？

临床思维分析：①因无手术的详细情况，无术后病检结果，故不能明确当时是否为宫内妊娠，流产后出现腹痛诊断考虑可能为异位妊娠，也可能为流产并感染；②查体有宫颈抬举痛、后穹窿饱满，B超提示盆腔积液且量多，均显示盆腔内有积液且性质不明，有后穹窿穿刺适应证；③如抽出为不凝血考虑异位妊娠，盆腔大量积血，建议手术治疗；抽出脓液考虑流产并感染，将抽出脓液送常规检查、细菌培养及药敏试验，选择合适的抗生素抗感染治疗。

临床情景实例 2

(1) 患者，女性，40岁，异位妊娠腹腔镜保守手术治疗术后1周，下腹痛1h入院，血人绒毛膜促性腺激素（HCG）由术前8 975mIU/ml下降至8 724mIU/ml。今日突发下腹疼痛，B超示盆腔积液30mm，测血压86/56mmHg，贫血貌，为明确诊断请进行下一步处理。

(2) 抽血不凝血后如何与家属沟通？

临床思维分析：①异位妊娠腹腔镜保守手术（保留输卵管）治疗术后，HCG下降不理想，再次出现腹痛诊断考虑"持续性异位妊娠"。②持续性异位妊娠定义：输卵管妊娠行保守手术后，残余滋养细胞有可能继续生长，再次发生出血，引起腹痛等，称为持续性异位妊娠。③患者目前腹痛，考虑存在腹腔内出血可能，B超提示盆腔积液，有后穹窿穿刺适应证。④此情况考虑为保守性手术术后的并发症，目前患者后穹窿穿刺抽出不凝血，且生命体征不平稳，贫血貌，考虑持续性异位妊娠破裂出血，需要立即再次手术，此次手术建议行根治手术（切除患侧输卵管）。

临床情景实例 3　患者，女性，智障人，估计年龄35岁左右。晕厥后次由路人拨打120送入院，120车上测血压95/65mmHg，脉搏96次/min。急诊B超：肝胆脾胰双肾未见异常，子宫大小正常，前位，右附件区有一40mm×50mm不均质包块，盆腔积液40mm。为明确诊断，请给予处理。

临床思维分析：①对无治疗费、无身份（姓名和居住地）、无责任承担机构或人员的急诊患者需要一边实施救治，一边报告上级医师及医务部；②此患者病史不详，其晕厥一次，根据B超盆腔积液40mm考虑存在腹腔内出血，有后穹窿穿刺适应证；③育龄女性，B超提示右附件区包块，有腹腔内出血，诊断考虑为异位妊娠或黄体破裂，需要完善尿HCG及血HCG检查，如为阳性诊断考虑异位妊娠；如为阴性诊断考虑黄体破裂。

临床情景实例 4

(1) 患者，女性，33岁，已诊断异位妊娠，B超提示右附件区包块（2cm×2cm），血HCG 1 002mIU/ml，请使用甲氨蝶呤（MTX）经后穹窿给药保守治疗。

(2) 穿刺时抽出黄色液体，请予以处理。

临床思维分析：①异位妊娠保守治疗的适应证。a.无药物治疗的禁忌证;b.输卵管妊娠未发生破裂或流产;c.输卵管妊娠包块直径<4cm;d.血HCG<2 000IU/L;e.无明显内出血。②输卵管妊娠部位药物注射需在B超定位引导下进行。③抽出黄色液体考虑误入直肠,需要更换注射器和针头,再次消毒重新穿刺。

临床情景实例5 患者,女性,20岁,末次月经6月3日,6月25日同房后下腹疼痛2h急诊入院,患者自诉肛门坠胀感明显,B超示盆腔积液40mm,请尽快明确诊断。

临床思维分析:①病史。患者处于月经的黄体期,同房后出现腹痛,有肛门坠胀感;B超提示盆腔积液40mm,考虑存在腹腔内出血,有后穹窿穿刺适应证。②综合病史、B超及后穹窿抽出不凝血诊断为卵巢黄体破裂。

临床情景实例6

(1)患者,女性,29岁,消瘦,已结婚8年。婚后一直未孕,月经紊乱。现因下腹胀痛伴发热7天入院。B超提示盆腔内大量积液。请进行下一步诊疗操作明确诊断。

(2)穿刺时抽出浆液性草黄色澄清液体,请予以处理。

临床思维分析:①根据病史诊断考虑盆腔腹膜结核。②结核性腹膜炎患者行后穹窿穿刺术,抽出浆液性草黄色澄清液体考虑为结核性液体,积液送检时注意腹水常规、生化、结核抗体等结核相关检查。

临床情景实例7 患者,女性,29岁,因停经50天,下腹痛1天,加重4h急诊平车推至妇产科。已建立好静脉通道。体格检查:精神差,血压85/55mmHg,脉搏112次/min。B超提示盆腹腔内大量积液,肝肾隐窝积液。尿HCG阳性。请给予下一步处理迅速明确诊断。

临床思维分析:患者已处于休克状态,尽量减少对患者的搬动,盆腹腔大量积液情况下直接选择诊断性腹腔穿刺术。

临床情景实例8 患者,女性,28岁,异位妊娠住院保守治疗第5天,突发下腹剧痛,肛门坠胀感明显。既往因不孕症曾行腹腔镜探查,术中发现盆底粘连严重,双侧卵巢子宫内膜异位囊肿无法经腹腔镜完成而中转开腹。急诊B超示大量腹腔积液。请给予下一步处理。

临床思维分析:①异位妊娠住院保守治疗后突发下腹剧痛,肛门坠胀感明显,考虑保守治疗失败包块破裂出血;②此患者盆底粘连严重为后穹窿穿刺禁忌证;③B超提示大量腹腔积液,可考虑诊断性腹腔穿刺术。

临床情景实例9 患者,女性,28岁,因双侧输卵管阻塞拟行体外受精和胚胎移植辅助生殖。今日拟行取卵术,请处理。

临床思维分析:B超定位下经阴道后穹窿穿刺取卵。

临床情景实例10 患者,女性,43岁,进行性继发性痛经3年。妇科检查:

子宫大小正常,子宫直肠凹陷可扪及一囊性肿物,大小 50mm×50mm。B 超检查:子宫大小正常,盆底可探及一厚壁囊肿,大小 47mm×54mm,囊内有细小絮状光点。如何明确囊肿性质?请处理。

临床思维分析: ①根据典型病史进行性继发性痛经、查体,典型 B 超厚壁囊肿,囊内有细小絮状光点,诊断考虑为"子宫内膜异位囊肿";②为明确囊肿性质可在 B 超定位下穿刺,抽出液体为巧克力样液体。

(刘 珏 邓青春 吴熊军)

第五篇

急 诊 科

第三十六章 初级心肺复苏
Basic Cardiopulmonary Resuscitation

一、适应证

心搏骤停患者(突然意识丧失,同时无正常呼吸或完全无呼吸并伴有大动脉搏动消失者)。

二、禁忌证

无绝对禁忌证,下列情况可不实施心肺复苏。

1. 如实施心肺复苏,可能导致施救者产生严重或致命的损害。

2. 出现不可逆死亡的临床体征(如尸僵、尸斑、身首异处、横断损伤或尸体腐烂等)。

3. 有效的已签名并注明日期的"不进行心肺复苏指令"。

三、标准操作规程(表 36-1,表 36-2)

表 36-1　单人徒手心肺复苏

准备	常规着装:穿工作服,戴口罩、帽子,洗手
	精神集中,反应敏捷
操作过程	评估环境安全[1]
	立即跪于患者身旁,身体中轴平行于患者肩部水平
	双手拍患者双肩[2]
	分别对双耳大声呼喊"喂,你怎么了",判断患者意识情况
	如意识丧失,立即向周围人呼救,并请求协助
	将患者沿纵轴线翻转至仰卧位,使其仰卧于地面上,使头、颈、躯干、四肢平直无弯曲,双手放于躯干两侧
	松解衣服、裤带
	判断患者呼吸情况[3],判断时间不超过 10s

	同时观察颈动脉搏动[4],颈动脉搏动消失,判断时间不超过10s
	用靠近患者腿部方向的手的中指,沿肋弓下缘由下往上移至胸骨下切迹处旋90°,示指紧靠中指[5]
	另一手掌根紧靠前一手的示指置于胸骨上,称为按压手;掌根的长轴与胸骨长轴一致
	另一手置于按压手背上,两手重叠,手指交叉抬起,但不能脱离胸壁[6]
	双臂绷直,双肩处在患者胸骨上方正中
	利用上半身体的重力和臂力,垂直向下按压
	按压深度5~6cm
	下压与放松的时间比为1:1
	放松时按压手不能离开胸壁,胸廓充分回弹
	按压30次,频率100~120次/min
	按压时观察患者面色
	按压30次,即1个周期后开放气道
操作过程	压额抬颏方法[7]开放气道,使下颌骨与耳垂连线与地面垂直
	清理呼吸道[8]
	急救者将按压前额手的拇指与示指捏紧患者鼻翼两侧
	另一手托起下颌
	将患者口唇张开
	盖上纱布或手帕[9]
	操作者平静吸一口气后双唇包绕密封患者口周
	均匀缓慢吹气,吹气时间大于1s
	吹气时观察胸廓
	见胸廓抬起后放松捏鼻翼的手指,观察呼气
	连续吹气2次
	进行5个30:2的周期后的按压与人工呼吸后评估[10],评估时间不超过10s:①颈动脉搏动;②自主呼吸;③口唇和甲床颜色;④瞳孔
	颈动脉搏动恢复,自主呼吸恢复,口唇和甲床颜色转红润,瞳孔回缩,测血压收缩压大于60mmHg。心肺复苏成功,进行进一步生命支持,未恢复时继续操作,如除颤仪到达可予电除颤[11]
	检查有无复苏并发症,整理衣物,摆复苏后体位

疑点导航：

1. 如有触电、火灾等危险环境时，应先切断电源、脱离可能的危险环境后施救。

2. 不可剧烈晃动，如外伤尤其颈椎骨折患者可能造成错位。

3. 无呼吸动作或无正常呼吸（喘息样呼吸）等同于无呼吸。如果患者无意识，无呼吸或仅有喘息样呼吸，即可认为患者发生呼吸心搏骤停，必须马上进行心肺复苏（CPR）。

4. 特殊情况　仅限于医务人员，时间不超过 10s，示指及中指指尖先触及气管正中部位，然后向旁滑移 2~3cm，在胸锁乳突肌内侧轻轻向后触摸颈动脉搏动，婴儿触肱动脉、儿童触颈动脉或股动脉。

（1）患者有意识：询问跌倒原因，进行基本检查。

（2）无意识、有呼吸：摆放昏迷体位，防止误吸，同时呼叫救援，安排转运。

（3）无意识、无呼吸、有心跳，只进行"人工呼吸"复苏操作，按照上述人工呼吸的方法，每分钟 8~10 次。

5. 婴儿按压部位　两乳头连线与胸骨正中线交点下一横指外，儿童则应在胸骨中部。

6. 婴儿用示指和中指两个手指头按压，或采用环抱法及双拇指重叠下压；对于 1~8 岁的儿童，可用一只手固定患儿头部，以便通气，另一手的手掌根部置于胸骨下半段（避开剑突），手掌根的长轴与胸骨的长轴一致；对于年长儿（>8 岁），胸部按压方法与成人相同。

7. 压额抬颏方法　急救者位于患者一侧，一手置于患者前额，手掌向后方施加压力，另一手的示指中指托住下颏，举起下颏，使患者下颌尖、耳垂连线与地面垂直。推举下颌法：怀疑患者颈椎损伤时采用，急救者位于患者头部，两手拇指置于患者口角旁，余四指托住患者下颌部位，保证患者头和颈部固定，用力将患者头和下颌角向上抬起。

8. 如有明确的异物吸入病史，则需首先取出异物。方法有 Heimlich 手法（腹部冲击法）及背部叩击 - 胸部挤压法。

9. 现场若有纱布或手帕，可提倡使用，以减少操作者做人工呼吸的抗拒心理和疾病传播；如没有，则绝不可因为寻找纱布和手帕而延迟人工呼吸和心脏按压。

10. 若为院外急救，呼叫 120 已到达，测血压；院内急救，若协助抢救人员到达，则可测血压。

11. 除颤　任何时刻除颤仪到达现场，即刻进行心律检查，如是可除颤心律，应立即除颤，除颤后立即开始"心脏按压为起点的新一个循环的复苏"。

表 36-2　双人徒手心肺复苏

准备		常规着装:穿工作服,戴口罩、帽子,洗手
		发现情况,迅速到位
		评估环境安全性
操作过程	甲	判断意识并启动急救系统:立即跪于患者身旁,身体中轴平行于患者肩部水平,拍打患者双肩,呼唤"喂!怎么啦!"判断患者意识情况,如意识丧失,举手高喊"快来救人啊"
	乙	迅速到位协助甲将患者沿纵轴线翻转至仰卧位,使其仰卧于地面上,使头、颈、躯干、四肢平直无弯曲,双手放于躯干两侧,松解衣服、裤带
	甲	判断其呼吸情况,时间不超过 10s;同时观察动脉搏动:示指及中指指尖先触及气管正中部位,然后向旁滑移 2~3cm,在胸锁乳突肌内侧轻轻向后触摸颈动脉搏动
	甲下达指令	颈动脉搏动消失,立即实施心肺复苏
	甲、乙(同时进行)	
	甲	胸外心脏按压[1]:立于或双膝跪地于患者右侧,左腿与患者肩平齐,两腿之间相距一拳,膝部与患者一拳距离。用靠近患者腿部方向的手的中指,沿肋弓下缘由下往上移至胸骨下切迹处旋 90°,示指紧靠中指,另一手掌根紧靠前一手的示指置于胸骨上,掌根的长轴与胸骨长轴一致,另一手置于按压手背上,两手重叠,手指交叉抬起,但不能脱离胸壁,双臂绷直,双肩处在患者胸骨上方正中,利用上半身体的重力和臂力,垂直向下按压,按压深度 5~6cm,下压与放松的时间比为 1:1,放松时按压手不能离开胸壁,胸廓充分回弹,按压 30 次,频率 100~120 次/min,按压时观察患者面色
	乙	清理气道:检查并取出义齿;清除口腔、鼻腔异物、分泌物
	乙	人工呼吸:于甲胸外心脏按压 30 次后,立即以手放在患者前额上,手掌向后下方施力,使头向后倾;另一手手指在靠近颏部的下颌骨下方,将颏部向前抬起,使患者下颌骨与耳垂连线与地面垂直,口张开。患者口上垫纱布,操作者平静吸一口气后双唇包绕密封患者口周,均匀缓慢吹气,吹气时间大于 1s,吹气时观察胸廓,见胸廓抬起后放松捏鼻翼的手指,观察呼气,连续吹气 2 次
	进行 5 个 30:2 的周期后的按压与人工呼吸判断复苏效果。	
	乙	肤色转红润;大动脉搏动恢复;自主呼吸恢复;心音恢复;瞳孔缩小,光反应恢复
	甲	收缩压≥60mmHg,心肺复苏成功,进行进一步生命支持,未恢复时继续操作,如除颤仪到达可予电除颤
	甲、乙	检查有无复苏并发症,整理衣物,摆复苏后体位

疑点导航：

1. 胸外心脏按压必须尽量减少中断，如需进行电除颤、气管插管或交换按压等必须中断按压，每次中断时间最好不要超过 5s；如有多名救护者在场，应每 2min（5 轮）交换按压。

四、常见并发症及处理

1. 胃胀气、反流　复苏时若气道不畅或吹气力量过大会导致胃胀气、胃内容物反流致窒息。处理：复苏时间较长时应留置胃管排气。

2. 胸骨、肋骨骨折、气胸、血胸　表现为胸廓异常隆起，可扪及骨擦感、叩诊异常，胸部 X 线片可辅助诊断。处理：按相应骨折、气胸、血胸处理。

3. 腹腔脏器破裂　如肝、脾破裂，临床表现为血压下降，面色苍白，腹部体检移动性浊音阳性，腹腔 B 超或 CT、诊断性腹腔穿刺辅助诊断。处理：必要时抗休克、手术治疗。

五、临床情景实例与临床思维分析

临床情景实例 1　患者，男性，56 岁，高处坠落致 C_2 椎体半脱位，C_3 椎体骨折，放射科行 MRI 检查时，因搬动体位突然呼之不应，请予以救治。

临床思维分析：颈椎损伤患者双人院内心肺复苏。

临床情景实例 2　你是一名医师，这天你在商场购物，厕所门口有一名约 50 岁左右中年男子突然倒在地面上，呈俯卧位，头偏向一侧。应该如何处理？

临床思维分析：院外单人徒手心肺复苏。

临床情景实例 3　患者，男性，65 岁，既往有"高血压""冠心病"及"肝炎"病史，平时血压多为 160/90mmHg，今因眼球爆炸伤于局部麻醉下行眼球摘除术，术中患者诉胸口不适，继而呼之无反应，请予以紧急处理。

临床思维分析：院内双人心肺复苏。

临床情景实例 4　你是一名医师，这天你在河边散步，恰好碰见一个年轻女性跳河自杀，15min 后一见义勇为者将其救上岸时，患者已无肢体活动，请立即予以抢救。

临床思维分析：溺水、窒息患者院外单人心肺复苏。

临床情景实例 5　患者，男性，2 岁，因"不慎烫伤后 5h"入院。查体：神志不清，抽搐状态，面色发绀，心率 130 次/min，律齐，心音低钝，肢端凉。初步诊断为特重度烧伤；抽搐查因。予以"10% 水合氯醛"灌肠止惊处理，突然出现呼吸骤停，继之心率下降至 50 次/min，血压 60/30mmHg，请行相关处理。

临床思维分析：直肠镇静止惊药物后出现呼吸骤停的处理。

临床情景实例 6 患者,男性,8 个月,腹泻、腹胀、发热 2 天,精神萎靡 1 天。在办理住院过程中突然全身发绀,紧急抱送入病房,请予以急救。

临床思维分析:腹胀反流窒息;发现全身发绀时应同时评估呼吸、反应;只要存在没有自主呼吸或无效喘息样呼吸、无反应即可进入心肺复苏阶段。

临床情景实例 7 一天你在商场逛街时,发现前方一约 3 岁左右男孩在进食果冻时突然发生剧烈呛咳、满脸通红渐转为面色发绀,喘息样呼吸,有一过性抽搐,作为一名医师,请立即施救。

临床思维分析:除新生儿外,婴儿、儿童及成人发生心跳呼吸骤停进行心肺复苏时首先是心脏按压,但如有第一时间明确的目睹异物吸入原因时,应立即处理异物,此情景可采用 Heimlich 手法(腹部冲击法)取出异物,继之心肺复苏。

临床情景实例 8

(1) 患者,男性,60 岁,因冠心病住院。医师查房时,突发左侧胸痛,气促,不能平卧。请予以相应处理。

(2) 床旁心电图示急性广泛前壁心肌梗死,频发室性期前收缩,请予继续处理。

(3) 心电监护仪突然显示心电图为心室颤动波,请予以紧急抢救。

临床思维分析:胸痛的鉴别诊断;急诊患者的处理;院内心肺复苏和进一步的生命支持。

(林芳崇 黎尚荣 李 民)

第三十七章	电复律和电除颤
	Cardioversion and Defibrillation

一、电复律

(一) 适应证

1. 下列情况的心房颤动

1) 心房颤动病史 <1 年者,既往窦性心律不低于 60 次 /min。

2) 心房颤动后心力衰竭或心绞痛恶化和不易控制者。

3) 心房颤动伴心室率较快(>120 次 /min),且药物控制不佳者。

4) 原发病(如甲状腺功能亢进)已得到控制,心房颤动仍持续存在者。

5) 风心病瓣膜置换或修复后 3~6 个月以上,先心病修补术后 2~3 个月以上仍有心房颤动者。

2. 心房扑动。

3. 预激综合征伴室上性心动过速药物治疗无效。

4. 常规物理或药物治疗无效且伴有血流动力学障碍的阵发性室上性心动过速。

5. 经药物治疗无效或伴意识障碍、严重低血压、急性肺水肿、急性心肌梗死的室性心动过速。

(二) 禁忌证

1. 电复律绝对禁忌

1) 洋地黄中毒所致的快速性心律失常。

2) 室上性心律失常伴高度或完全性房室传导阻滞。

3) 未用影响房室传导的药物而持续心房颤动心室率转缓慢者。

4) 伴有病窦综合征者。

5) 近期内有动脉血栓或左心房内存在附壁血栓而未行抗凝治疗者。

2. 电复律相对禁忌

1) 拟近期行心脏手术者。

2) 电解质紊乱特别是低血钾。

3) 严重心功能不全或心脏明显扩大者。

4）甲状腺功能亢进伴心房颤动而前者未控制者。

5）伴风湿活动或未控制的感染性心内膜炎患者。

6）不能耐受预防复发的药物者。

7）心房颤动为阵发性、发作次数少、持续时间短、预期可自动转复者。

二、电除颤

适应证

1. 心室颤动、心室扑动。

2. 无脉性室速。

三、标准操作规程（表 37-1，表 37-2）

表 37-1　同步电复律

准备	医师的准备：穿工作服，戴口罩、帽子
	患者准备：核对患者信息，如床号、姓名、性别、诊断
	排除患者洋地黄[1]中毒和低钾血症，再次确认患者心腔内无附壁血栓，已按医嘱使用抗凝药物[2]，禁食达 6~8h
	交代电复律风险，签字同意
	备齐用物：除颤器，心电监护仪，鼻氧管，抢救车，呼吸气囊及面罩，气管插管器械，体外心脏起搏器，麻醉药品（地西泮），导电糊
操作过程	嘱患者排二便，去义齿
	建立静脉通路，心电监护，吸氧，抢救车到位，请麻醉医师做好准备
	静推地西泮 10~40mg（速度：5mg/min），待患者入睡，睫毛反射消失
	检查患者卧硬床板，没有与金属物品接触
	去枕，解开上衣，松裤腰带，暴露胸部
	连接除颤仪导联电极，打开除颤仪电源开关
	旋钮放置"心电图监护（MONITOR）"档，选择导联（LEAD Ⅱ），监测患者心律，证实为需复律
	将除颤仪旋钮转至"除颤器（DEFIB）"档
	电复律方式设置于"同步方式"（SYNC MODE）模式
	能量选择（ENERGY SELECT）：选择合适的能量[3]
	在电极板上涂以适量导电糊（在一个电极板涂上"C"行导电糊，再与另一个对搓）
	放置电极板，电极板与皮肤紧密接触，压力适当 1.1MPa

操作过程	负极(STERNUM)放在胸骨右缘 2~3 肋间(心底部),正极(APEX)放在左腋中线第 5 肋间(心尖部)[4]
	两电极板距离不小于 10cm
	再次观察心电图,证实为需复律心律
	按"充电(CHARGE)"按钮充电至所选择的能量
	确认所有人员安全
	放电(SHOCK):双手拇指同时按压除颤手柄上"放电"按钮放电
	看心电图,2s 内判断是否恢复窦性心律[5]
	复律清洁皮肤,整理衣物,安抚患者,安置患者于合适的体位
	操作完毕,将能量开关回复至零位
	吸氧,持续监测心率、血压、呼吸、心电图、意识等,并遵医嘱用药

疑点导航:

1. 如果患者正在服用洋地黄类药物,电复律前应停用 24~48h;洋地黄中毒时电复律易致心室颤动,因此必须纠正后方可行电复律。

2. 对心房颤动患者行电复律时,应注意心房颤动病程大于 48h 或病程不清者,电转复前应口服华法林 3 周,同时需经超声检查证实左心房无血栓迹象方可行电复律,并且电复律后仍需继续抗凝 4 周;病程小于 48h 者,可予直接电复律,但复律前需给一次静脉肝素;对于血流动力学不稳定的心房颤动行紧急电复律前,也需给一次静脉肝素。

3. 能量选择心房扑动 50~100J,心房颤动 100~200J,阵发性室上性心动过速 100~200J,室性心动过速 100~200J。

4. 此为前侧位,操作方便,多用于急诊。另有一前后位方法,电能量需要少,成功率高,并发症少,多用于择期电复律,即:一个电极板放在背部肩胛下区,另一电极板放在胸骨左缘第 3、4 肋间。

5. 若无效,则考虑再次复律;若出现心室颤动,则考虑电除颤。

表 37-2 非同步电除颤

准备	医师的准备:穿工作服,戴口罩、帽子
	患者准备:核对床号、姓名、性别、诊断
	检查患者卧硬床板,没有与金属物品接触
	器械准备:检查仪器性能,备好抢救物品(肾上腺素、胺碘酮、5ml 注射器、呼吸气囊及面罩、气管插管器械、体外心脏起搏器),导电糊

操作过程	迅速携除颤仪,抢救物品车推至床旁[1]
	去枕,解开上衣,松裤腰带,暴露胸部
	连接除颤仪导联电极,打开除颤仪电源开关
	旋钮放置"心电图监护(MONITOR)"档,选择导联(LEAD Ⅱ),监测患者心律。证实为可除颤波[2]
	将除颤仪旋钮转至"除颤器(DEFIB)"档
	电复律方式设置于"非同步方式"(NO SYNC MODE)模式
	能量选择(ENERGY SELECT):单相波除颤仪 360J,双相波除颤仪 150~200J
	在电极板上涂以适量导电糊(在一个电极板涂上"C"行导电糊,再与另一个对搓)
	放置电极板,电极板与皮肤紧密接触,压力适当 1.1MPa
	负极(STERNUM)放在胸骨右缘 2~3 肋间(心底部),正极(APEX)放在左腋中线第 5 肋间(心尖部)
	两电极板距离不小于 10cm
	再次观察心电图,证实需除颤
	按"充电(CHARGE)"按钮充电至所选择的能量
	环顾并高声喊"请不要靠近患者或病床,所有人员安全"
	放电(SHOCK):双手拇指同时按压除颤手柄上"放电"按钮电击除颤
	立即行 5 个周期心肺复苏后,观察心电监护,如恢复窦性心律、患者意识转清,继续高级生命支持;如果心室颤动持续出现,立即重新充电,重复步骤
	清洁皮肤,整理衣物,安抚患者,安置患者于合适的体位
	操作完毕,将能量开关回复至零位
	监测心率、心律、呼吸、血压及神志,并遵医嘱用药

疑点导航:

1. 操作者如果为两人或以上,在准备除颤器的同时,必须给予持续胸外心脏按压。

2. 可除颤波包括心室颤动、心室扑动、无脉性室速,如不是可除颤波(如电机械分离、无心电活动),应先通过药物或心脏按压转为可除颤波后方可除颤。

四、常见并发症及处理

1. 心律失常

(1) 期前收缩:无需特别处理,大多在电击后数分钟内消失。

(2) 室性心动过速、心室颤动。

1) 纠正酸中毒,低血钾,洋地黄中毒等。

2) 静注利多卡因 50~100mg 或胺碘酮 150mg,静脉注射时间为 10min。

3) 立即行电除颤。

(3) 缓慢性心律失常

1) 多在短时间内消失。

2) 持续时间长者可静注阿托品 0.5~1mg 或静脉滴注异丙肾上腺素 1~2μg/min,必要时行临时心脏起搏。

2. 低血压

(1) 轻度下降,全身状况良好无需特别处理,大多几小时内自行恢复。

(2) 持续下降影响脏器灌注时,可予以多巴胺泵注,剂量范围 5~20μg/(kg·min)。

3. 栓塞

(1) 多见于心房颤动患者,重在预防,心房颤动复律前后常规使用抗凝药物。

(2) 一旦发生,积极采取抗凝或溶栓治疗。

4. 急性肺水肿

(1) 取坐位或头高位。

(2) 鼻导管吸氧,必要时气管插管正压通气。

(3) 去泡剂(95% 乙醇或 1% 硅酮溶液)加入湿化瓶通过氧气吸入。

(4) 应用利尿剂:呋塞米 20mg 静注。

(5) 血管扩张剂:酚妥拉明 10mg 加入 5% 葡萄糖溶液 100~200ml 静滴。

(6) 增强心肌收缩力:去乙酰毛花苷丙(西地兰)静注,首剂 0.4~0.8mg,5% 葡萄糖注射液稀释后缓慢推注,2h 后可酌情再给 0.2~0.8mg。急性心肌梗死 24h 内禁用。

5. 心肌损伤 轻者密切观察,重者予以营养心肌药物。

6. 皮肤烧伤 多表现为局部红斑或轻度肿胀,一般无需特殊处理,可自行缓解。

五、临床情景实例与临床思维分析

临床情景实例 1 患者,女性,66 岁,因胸前区疼痛 5h 入住心内科。心电图示急性广泛前壁心肌梗死,紧急行冠状动脉造影和冠状动脉支架植入术;术毕 6h,患者突发意识丧失,心电监护示心室颤动。请紧急处理。

临床思维分析:电除颤,双人心肺复苏。

临床情景实例 2

(1) 患者,男性,62 岁,心房颤动 5 天入住 CCU 病房;心电监护示室性心率 130 次 /min,血压 86/50mmHg。已经使用洋地黄类药物 4 天,仍无明显改善。心脏超声未见心脏扩大及附壁血栓,电解质检查无异常,24h 内未使用洋地黄类药物,尚未使用抗凝药物。已建立静脉通道,请予以处理。

(2) 电复律后,心电图显示已转为窦性心律;3h 后患者出现咳嗽,咳粉红色泡沫痰,伴有气促,该如何处理?

临床思维分析:择期心房颤动患者电复律;抗凝药物的使用;电复律后肺水肿的处理。

临床情景实例 3

(1) 患者,男性,60 岁,因上呼吸道感染在门诊就诊。既往有高血压病史 10 年。在输液室静滴青霉素时,患者出现烦躁不安,面色苍白,皮肤潮红,呼吸急促,脉搏细速,继而意识消失,心跳停止。请紧急处理(输液室内备有简易呼吸器及除颤仪)。

(2) 经过及时处理,患者心跳恢复,意识转清,但心电监护显示为窦性心动过缓,心率 39 次 /min,血压 82/50mmHg,请予以处理。

临床思维分析:心搏骤停的病因及处理,双人心肺复苏,合理应用除颤仪,心肺复苏及电除颤后心动过缓与低血压的处理。

临床情景实例 4

(1) 患者,男性,61 岁,阵发性胸闷 3 年余,因突发晕厥摔倒致左髋部疼痛入住骨外科,入院诊断为:右股骨颈骨折;心律失常,阵发性室上性心动过速。查房时,患者突然出现胸闷,气促,面色苍白。查体:心率 180 次 /min,律齐,血压 80/55mmHg,按压颈动脉窦和刺激咽后壁无明显改善,静脉注射维拉帕米 (5mg) 亦无效,请予以处理。

(2) 电复律后心电图显示转为心室颤动波,如何处理?

临床思维分析:常规物理或药物治疗无效且伴有血流动力学障碍的阵发性室上性心动过速电复律,电复律后心室颤动处理。

临床情景实例 5

(1) 患者,男性,60 岁,心肌梗死后 3 个月,心悸 3h 入院。目前神清,心电监护示室性心动过速,心率 160 次 /min,血压 98/58mmHg。该如何处理?

(2) 经所选择的药物治疗后,患者仍有心悸,心率同前,请继续处理。

(3) 电复律后,复查心电图示窦性心律;2h 时后,患者出现气促及右侧胸痛，动脉血气分析示 PaO_2 55mmHg，$PaCO_2$ 28mmHg，下一步该如何处理？

临床思维分析：室性心动过速的处理；电复律后肺栓塞的处理。

（申佳凡　林芳崇）

第三十八章 气管插管术
Orotracheal Intubation

一、适应证

1. 各种全身麻醉需人工或机械控制通气。
2. 呼吸心搏骤停或窒息急救。
3. 呼吸衰竭、呼吸肌麻痹、呼吸抑制需行机械通气。
4. 气道保护机制受损有反流误吸风险。
5. 气道梗阻维持气道通畅或消除呼吸道分泌物、血液。

二、禁忌证

1. 喉水肿。
2. 急性喉炎。
3. 喉头黏膜下血肿。
4. 相对禁忌 上呼吸道烧灼伤、肿瘤或异物;颈椎骨折脱位;呼吸道不全梗阻;主动脉瘤压迫或侵袭气管壁。
5. 当气管内插管作为抢救患者生命所必须采取的措施时,无绝对禁忌证。

三、标准操作规程(表 38-1)

表 38-1 气管内插管标准操作规程

准备	医师准备:穿工作服,戴口罩、帽子,洗手
	查看患者腕带,核对床号、姓名、性别、年龄,评估患者病情及气道情况 [1]
	知情同意,委托人签字
	用物准备:气管插管包 [2],喉镜盒,简易呼吸器,听诊器,石蜡油,备抢救车,心电监护仪,吸引器,根据情况可选用镇静、镇痛药或肌肉松弛剂 [3]
操作过程	选择大号或中号喉镜型号
	检查喉镜光源是否充足,关闭光源备用
	选择合适型号 [4] 的气管导管

续表

操作过程	检查气管导管及气囊是否完好
	正确置入导丝,导丝不超过导管尖端
	导管塑形满意,呈"C"形近似"J"形
	充分润滑气管导管,包括导管尖端及套囊
	准备好牙垫、胶布、合适的吸痰管
	准备呼吸球囊,检查无漏气
	准备合适的面罩
	相关物品放置有序
	体位:仰卧,枕部垫薄枕,抬颏推额,气道开放满意
	清除活动性义齿、口腔异物或分泌物
	体位保持好,无回位
	简易呼吸器接氧源
	面罩加压给氧:面罩位置恰当,通气时无漏气
	气量适中:500~700ml(8~12ml/kg)
	频率 10~12 次 /min
	给纯氧 2min
	右手拇指示指"剪刀式"交叉,推开上下牙齿,张开口腔
	左手握持喉镜柄,将镜片从患者右口角置入,向左推开舌体,然后沿中线缓慢推进,先后显露悬雍垂、会厌,将镜片前端置入会厌谷,向前上方提起会厌,显露声门,整个过程喉镜不能撬门齿
	右手以握笔状持气管导管从口腔右侧进入,将导管尖端对准声门轻柔地送入气管
	导管套囊进入声门后立即拔除管芯
	继续将导管向前送入,进入深度[5]距门齿约 22 ± 2cm
	放置牙垫(固定翼不可压迫口唇)后撤出喉镜关闭光源
	气囊充气,压力适中(充气囊韧似鼻尖)
	接简易呼吸器人工通气
	听诊双肺确认导管位置正确,或连接呼气末 CO_2 装置,见 PET、CO_2 曲线
	轻柔复位头颅
	正确固定导管,胶布长短合适,粘贴牢靠,不可粘住嘴唇
	操作完毕,整理用物

疑点导航：

1. 气道评估主要从以下几个方面进行。

（1）一般检查：满月脸、肥胖、短颈、小下颌、龅牙，常提示有气管插管困难的可能。

（2）检查甲颏距离（thyromental distance）：正常值在 6.5cm 以上。如果此距离小于6cm，可能发生窥喉困难。

（3）头颈活动度：检查寰枕关节及颈椎的活动度是否直接影响头颈前屈后伸，对插管所需的口、咽、喉三轴线接近重叠的操作至关重要。正常范围 165°~95°，后伸小于 80° 可出现插管困难。

（4）口齿情况：正常人张口度为 3 横指，舌 - 颌间距在正常人不少于 3 横指，而甲状软骨在舌骨下 2 横指，此谓 3-3-2 法则。

（5）气道分级（Mallampati 分级）：患者端坐，最大程度张口伸舌发"啊"音，同时观察口咽部。Ⅰ级：可见咽峡弓、软腭和悬雍垂；Ⅱ级：仅见软腭和悬雍垂；Ⅲ级：只能看到软腭；Ⅳ级：只能看到硬腭。Ⅰ~Ⅱ级插管较容易，Ⅲ~Ⅳ级插管较困难。

2. 如无一次性气管插管包，可按如下准备物品：气管导管（小儿备用气管导管两根，分别比计算型号（ID 号）大一号和小一号、导管芯、口咽通气道、10ml 注射器、无菌纱布（2 块）、牙垫 1 个、胶布、无菌手套、吸痰管 2 根。

3. 清醒患者插管常需适当应用镇静、镇痛药或神经肌肉阻滞剂，有助于减轻患者痛苦，充分暴露声门，减轻插管损伤和预防呕吐误吸。

4. 气管导管型号（ID 号）的选择。早产儿：2~2.5；新生儿：2.5~3.0；1~6 月龄：3.5；6~12 月龄：4.0；2~14 岁：4+ 年龄 /4；16 岁以上：男性 7.5~8.5，常选 8.0，女性 7.0~8.0，常选 7.5。经鼻插导管型号比经口插管一般小 0.5。

5. 插管深度　以导管尖端距门齿长度为标准，气管尖端位于隆突上 4cm，即成年女性插管深度距门齿约 21cm，成年男性约 23cm，1 岁以内约 12cm，小儿导管插入深度（cm）=12+ 年龄 /2，经鼻气管插管比经口气管插管深 3cm。

四、常见并发症及处理

1. 牙齿及口腔软组织损伤

（1）重在预防，有赖于熟练的技巧和温柔的操作。

（2）牙齿脱落者必须找到脱落的牙齿，如整颗牙齿脱落者保护好牙根并浸泡在生理盐水或牛奶中保存，请口腔科医生会诊处理。如不能找到牙齿，需做胸部 X 线片寻找牙齿。

(3) 口腔护理。

2. 喉头及支气管痉挛

(1) 喉痉挛

1) 暂停插管操作,面罩加压给氧。

2) 轻度喉痉挛在去除局部刺激后会自行缓解,待加深麻醉或予 2% 的利多卡因或 1% 的丁卡因喉头及会厌表面麻醉后再插管;中度者用面罩加压给氧后自行缓解,待加深麻醉或予 2% 的利多卡因或 1% 的丁卡因喉头及会厌表面麻醉后再插管;重度者(声门紧闭气道完全梗阻)立即行环甲膜穿刺吸氧,或静脉注射琥珀胆碱迅速解除痉挛后加压给氧气管插管。

(2) 支气管痉挛

1) 手控给氧。

2) 沙丁胺醇气雾剂吸入或氨茶碱 0.125~0.25g 使用 5% 的葡萄糖溶液稀释后静脉滴注。

3) 适当予以镇静药和阿片类药物加深麻醉。

3. 高血压和心律失常等心血管反应

(1) 重在预防:插管前可予以 2% 的利多卡因或 1% 的丁卡因在咽喉部及会厌行表面麻醉,或视患者生命体征予以芬太尼 5~6μg/kg 静脉注射。

(2) 喉镜置入和插管过程中或随后出现的心血管反应:改善通气,并适当予以镇静药和阿片类药物。

4. 气管误入食管

(1) 立即用注射器抽出套囊内空气,拔出气管导管。

(2) 重新面罩加压给氧,维持血氧饱和度满意后再重新插管。

5. 呕吐误吸

(1) 立即将患者置于头低位并将头偏向一侧。

(2) 立即用吸引器吸出呕吐物。

(3) 插管后听诊双肺,如果有误吸,可进行气管导管内吸引,如有食物残渣梗阻,可在纤维支气管镜下取出固体食物残渣,如有大量胃酸吸入,吸引器吸引后可采用生理盐水反复冲洗气管,直至流出液 pH 接近生理盐水。

(4) 有误吸者适当予以支气管解痉药(沙丁胺醇气雾剂吸入或氨茶碱 0.125~0.25g 使用 5% 葡萄糖溶液稀释后缓慢静脉注射),并预防性使用抗生素。

(5) 与患者家属交代病情,处理完后常规监测患者心率、血压和血氧饱和度。

五、临床情景实例与临床思维分析

临床情景实例1

（1）患者，男性，45岁，酒后驾车车祸致头部受伤并昏迷2h。查体：昏迷，双侧瞳孔散大，呼吸浅慢，嘴唇发绀。请紧急处理。

（2）面罩给氧时，患者出现喷射性呕吐该如何处理？

临床思维分析：呼吸抑制，有反流误吸风险的昏迷患者气管内插管，呕吐误吸的处理。

临床情景实例2　患者，女性，30岁，昏迷4h，伴呕吐，呕吐物有大蒜味。查体：针尖样瞳孔，呼吸浅慢，听诊双肺有痰鸣音。血气分析：pH 7.36，$PaCO_2$ 49mmHg，PaO_2 50mmHg。请给该患者行气管插管。

临床思维分析：呼吸抑制，有反流误吸风险的昏迷患者气管内插管；气管导管内吸痰操作。

临床情景实例3　患者，男性，40岁，因咯血2天，加重1h入院。既往有支气管扩张病史。患者咯血250ml后出现气促加重，发绀明显。查体：精神紧张，躁动，唇发绀，双肺广布湿啰音。请予以紧急处理。

临床思维分析：窒息的处理；气管内插管，消除呼吸道内血液、分泌物，预防窒息再次发生。

临床情景实例4

（1）患者，男性，65岁，因腹痛2天入院，入院诊断考虑为上消化道穿孔，现拟在全麻下行上消化道穿孔修补术。入手术室时查体：血压90/62mmHg，心率118次/min，SpO_2 94%，现已行全麻诱导，请行气管内插管。

（2）插管时，气管导管欲进声门时，声门关闭，送管受到阻力，导管退出时声门重新开放，该如何处理？

（3）插管后，连接麻醉机行机控呼吸，发现气道峰压达30cmH₂O，听诊双肺满布哮鸣音，原因可能是什么？如何处理？

临床思维分析：全身麻醉的患者气管内插管；喉痉挛的处理；支气管痉挛的处理。

临床情景实例5　患者，男性，48岁，拟行胸腺肿块切除手术，术前第一天突然诉呼吸无力，继而面色发绀，呼之无回应，可闻及喉头微弱痰鸣音，请立即予施救。

临床思维分析：呼吸肌无力的患者气管内插管；气管导管内吸痰操作。

临床情景实例6

（1）患者，男性，71岁，体重63kg，因胰头占位病变入院。既往有慢性阻塞性肺疾病（COPD）病史27年。行胰十二指肠切除术后4天出现发热，意识模糊，呼吸急促,咳痰无力,双肺湿性啰音伴右下肺呼吸音低,胸部 X 线片示双肺感染并右下肺不张,今拟予有创机械通气治疗,请选择操作。

(2) 插管时,患者血压由 138/70mmHg 升高至 180/90mmHg,心率由 62 次 /min 增快至 108 次 /min,该如何处理?

临床思维分析:呼吸衰竭患者气管内插管机械通气治疗;插管时心血管反应处理。

(申佳凡 黎尚荣 李章平)

第三十九章

环甲膜穿刺术

Circothyroid Membrance Puncture

一、适应证

1. 急性喉及以上气道梗阻的紧急情况。
2. 来不及或无条件行气管切开而需快速开放气道的暂时处理办法。
3. 可作为气管内给药的途径。

二、禁忌证

1. 紧急情况下无绝对禁忌证。
2. 明确气道阻塞平面在环甲膜水平以下及有严重凝血功能障碍者。

三、标准操作规程(表 39-1)

表 39-1　环甲膜穿刺术操作规程

准备	医师的准备:穿工作服,戴口罩、帽子,洗手
	核对患者信息
	知情同意并签字,有条件时行心电监测
	用物准备:环甲膜穿刺针[1]、消毒手套、络合碘、无菌棉签、10ml 注射器、2% 利多卡因溶液、0.9% 氯化钠溶液、简易呼吸器、输氧装置、记号笔等,检查包装是否完好,有效日期
操作过程	体位:仰卧位,垫肩,头后仰,不能耐受上述体位者,可取半卧位或坐位
	标记穿刺点位置:在甲状软骨下缘及环状软骨上缘之间正中可以触摸到一凹陷[2],标记此处为穿刺点
	戴无菌手套
	消毒顺序:以穿刺点为中心,由内向外(紧急情况下可以不消毒)
	消毒范围:助手消毒 3 次,消毒不留空隙,每次范围小于前一次,直径 15cm 以上
	麻醉:用含有少量肾上腺素的 1% 利多卡因行穿刺部位皮下浸润麻醉,注射前均要抽吸。临床上大多因损伤较小及情况紧急争取时间而不行麻醉

续表

操作过程	检查环甲膜穿刺针,内芯置入外套内,穿刺针是否通畅
	穿刺:左手拇指和示指固定穿刺周围皮肤并绷紧,右手持环甲膜穿刺针,针尖斜面朝上,朝气管纵向与颈正中线成 45° 进针,注意勿用力过猛,出现落空感即表示针尖已进入喉腔或气管
	拔出内芯,接 10ml 注射器,回抽有空气;或棉絮纤维放置在穿刺针口观察,见纤维随呼吸摆动可判断进入气道内
	胶布固定穿刺针,防止脱出或移位
	经穿刺针接氧气管、简易呼吸器或者呼吸机给患者输氧,或进行气管内给药
	监测患者生命体征,整理衣物
	患者情况稳定后,尽早行气管切开术
	如患者病情好转、已行气管切开术或气管给药完毕,需拔出穿刺针[3]。拔出前后穿刺针周围消毒,无菌纱布压迫并固定

疑点导航:

1. 环甲膜穿刺针 目前有接呼吸机环甲膜穿刺针,也可使用 12~16 号带套管的静脉穿刺针,紧急情况下直接用粗的注射器针头代替。

2. 先触及甲状软骨上切迹,向下滑行可感觉一凹陷区域即为环甲膜。或者从胸骨上窝开始沿气管向上触及"第一个隆起"为环状软骨弓,其上缘的凹陷部位即为环甲膜。

3. 通气时间一般不超过 24h,以免发现感染和瘢痕组织形成而出现气道狭窄。

四、常见并发症及处理

1. 出血

(1) 对凝血功能障碍者穿刺应该慎重。

(2) 出血较大,考虑行气管切开术,插入带气囊的套管,防止血液流入气管,并积极采取止血措施。

2. 食管受损 穿刺方向错误或用力过猛所致。疑有食管损伤者先予以进食或鼻饲,一般可以自行愈合。如果长期不愈合则需要手术修补。

3. 皮下及纵隔积气 穿刺后不可长时间通气,尽早行气管切开术。积气较少可不处理,较多量者处理见气管切开术并发症处理。

五、临床情景实例与临床思维分析

临床情景实例 1 患者,男性,20 岁,咽痛、吞咽疼痛加重 10h。行门诊电子喉镜检查发现会厌呈球样肿胀,遮盖喉口,梨状窝积液。检查结束突然出现呼吸困难加重,明显吸气相软组织"四凹征",大汗淋漓。请行相关处理。

行环甲膜穿刺后症状得到缓解,但穿刺针管内可见血性分泌物咳出,请行相关处理。

临床思维分析:①判断该患者诊断,考虑为"急性会厌炎",检查后出现急性喉阻塞三度。②应快速开放气道。开放气道的三种方法:气管内插管、气管切开术及环甲膜穿刺(切开)术。该患者有明显的插管禁忌,故选择气管切开术。对于急性喉阻塞,伴有分泌物潴留,在没有充分准备时行气管切开术有一定的危险性,行环甲膜穿刺术呼吸困难得到缓解,再行气管切开可降低风险。③临床上对疑似"急性会厌炎"的患者,最好在有立即建立人工气道的条件下进行电子喉镜检查,以防意外的发生。④环甲膜穿刺出血并发症的处理。

临床情景实例2　患者,男性,2岁,口含硬币玩耍,跌倒后突然出现剧烈咳嗽,呼吸困难,失声,口唇发绀。院前已经行 Heimlich 手法(腹部冲击法)未见好转,呼吸微弱,脉搏细数,请迅速处理。

临床思维分析:急性喉阻塞来不及行气管切开术是环甲膜穿刺术的适应证之一。

临床情景实例3　患者,女性,22岁,因车祸致口咽部受伤1h,张口受限,口底肿胀明显,声音嘶哑,渐进性出现吸气性呼吸困难加重,面色苍白、血压下降。作为院前急救人员,请行最合适的处理。

临床思维分析:环甲膜穿刺术在创伤较小的情况下暂时性地缓解喉阻塞,为本例最合适的处理。

临床情景实例4　患者,男性,20岁,咽痛、呼吸困难3h。诊断"急性会厌炎、喉阻塞三度"。行环甲膜穿刺后症状得到缓解,患者颈部出现肿胀,并有捻发感,请行相关处理。

临床思维分析:环甲膜穿刺皮下气肿并发症的处理。

(石大志　邓启华)

第四十章 气管切开术
Tracheotomy

一、适应证

1. 任何原因导致的 3~4 度喉阻塞。
2. 下呼吸道分泌物潴留、阻塞造成的呼吸困难。
3. 某些手术的前置手术,如行颌面、咽、喉部手术,防止术后局部组织肿胀阻碍呼吸。
4. 长时间需要使用呼吸机辅助呼吸者。

二、禁忌证

1. 紧急气管切开无绝对禁忌证。
2. 相对禁忌证　常规气管切开术凝血功能障碍及重症血小板减少者。

三、标准操作规程(表 40-1)

表 40-1　气管切开术操作规程

准备	医师的准备:穿工作服,戴口罩、帽子,洗手
	核对患者信息
	再次核对血常规、凝血功能、肝肾功能、心电图、胸部 X 线片等检查结果
	知情同意并签字,测血压、脉搏正常
	用物准备:气管切开包、输氧装置、吸引器、消毒手套、络合碘、利多卡因、肾上腺素、0.9% 氯化钠溶液、10 号刀片、12 号刀片、合适的气管套管[1]、5ml 注射器、记号笔、缝针、丝线及纱布、纱条等
操作过程	体位:仰卧位,垫肩,头后仰,不能耐受上述体位者,可取半卧位或坐位
	标记切口位置　纵切口:颈前正中,触摸环状软骨下缘及胸骨上窝上缘一横指并标记;横切口:触摸环状软骨下缘 3cm,在其下沿颈前皮纹标记 4~5cm
	取气管切开包,检查包的有效期
	打开气管切开包的外层 3/4

操作过程	戴无菌手套,打开气管切开包的外层 1/4 及内层
	巡回将备用物品打开,开物品前均需核对有效期
	消毒顺序:以切口为中心,由内向外。紧急情况下可以不消毒
	消毒范围:直径 15cm 以上
	助手消毒 3 次,消毒不留空隙,每次范围小于前一次,最后范围大于孔巾直径
	检查物品是否齐全,抽吸药品,准备刀片,缝线等。检查气管套管管芯、内套齐全,扎好套管旁纱带
	铺无菌孔巾
	麻醉:用含有少量肾上腺素的 1% 利多卡因行颈前切口部位皮下浸润麻醉,注射前均要抽吸。紧急情况及昏迷患者可不麻醉
	切口:按标记切口部位切开皮肤及皮下组织,如有出血予以压迫、钳夹,必要时结扎
	分离颈前组织:分离暴露颈白线,沿颈前白线分离颈前肌肉,并用拉钩牵引,保持正中位。分离时经常触摸气管,防止移位
	处理甲状腺峡部:暴露甲状腺峡部,将峡部下缘向上分离,向上牵拉暴露气管。遇峡部较宽时,将其切断并缝扎
	暴露气管:暴露气管前壁,注射器刺入回抽有空气证实为气管,并在气管内注入 1~2ml 利多卡因,此时多有呛咳,应立即退针 [2]
	切口气管:检查切口无出血,镰状刀挑开气管 3~4 环,气管扩张器或弯血管钳撑开气管切开口,助手吸除血液及分泌物,防止流入气管
	安放套管:经气管切口插入带有管芯的气管套管后,迅速拔出管芯,少许棉絮放置管口,看是否随呼吸飘动,如有飘动,证实插入气管;安放内套管
	固定套管:套管旁纱带两端打方结于颈部一侧 [3],松紧适中(约能伸入一指为宜),并将管芯固定在系带上
	检查切口周围是否有出血,切口较长时缝合纵切口套管上方切口 1~2 针 [4]。将中间开口纱布置于套管两侧覆盖伤口
	协助患者复原衣物,监测生命体征
	告知患者及家属术后要保持套管及下呼吸道通畅,清洗内套管;保持室内温度及湿度;防止套管脱出,及时更换套管旁敷料。患者不能随意拔出套管,拔管时机及拔管后处理由医师决定 [5]

疑点导航：

1. 合适的气管套管 根据患者的年龄、性别选择不同的气管套管（表 40-2）。

表 40-2 不同年龄和性别气管套管的选择

管号	00号	0号	1号	2号	3号	4号	5号	6号
内径 /mm	4.0	4.5	5.5	6.0	7.0	8.0	9.0	10.0
长度 /mm	40	45	55	60	65	70	75	80
适用年龄	1~5 月龄	1 岁	2 岁	3~5 岁	6~12 岁	13~18 岁	成年女性	成年男性

2. 暴露气管后，注射器刺入回抽有空气可以证实为气管，注入 1~2ml 利多卡因防止气管切开后剧烈咳嗽。注射后应立即退针可防止刺破气管后壁出血或损伤食管壁。

3. 气管套管旁纱带两端一定要打结牢固，松紧适中，不能松脱，防止脱管。

4. 切口较短时，可不予缝合。套管下方不缝合，以免发生皮下气肿，并便于伤口引流。

5. 拔管 喉阻塞病因解除后可考虑拔管，拔管前需要先堵管 24~48h 时，堵管期间备好气管切开包，如果患者活动、睡眠呼吸平稳，可以拔出套管。予以蝶形胶布将切口两侧拉拢，自行愈合。

四、常见并发症及处理

1. 伤口出血

（1）原发性出血：在切口周围予以凡士林纱条或碘仿纱条压迫止血，辅以止血、镇咳药物多可止血。若不能止血，则需要打开切口，缝扎止血。

（2）继发性出血：较少见。大出血时保持呼吸道通畅，积极止血并予以抢救。

2. 套管脱出

（1）经常检查套管位置，防止脱出。

（2）床旁备气管切开包。

（3）套管内无气流通过可判断套管脱出，如果气管切开在 1 周以内，迅速用弯血管钳撑开气管切口，重新带内芯插入。超过 1 周者，一般可直接插入。

3. 皮下气肿

（1）单纯的皮下气肿可不做特殊处理，气体自行吸收。

（2）气肿严重时，将切口缝线拆除，以利气体溢出。

4. 纵隔气肿和气胸

(1) 气量较少,且无症状时可不处理。

(2) 纵隔气量较多时,沿气管前下区向下方分离,放出气体。

(3) 气胸影响呼吸,行胸腔闭式引流。

5. 肺部并发症

(1) 应用抗生素,防止肺部感染。

(2) 维持室内温度在 22℃,湿度 90% 以上,祛痰剂雾化吸入等方法湿化气道,及时清洗内套管,吸除气管内分泌物,保持下呼吸道通畅。

6. 呼吸骤停

(1) 长期呼吸道阻塞患者,气管切开后低浓度给氧,继续人工呼吸。

(2) 行血气检查。

7. 气管食管瘘

(1) 切气管时不宜切过深,以免切开气管后壁及食管壁。

(2) 食管碘油造影造影剂流入气管可以确诊。

(3) 鼻饲,碘仿纱条填塞瘘口,观察是否愈合。

(4) 不能愈合者需要手术修补。

8. 拔管困难

(1) 检查喉、气管阻塞尚未完全解除,积极治疗后再拔管。

(2) 清除套管上方肉芽组织。

(3) 更换小号套管,再试堵管。

(4) 气管切口在 2~4 环,不能过高,防止损伤环状软骨,造成喉狭窄。

五、喉阻塞相关知识

1. 病因

(1) 炎症:如小儿急性喉炎、急性会厌炎、白喉及邻近的咽后脓肿、颌下蜂窝织炎等。

(2) 喉外伤:如喉部挫伤、撞伤、切割伤、喉烫伤及烧伤。

(3) 肿瘤:喉癌、喉乳头状瘤、喉咽肿瘤、甲状腺肿瘤等。

(4) 喉部异物:较大的嵌顿性异物,易引起喉痉挛。

(5) 喉水肿:除炎症、外伤引起的喉水肿外,变态反应所致的喉水肿,起病急,发展快。

(6) 声带麻痹:各种原因引起双侧声带不完全麻痹,外展不能。

(7) 喉痉挛:破伤风患者和喉异物刺激导致喉痉挛引起喉阻塞。

(8) 喉部先天性疾病和喉瘢痕狭窄:前者有先天性喉喘鸣、喉蹼等,后者由于外伤所致。

2. 临床表现

(1) 吸气性呼吸困难:当声门变窄时,吸入的气流将声带推向下方,使两侧声带游离缘彼此靠近,故声门更为狭小而出现吸气困难。

(2) 吸气性喉喘鸣:吸气时气流通过狭窄的声门,形成气流漩涡冲击声带,声带颤动发出的喘鸣声。

(3) 吸气性软组织凹陷:由于用力吸气时胸腔内负压增加,使胸壁的软组织内陷而出现胸骨上窝、锁骨上窝、肋间隙、上腹部等处的吸气性凹陷现象。

(4) 声音嘶哑:病变在声带处,发生嘶哑症状。

(5) 发绀:为缺氧表现。

3. 喉阻塞分度 根据病情轻重,喉阻塞可分为四度。

(1) 一度:平静时无症状,哭闹、活动时有轻度吸气性困难。

(2) 二度:安静时有轻度吸气性呼吸困难,活动时加重,但不影响睡眠和进食,缺氧症状不明显。

(3) 三度:吸气期呼吸困难明显,喉鸣声较响,胸骨上窝、锁骨上窝等处软组织吸气期凹陷明显。因缺氧而出现烦躁不安、难以入睡、不愿进食。患者脉搏加快,血压升高,心跳强而有力,即循环系统代偿功能尚好。

(4) 四度:呼吸极度困难。由于严重缺氧和体内二氧化碳积聚,患者坐卧不安,出冷汗、面色苍白或发绀,大小便失禁,脉搏细弱,心律不齐,血压下降。如不及时抢救,可因窒息及心力衰竭而死亡。

4. 治疗 喉阻塞能危及生命,必须积极处理。应按呼吸困难的程度和原因,采用药物或手术治疗。

(1) 一度:由喉部炎症引起者,应及时使用激素加抗生素,配合蒸气吸入或雾化吸入等。

(2) 二度:严密观察病情变化,作好气管切开术的准备工作。如为异物,应立即取出;如为肿瘤,可考虑气管切开。

(3) 三度:如为异物应及时取出,如为急性炎症,可先试用药物治疗,若观察未见好转或阻塞时间较长,应及早施行气管切开。因肿瘤或其他原因引起的喉阻塞,宜先行气管切开术,待呼吸困难缓解后,再根据病因,给予其他治疗。

(4) 四度:立即开放气道,行气管内插管(喉阻塞患者大多因有插管禁忌而放弃采用)和紧急气管切开术。病情十分危急时可先行环甲膜切开或穿刺。

六、临床情景实例与临床思维分析

临床情景实例 1 患者,男性,52 岁,因患喉部肿瘤出现呼吸困难 5 天,进行性加重,吸氧状态下血氧饱和度 60%~70%,心率 100 次 /min,神志淡漠,欲行喉部肿瘤切除手术,故先行紧急气管切开术。请在模型上行气管切开术(已经洗手穿衣,消毒后铺孔巾操作)。

临床思维分析:喉阻塞的处理、气管切开适应证的掌握。判断患者出现的喉阻塞三度,因喉部肿瘤所致,病因短时间难以得到解除,应尽早行气管切开术。

临床情景实例 2 患者,男性,65 岁,因下咽癌侵犯喉出现呼吸困难 2 个月,渐进加重。患者吸气性"四凹征",烦躁不安,脉搏 110 次 /min。刚在急诊局麻下顺利行气管切开术后吸出大量脓痰,给高浓度氧后血氧即升至 99%,术者低头固定套管时,巡回护士发现患者血氧突然掉至 30%,心率 30 次 /min,查体发现患者意识消失,无自主呼吸,触不及颈动脉搏动。血气分析:pH 7.12,PaO_2 32mmHg,$PaCO_2$ 120mmHg,HCO_3^- 20mmol/L。请行急救处理,并解释出现这一现象最可能的原因。

临床思维分析:为气管切开不常见并发症。立即行人工呼吸及心肺复苏。降低给氧浓度。其原因是长时间气道阻塞造成二氧化碳潴留及缺氧,二氧化碳浓度升高可兴奋呼吸中枢,继续升高则转为抑制。此时靠颈动脉体接受缺氧刺激。气管切开后,吸高浓度氧后血氧浓度迅速升高,而二氧化碳对中枢抑制尚未解除,易出现呼吸、心跳暂停。

临床情景实例 3 患者,男性,52 岁,因患喉部肿瘤出现呼吸困难 5 天,行气管切开后 2h 检查气管切开口周围出血,请行相关处理。

临床思维分析:术后原发性出血并发症的处理。

临床情景实例 4

(1) 患者,男性,35 岁,因长期睡眠打鼾憋气,诊断为阻塞型睡眠呼吸暂停综合征,拟在全麻插管下行改良悬雍垂腭咽成形术术,已行全麻诱导,作为麻醉医师,行下一步处理。

(2) 置入喉镜后,声门暴露不清,经多次插管失败,咽部软组织损伤出血,不能窥见声门。面罩加压给氧维持,SpO_2 85%,血压 140/90mmHg,心率 100 次 /min,为保证手术顺利进行,请继续处理。

临床思维分析:由于患者咽腔狭窄,置入喉镜后,声门暴露不清,尝试盲插管失败,咽部出血。此时应该快速行气管切开插管,建立气道,改善通气,防止咽部血液流入气管,手术得以继续进行。临床上术前要认真评估困难气道,可以在自主呼吸表面麻醉下插管,预防快速麻醉诱导后发生插管困难。

临床情景实例 5

(1) 患者,男性,50 岁,全麻行双甲状腺次全切除术,拔气管插管后回病房,突然出现呼吸困难,发绀。拆除切口缝线可见血凝块,呼吸困难不能缓解。作为麻醉医师,请迅速处理。

(2) 置入喉镜后发现难以暴露声门,尝试插管失败,请根据病情迅速继续处理。

临床思维分析:血肿压迫气道导致呼吸困难是甲状腺手术常见的术后并发症,考核气管内插管及气管切开术的选择。应选择相对无创、快速的气管内插管,但在插管失败后,气管切开术为其适应证。

临床情景实例 6　患者,男性,23 岁,因患急性会厌炎出现呼吸困难 5 天,行气管切开后呼吸平稳。患者咳嗽后突然再发呼吸困难,口唇发绀,大汗淋漓,请行相关处理。

临床思维分析:气管切开后再次出现呼吸困难,要考虑以下几个方面。①套管内管阻塞,及时清理内套管;②套管外管阻塞,拔出内套管;③分泌物或痂皮堵塞下呼吸道,进行下呼吸道的吸痰;④套管脱出,及时地恢复。

临床情景实例 7

(1) 患者,男性,55 岁,气管切开插管后行"右侧喉垂直部分切除术"术后 7 天,术后患者带有气囊硅胶套管,拟拔出气管套管,经鼻呼吸,请行相关处理。

(2) 直接堵管出现呼吸困难,请进一步处理。

临床思维分析:拔管困难的处理。带有气囊的套管直接堵管,易出现呼吸困难,需要更换小一号的金属套管后再试堵管。换管及堵管过程中备好气管切开包。

临床情景实例 8　患者,男性,23 岁,因患急性会厌炎出现呼吸困难 5 天,行气管切开后呼吸平稳。患者出现进食后呛咳,套管内可见食物,请进一步明确诊断,行相关处理。

临床思维分析:气管食管瘘的处理。

临床情景实例 9　患者,男性,54 岁,患"舌癌"拟行手术治疗,既往有颈椎病史,请耳鼻咽喉头颈外科会诊行术前气管切开术。

临床思维分析:气管切开术适应证包括颌面部等手术的前置手术。注意患者既往有颈椎病史,可能不能耐受仰卧位、特殊体位的处理。

临床情景实例 10　患者,女性,42 岁,车祸外伤后 2h 入院,已在神经外科手术治疗。患者深昏迷,人工辅助呼吸,请耳鼻咽喉科会诊行气管切开术。

临床思维分析:气管切开术适应证包括长时间需要使用呼吸机辅助呼吸者。

临床情景实例 11　患儿,男性,5 岁,因颅脑外伤及下颌骨骨折,张口受限,大量出血,意识不清。为维持气道通畅,请予以立即处理。

临床思维分析:张口受限不易行气管插管,应立即行气管切开术维持气道通畅。

(石大志　邓启华)

第四十一章 **胃管洗胃术**
Gastric lavage

一、适应证

非腐蚀性毒物急性中毒,如有机磷、安眠药、重金属类、生物碱及食物中毒患者。

二、禁忌证

1. 食管梗阻的患者。
2. 肝硬化伴食管胃底静脉曲张、胸主动脉瘤的患者。
3. 严重颌面部损伤、近期食管腐蚀性损伤的患者。
4. 精神异常、极度不合作的患者。
5. 鼻咽部有癌肿或急性炎症患者。
6. 强腐蚀性毒物(如强酸、强碱)中毒的患者。
7. 近期内有上消化道出血及胃穿孔、胃癌患者。

三、标准操作规程(表 41-1)

表 41-1 胃管洗胃术标准操作规程

准备	医师的准备:穿工作服,戴口罩、帽子,洗手
	核对患者信息,床号、姓名,询问有无鼻咽部病史,了解置入胃管的目的,知情同意并签字
	向患者或家属说明操作的目的及操作中配合的方法,如有不适可举手示意
	用物准备:一次性胃管、弯盘、钳子或镊子、50ml 注射器一个、纱布、治疗巾、棉签、手套、手电筒、胶布、听诊器、压舌板、石蜡油棉球、试管(均在有效期内)、根据毒物性质准备灌洗溶液 2~10L,温度为 25~38℃,电动洗胃机一台,塑料桶 2 个(一个盛配好的洗胃溶液、一个盛排出液)
	洗胃机插电源,连接管道,开机运转,检查机器性能

操作过程	体位[1]:协助患者取半坐卧位,治疗巾铺于患者颌下
	用湿棉签清洁、检查双侧鼻腔
	打开置胃管包,将操作所需用品(胃管、注射器、引流袋)置入包内
	戴手套,取弯盘置于患者口角旁
	检查胃管的型号及有无破损,检查胃管是否通畅
	比量长度[2],做好标记
	封闭胃管远端,用液状石蜡油润滑胃管
	术者一手持纱布托住胃管,一手持镊子或止血钳夹住胃管前端,自患者选定鼻孔侧轻轻插入[3]
	胃管插入约 10~15cm(咽喉部)时,检查胃管是否盘曲在口中[4]
	嘱患者吞咽[5],将胃管顺势送至标记长度,查看标记,插入过程中密切观察[6]
	确认胃管在胃内[7]
	证明胃管在胃内后,用胶布固定胃管于双鼻翼和颊部
	抽取胃液,留取标本
	将胃管连接洗胃机器管道,开电源,洗胃[8]
	吸出胃内容物,反复自动冲洗直至吸出液体澄清无味为止,观察[9]
	洗胃完毕,关闭开关,分离胃管,排出余液,返折胃管末端拔管
	协助患者漱口、洗脸,记录[10]
	清洗与消毒洗胃机、浸泡管道(口述)
	整理床单位,协助患者取舒适体位,清洁鼻孔、口腔,洗手

疑点导航:

1. 体位

1)清醒能配合患者取半卧位或坐位,昏迷、无法坐起者取去枕平卧位,头向后仰;有义齿者取下义齿。

2)若为中毒患者洗胃置入胃管时,无法坐起者取左侧卧位(昏迷患者取去枕平卧,头向后仰,胃管置入后洗胃时头偏向一侧),以防加深毒物的吸收,注意防止误吸。

2. 置入胃管的长度 一般为患者前额发际至胸骨剑突处或由鼻尖经耳垂至胸骨剑突处的距离,成人 45~55cm,应根据患者的身高等确定个体化长度,若置管目的为鼻饲,为防止反流、误吸,置管长度可大于 55cm,若需经胃管注入刺激性药物时,可将胃管再向深部插入 10cm。

3. 洗胃时也可从口腔插入胃管,若从口腔插入,应放置牙垫,可选择较大型号的胃管,如 20~22 号,可减少堵管,便于清洗。

4. 清醒患者嘱其张口,昏迷患者需使用开口器和压舌板以便检查胃管是否盘曲在口咽部。

5. 吞咽　清醒患者可嘱患者做吞咽动作,昏迷患者用一手将患者头部托起,使下颌紧靠胸骨柄,再将胃管缓缓插入至标记长度。

6. 插管过程中,密切观察

(1) 若患者出现剧烈恶心、呕吐,应暂停插入,并嘱患者深呼吸。

(2) 若患者出现呛咳、面色苍白、发绀、呼吸困难,提示胃管可能误入气管,需立即拔出胃管,待患者休息片刻后再重新插管。

(3) 插入不畅时应检查口腔,查看胃管是否盘曲在口咽部,或将胃管抽出少许,再小心插入。

7. 确认胃管在胃内的方法

(1) 经胃管抽取到胃液。

(2) 置听诊器于患者胃部,经胃管快速注入 10ml 空气,听到气过水声。

(3) 将胃管末端置于盛水治疗碗中,无气泡逸出。

8. 洗胃方法

(1) 电动吸引器洗胃:先吸引胃内容物,负压应保持在 13.3kPa 左右,灌洗时,每次注入 300~500ml,一次灌洗量不能超过 500ml。

(2) 全自动洗胃机洗胃:使用前检查性能,正确连接各种管道,药管管口必须始终浸没在洗胃液的液面以下,并观察指示灯以确定"吸""冲"。

9. 洗胃过程中的观察

(1) 在洗胃过程中,严密观察患者的意识、面色、瞳孔及生命体征变化,如患者出现腹痛、休克、出血等,应立即停止洗胃,采取相应的处理措施。

(2) 观察洗出物的颜色、气味、量、性状。

10. 记录　灌洗液名称、量、洗出物的颜色、气味、量、性状及患者的全身反应。

四、常见并发症及处理

(一) 胃管置入的并发症及处理

1. 误入气管　一旦发现误入气管,应立即停止插入,拔出胃管,待患者休息片刻后再重新插入。

2. 胃食管反流和误吸

(1) 抬高床头。

(2) 应用抑酸及胃肠道动力药物。

(3) 长期卧床患者,应积极排痰,肺部感染者合理使用抗生素。

(4) 一旦出现误吸,立即停止操作,取头低右侧卧位,吸出气道内吸入物,气管切开者可经气管套管内吸引。

3. 引流不畅

(1) 发现引流不畅时,应检查管路是否打折、扭曲或胃管置入长度不够,引流装置应低于胃部,如为引流装置漏气,则给予更换。

(2) 若发生阻塞,可先将胃管送入少许,再缓缓地将胃管退出,并边退边回抽胃液。

(3) 若确定是食物残渣或血凝块阻塞,可用糜蛋白酶 + 碳酸氢钠注射液从胃管注入,稀释和溶解黏稠的胃液、食物残渣或血凝块。

(4) 如上述处理无效,则拔除胃管,更换胃管后重新插入。

4. 插管困难

(1) 剧烈呕吐者,可嘱其张口呼吸,暂停插管让患者休息片刻后再行插入,可选用适当的镇静剂或阿托品肌内注射,10min 后再试行插管,也可给予 1% 丁卡因喷雾麻醉 3~5min 后再行置管。

(2) 对合并有慢性支气管炎患者,插管前应用镇静剂或阿托品肌内注射,再行插管。

(3) 对咽反射减弱或消失者,可在气管镜或胃镜的配合下进行插管,反复插管困难者,可在胃管内置导丝辅助插管。

5. 鼻腔出血 更换胃管重新从另一侧鼻孔插入,出现黏膜糜烂时给予相应处理。

6. 食管糜烂 可给予抑酸治疗,出现溃疡出血时应及时拔除胃管。

(二) 洗胃的并发症及处理

1. 急性胃扩张

(1) 立即停止操作,协助患者取半卧位,将头偏向一侧。清醒患者发生急性胃扩张时可行催吐,以促进胃内液体的排出。

(2) 如因洗胃管孔被食物残渣堵塞引起,立即更换胃管,重新插入将胃内容物吸出。

(3) 如为洗胃过程中空气吸入胃内引起,则应用负压吸引将空气吸出。

2. 胃穿孔

(1) 立即停止洗胃,给予持续胃肠减压。

(2) 禁食,输液,纠正水、电解质及酸碱平衡失调。

(3) 若保守治疗无效应行手术治疗。

3. 大量低渗性洗胃液致急性水中毒

（1）抽血查血生化了解电解质、血糖、肝功能等结果。

（2）轻者控制水分的摄入，重者给予 3%~5% 的高渗氯化钠溶液静脉滴注，可迅速缓解体液的低渗状态。

（3）如出现脑水肿，应及时输入甘露醇、山梨醇等渗透性利尿剂或呋塞米等强利尿剂给予纠正。

（4）如出现抽搐、昏迷者，立即用开口器、舌钳（纱布包缠）保护舌头，同时加用镇静药，加大吸氧流量，并应用床栏保护患者，防止坠床。

（5）如肺水肿严重、出现呼吸衰竭者，及时行气管插管，给予人工通气。

4. 昏迷患者误吸或过量反流致窒息

（1）一旦发生误吸，立即停止洗胃，取头低右侧卧位，可用纤维支气管镜或气管插管将异物引出。同时采用呼气末加压呼吸支持，气管切开者可经气管套管内吸引。

（2）一旦发生窒息，立即停止洗胃，取侧卧位，及时清除口腔及鼻腔分泌物，行心肺复苏抢救及必要的措施，严密观察病情变化。

5. 上消化道出血

（1）如发现吸出液混有血液应暂停洗胃，给予胃黏膜保护剂，抑酸、止血等。

（2）大量出血时应及时输血，以补充血容量。

6. 迷走神经兴奋致反射性心搏骤停　一旦发生立即行心肺复苏抢救及必要的措施。

五、临床情景实例与临床思维分析

临床情景实例 1　患者，男性，25 岁，因反复上腹痛 3 年，呕咖啡样物 3 天入院。既往有乙肝病史，现在入住传染病房。查体：腹壁平坦，未见腹壁静脉曲张，剑突下压痛，无反跳痛，肝脾未及。拟予以留置胃管，观察上消化道出血量，必要时予以胃腔内给药。

临床思维分析：上消化道出血的病因分析及对症处理；胃管置入禁忌证的把握。

临床情景实例 2

（1）患者，男性，25 岁，在工地食堂进食午餐 20min 后出现头痛、恶心、呕吐、发绀表现。工友有类似现象。查体：全身皮肤及黏膜呈现不同程度青紫色，神志清楚，呼吸平稳，双肺呼吸音清，无啰音，心率 100 次 /min，心音可，无杂音。毒物分析结果回报：亚硝酸盐。请给予洗胃。

（2）在洗胃中患者频繁呕吐过程中突然出现躁动不安、呼吸困难、发绀、呛咳,继而出现心搏骤停,请立即给予抢救并分析原因。

临床思维分析:洗胃及洗胃液的选择;洗胃时心脏骤停的处理及急救。

临床情景实例 3

(1) 患者,男性,40 岁,因晚期胃癌导致幽门梗阻,腹胀并间断性呕吐 1 天,4h 前又误食地西泮 100 片。现患者生命体征尚可,请为其进行相应的处理。

(2) 患者经洗胃后,出现腹部撕裂样剧烈疼痛,伴面色苍白、冷汗、胃管内引出血性液体,查全腹压痛、反跳痛、腹肌紧张,请给予进一步诊断及处理。

临床思维分析:胃癌合并幽门梗阻中毒的处理;胃穿孔的处理。

临床情景实例 4　患者,女性,4 岁,因误服敌百虫后昏迷 5h 入院。查体:对语言刺激无反应,疼痛刺激后能回缩,双侧瞳孔呈针尖样大小,口腔内可闻及大蒜味,流涎,心率 65 次 /min,双肺可闻及粗湿啰音。请给予洗胃处理。

临床思维分析:小儿洗胃;昏迷患者洗胃;敌百虫中毒的处理及洗胃液的选择。

临床情景实例 5

(1) 患者,男性,42 岁,因午饭进食空心菜后头晕、乏力伴呕吐半小时入院。抽血急查胆碱酯酶下降。请给予洗胃。

(2) 洗胃过程中患者胃区迅速膨隆或突起,呕吐反射消失,请分析原因并处理。

临床思维分析:食物中毒的诊断、处理;有机磷农药中毒洗胃液的选择;洗胃后急性胃扩张的判断及处理。

临床情景实例 6　患者,男性,30 岁,因误服硫酸 15min 后来急诊科,请予以紧急处理。

临床思维分析:洗胃的禁忌证;强酸中毒的处理原则。

(肖丽艳　易文轶)

第四十二章

创伤的包扎止血固定
Traumatic Dressing, Hemostasis and Fixation

一、适应证

创伤部位的内部组织(如肌肉、骨骼等)与外界相通后,控制出血,减少污染,防治休克,控制损伤,固定骨折与关节,减少疼痛。

二、标准操作规程(表 42-1)

表 42-1 创伤的包扎止血固定的处理标准操作规程

准备	医师的准备:穿工作服、戴口罩、帽子、洗手
	了解患者意识状态,核对床号、姓名,了解麻醉药物过敏史,知情同意并签字
	评估周围环境,测血压、脉搏等生命体征
	物品准备:三角巾 5~6 条,绷带若干,夹板若干,衬垫(三角巾或毛巾)若干,500ml 生理盐水,3% 过氧化氢、络合碘、输液器,胶布,湿化瓶,无菌敷料(纱布和棉垫),换药碗,充气式止血带,听诊器、血压计,剪刀,手套若干,标记笔等
操作过程	以右侧小腿开放性伤口为例来说明操作基本流程
	取合适体位,充分暴露操作部位[1],应以剪刀剪开衣裤,而不是脱去衣裤,若可见活动性出血,应立即按压股动脉止血
	戴手套,体检者站于患者右侧,边重点查体边汇报结果
	具体体格检查,按部位逐一进行:头部检查、颈部检查、胸廓检查、肺部检查、心脏检查、腹部检查、骨盆挤压及分离试验、四肢检查[2]
	一般处理:建立静脉输液通道、吸氧、心电监护[3]
	再次洗手,检查包的有效期,打开器械包的外层 3/4,戴无菌手套,打开器械包的外层 1/4 及内层,检查灭菌指示卡,清点物品
	上止血带[4]:无菌纱布覆盖创面,范围需超过伤口周围 5cm,由远端向近端用绷带缠绕加压包扎。上止血带位置[5]:右侧大腿中上 1/3。充气止血带必须有衬垫[6],止血带外用绷带缠紧,紧张度合适,标记时间需注明具体到分,充气压力一般不大于 500mmHg 或创口出血停止即可,以末梢(足背)动脉搏动消失作为标准,每隔 45~60min 放松止血带 1 次,每次放松时间为 3~5min[7],松开止血带之前用手压迫动脉近心端

续表

操作过程	固定方式可选择绷带固定或夹板固定[8]
	绷带固定:固定前正确移动肢体,保持患肢牵引,用折叠适当宽度三角巾分段包扎患肢至健肢,依次固定骨折近端、大腿中段、膝关节、踝关节并使踝关节位于功能位,注意小腿与脚掌呈垂直,双下肢间关节骨突部位处置棉垫软物,固定松紧合适,打结于健侧肢体侧,脱脂绷带从肢体远端向近端缠绕,绷带过踝关节使用8字固定,标记固定时间,绷带固定后需露出趾端以利于观察末梢血运情况
	夹板固定:固定前正确移动肢体,关节骨突部位处置棉垫软物,正确放置夹板[9],由大腿中段到脚跟,夹板固定患肢相邻两个关节,夹板固定后露出趾端以利于观察末梢血运情况,固定松紧合适,用绷带分段包扎,依次固定骨折近端、大腿中段、膝关节、踝关节并使踝关节位于功能位,脱脂绷带从肢体远端向近端缠绕,绷带过踝关节使用8字固定,标记固定时间
	术后复测患者血压、脉搏等生命体征,注射破伤风抗毒素,转移至专科病房进行进一步处理,如静脉采血送检、输血、清创骨折复位内固定术等
	操作中、结束后均应询问患者的感受,观察患者反应及生命体征
	操作熟练,配合默契有序,动作迅速准确,不粗暴

疑点导航:

1. 临床上最常见的人体开放性损伤有开放性颅脑损伤、开放性胸部损伤、开放性腹部损伤以及开放性四肢损伤。

（1）开放性腹部损伤:盆腔是人体腹腔较低的位置,腹部开放性损伤往往可致盆腔积液积血引起直肠刺激症状,此外,下消化道的损伤尤其是结肠的损伤往往可致肛门指诊时发现指套上有血迹,因此,凡是腹部外伤还是需要常规对患者行肛门指诊。开放性腹部损伤时常可见腹腔内脏器脱出体外,最常见的就是肠管,对脱出体外的肠管不宜直接将其回纳,以免将污染播散至全腹腔,可用大棉垫或纱布将脱出肠管包裹后,外面再以消毒碗扣住固定,防止其受压,外以绷带固定之。如脱出的肠管有扭转或颜色活力差不排除绞窄可能,需立即将肠管复位,必要时甚至需扩大创口以减轻绞窄可能,因为此时应认为绞窄引起的后果更加严重需首先处理。若脱出的肠管有破损,可以无损伤血管钳暂时钳夹,以避免污染加重,再将血管钳一并包入敷料内。此外,如果腹壁缺损特别巨大,暴露脏器过多,可将脏器全部回纳入腹腔后外以敷料包扎固定,因为此时若大量脏器外漏,一是增加了更多的感染机会,二是大量脏器暴露也使得体液更多的丢失,加重患者的休克。若有异物刺入腹部,不要随意将其移动,更绝对不能直接拔除,以免造成更大损伤,可予棉垫或纱布将其包绕使之相对固定后,外部再以绷带固定,留待手术时进一步处理。

(2) 开放性胸部损伤:开放性气胸是开放性胸部损伤中较少见但是最危险的一类气胸,常合并血胸,除此之外还可引起严重的低氧血症、胸膜性休克,以及体温下降和体液丢失、细菌感染等严重并发症,危及生命。因此开放性气胸处理的首要原则是尽快变开放性气胸为闭合性气胸,可使用无菌辅料如凡士林纱布、棉垫、大纱垫等制作较厚的覆盖物,以免造成漏气,在患者用力深呼气末迅速压迫覆盖创口,覆盖范围最好超过创缘周围5cm,但请注意不能往创口内填塞敷料,因为此操作可能使外界的细菌或异物进入胸腔增加感染机会,外以胶布或绷带包扎固定牢固,处理完毕后如患者症状改善不明显,可以于患侧锁骨中线第二肋间行胸腔穿刺减压或胸腔闭式引流术。当合并肋骨骨折时,若为单根肋骨骨折,可行胶布固定,多根肋骨骨折严重时可出现反常呼吸运动,此时可以厚敷料加压包扎患者伤侧,必要时甚至可以嘱患者侧卧于伤侧。

(3) 开放性颅脑损伤:开放性颅脑损伤若有脑组织膨出,不能强行挤压触碰或试图将其回纳入颅腔内,因为可能造成严重的后果,可以消毒碗扣住固定,防止脑组织受压,外以绷带固定。对于较大的破碎骨片不可随意丢弃,可将其洗净消毒保存,留待后续手术时使用。

2. 检查顺序应依据患者致伤原因及部位逐一进行,防止漏诊。

(1) 头部检查:视诊有无伤口或淤青,注意头颅压痛、手套是否染血,压眶反射、瞳孔大小、对光反射,若神志清楚可不做,口鼻外耳道有无溢液等。

(2) 颈部检查:视诊有无伤口,轻扳头部是否有颈项强直,触诊气管是否居中等。

(3) 胸廓检查:解开衣物视诊是否有伤口或淤青,胸骨、肋骨有无压痛、胸廓挤压征,可否扪及骨折端或凹陷等。

(4) 肺部检查:视诊观察呼吸时胸廓起伏,触诊感知双侧呼吸强度是否对称,听诊呼吸音,有无异常呼吸音及啰音,听诊顺序自上至下,注意上下左右对比。

(5) 心脏检查:各听诊区听诊心音,测量心率。注意心率与脉率的对比。

(6) 腹部检查:视诊有无伤口或淤青,触诊肝脏、脾脏。

(7) 四肢检查:肢体视诊有无伤口或淤青,注意手套是否染血,触诊有无骨折端、肌张力,触诊四肢的动脉搏动是否有力。

(8) 骨盆挤压及分离试验:如果骨盆挤压试验阳性,禁忌再行骨盆分离试验。

3. 建立静脉输液通道时注意不能建立在患肢,心电监护可与体检同步进行,如患者生命体征不平稳时,需首先进行。

4. 止血带类型

(1) 充气止血带：与体表接触面积较大，施压均匀，可减少局部组织和神经损伤；适用于四肢活动性大出血或四肢手术过程中应用。成人上肢止血带压力不大于40kPa(300mmHg)，下肢不大于66.7kPa(500mmHg)，儿童减半。

(2) 橡皮止血带：适用于现场急救，但施压面积小，压力不易掌握，易造成局部组织和神经损伤。使用方法：取长约50~60cm，直径约0.8~1.0cm的橡胶管一根，在肢体的适当部位(上肢出血在上臂的上1/3)，用软织物衬垫后再绑扎止血带。以左手的拇指、示指和中指持止血带的头端，右手持止血带的尾端绕肢体一周后压住头端，再绕肢体一周，然后用左手的示指和中指夹住尾端后，将尾端从止血带之下拉出，使之成为一个活结。如需放松止血带，将尾端拉出即可。

(3) 弹性橡皮带(驱血带)：用宽约5cm的弹性橡皮带，抬高患肢增加静脉回心血流，在肢体上重叠加压，包绕几圈，达到止血目的。

(4) 急救时若无止血带可用布带、绳索、三角巾或毛巾替代，称绞紧止血法。

5. 止血带必须扎在伤口的近心端，尽可能靠近伤口，上肢出血通常扎在上臂上1/3处(中1/3易损伤桡神经)，下肢出血扎在大腿中上1/3交界处，肘关节以下的伤口，应将止血带扎在上臂，膝关节以下伤口应将止血带扎在大腿，因前臂和小腿均为两根长骨，动脉行走于两骨之间，压迫无效，不适宜上止血带。如伤肢已毁损且无法保留时，应尽量靠伤口近侧扎止血带，而且在截肢前不要放松止血带。

6. 衬垫可选用三角巾、毛巾、棉垫等软物。

7. 止血带止血适用于四肢中到大血管的破裂出血，一般在其他如指压、加压包扎、填塞压迫等方式有效的情况下不首先采用。手外伤时若使用止血带捆扎过紧、时间过长，易导致手指坏死；另外若捆扎压力不够，只将静脉阻断而动脉未能完全阻断，出血会更严重，故不宜采用止血带止血，而应当选取局部加压包扎。

8. 使用绷带或夹板固定应根据具体材料及实际情况进行选择，一般来说选择其一即可。四肢的开放性损伤中，无论患肢是否有肉眼明显可见的骨折，均应给予适当固定，以减少进一步加重损伤的因素，并可以适当缓解患者的疼痛。

9. 根据可使用夹板数量的不同，夹板的位置有相应的变化，当提供四块夹板时夹板置于患肢四周，当提供两块夹板时一般放置于患肢的两侧，即内外侧，当仅有一块夹板时一般放置于患肢外侧。

三、常见并发症及处理

1. 神经损伤 在四肢的开放性伤口的处理过程中，使用止血带时应注意止血带结扎位置,上臂不可扎在下 1/3 处,避免损伤桡神经引起相应的前臂功能障碍。同时注意记录止血带结扎时间,应注意根据具体情况调整止血带的位置,适时放松,防止引起肢体缺血坏死甚至其他更严重的并发症。

2. 出血　开放性损伤多合并出血,小的出血可进行压迫止血,大量出血可采用填塞或上止血带,特别严重的血管破裂出血紧急情况下可以暂时以血管钳钳夹结扎止血。

3. 医源性损伤　动作轻柔,避免诊疗操作带来的副损伤。固定与包扎注意松紧适宜。

四、临床情景实例与临床思维分析

临床情景实例 1　患者,男性,42 岁,2h 前骑电动车不慎汽车撞倒致右上肢疼痛、畸形伴活动性出血,步行入院。查体:血压 110/60mmHg,心率 98 次 /min,呼吸 24 次 /min,急性痛苦貌,神清,右前臂中段可见一长约 5cm 伤口,伴皮瓣撕脱,可见骨折断端,创口可见血管断端活动性出血,压迫无明显效果,外院 X 线片考虑右侧桡骨开放性骨折,请对该患者行初步处理。

临床思维分析:患者诊断考虑右上肢开放性损伤,开放性骨折,但首先要控制血管的活动性出血,应选择止血带止血,若止血带止血无效,可考虑血管钳暂时钳夹结扎血管止血。夹板或绷带固定患肢。三角巾或绷带悬吊前臂。

临床情景实例 2

(1) 患者,女性,20 岁,1h 前与男友吵架后在浴室用刀割伤左腕部,当时感疼痛,喷射性出血,受惊后摔倒,其男友发现后紧急扶送入院。体检可见左腕部有一约 5cm 长横行伤口,伤口较深,有喷射性出血。患者入急诊科后,请作为接诊医生对患者进行止血包扎操作。

(2) 患者已经办理住院手续,准备行急诊手术。作为手术医生,请对患者的伤情进行评估,写出患者可能损伤的结构及需要进行的体格检查。

临床思维分析:患者为手腕部开放性损伤,考虑合并血管损伤,首先的处理应是控制出血,常规的压迫一般很难见效,可考虑止血带或直接钳夹止血,其余的处理可参照开放性伤口的常规处理。可能损伤的结构:腕屈肌腱、指屈肌腱、正中神经、尺神经、桡动脉、尺动脉等。需要进行的检查:各手指的屈伸活动,感觉,夹纸试验,拇指对掌功能,甲下毛细血管充盈试验。

临床情景实例 3　患者,男性,21 岁,因被刀刺伤腹部半小时急诊入院。查体:血压 60/40mmHg,心率 130 次 /min,呼吸 28 次 /min,急性痛苦面容,贫血貌,精神差;上腹部可见一长约 3cm 创口有水果刀刺入,体外可见刀柄,刀体已完全进入腹腔,全腹部均有压痛及反跳痛,以上腹部为主,移动性浊音阳性,请在急诊对患者行初步处理。

临床思维分析：患者为刀刺伤所致腹部开放性损伤，失血性休克，首先给予补液抗休克治疗，此时不宜再行影像学等检查，应立即急诊剖腹探查手术，注意正确处理刺入腹腔的异物（水果刀）。

临床情景实例 4 患者，男性，32 岁，因高处坠落后腹部疼痛半小时急诊入院。查体：血压 100/60mmHg，心率 100 次 /min，呼吸 25 次 /min，急性病容，痛苦貌，下腹部可见一长约 5cm 不规则创口，有肠管自创口漏出，并有粪臭味液体流出，全腹部均有压痛及反跳痛，以下腹部为主，移动性浊音阳性，除常规头心肺及四肢外，为求进一步明确诊断，门诊还可对患者行哪些重要的相关体格检查？请在急诊对患者行初步处理。

临床思维分析：患者为腹部开放性损伤，除常规的腹部检查外，还需行肛门指诊，而对患者的初步处理最重要的是对腹部脱出肠管的处理。

临床情景实例 5 患者，男性，45 岁，煤矿工人，因瓦斯爆炸后胸部受伤 1h 急诊入院。查体：血压 80/60mmHg，心率 130 次 /min，呼吸 32 次 /min，急性病容，痛苦貌，张口呼吸，口唇发绀，颈静脉怒张，气管向左侧移位，右前下胸壁可见一长约 5cm 不规则创口，右侧胸部叩诊鼓音，呼吸音消失以下腹部为主，腹部体检未见明显异常，请予急诊紧急处理。

临床思维分析：诊断考虑右侧胸部开放性损伤，张力性气胸，治疗考查如何处理张力性气胸。

临床情景实例 6 患者，男性，28 岁，外伤致头痛、流血，伴鼻腔、外耳流液 3h 入院。查体：血压 100/60mmHg，心率 100 次 /min，呼吸 22 次 /min，急性痛苦貌，头顶可见一开放性伤口，长约 3cm，有活动性出血，鼻腔及外耳道可见大量淡红色液体流出。作为急诊医生，请行初步处理。

临床思维分析：伴颅底骨折的伤口包扎处理，禁忌压迫、填塞患者鼻腔及外耳道。

（费书珂　李志军）

第六篇

眼 科

第四十三章 视力检查
Visual Activity Test

一、适应证

1. 眼科就诊的受检者。
2. 因各种原因需要健康体检者。

二、禁忌证

受检者不能配合或因全身情况不适宜检查者。

三、标准操作规程(表 43-1,表 43-2)

表 43-1　远视力检查标准操作规程

准备	医师的准备:穿工作服,戴口罩、帽子,洗手
	核对受检者姓名、性别、年龄
	询问受检者既往有无屈光不正病史、戴镜史以及其他眼部病史
	用物准备:国际标准视力表[1]、遮挡板、小圆杆、蜡烛、75% 乙醇、棉签、纱布、胶带、打火机(火柴)
操作过程	嘱受检者位于距视力表 5m 之处[2],面对视力表,视力表的 1.0 一行与受检眼同高。视力表的照明均匀,无眩光
	两眼分别检查,一般先查右眼,后查左眼
	检查时用 75% 乙醇消毒过后的遮挡板遮盖非受检眼。检查者用小圆杆指着视力表的视标,嘱受检者说出或用手势表示该视标的缺口方向,由上而下逐行检查,找出受检者的最佳辨认行[3]
	如受检者在 5m 处不能辨认视力表上最大视标时,嘱受检者逐步向视力表靠近,直至看清第 1 行视标[4]
	如在 1m 处仍不能辨认视力表最大视标,则检查数指(CF)。嘱受检者背光而坐,检查距离从 1m 开始,检查者伸手指让受检者辨认手指数目,逐渐移近,记录其能辨认指数的最远距离

操作过程	如果在眼前 5cm 处仍不能辨认指数,则检查者在受检者前摆手,记录能辨认手动(HM)的最远距离
	如果眼前手动不能识别,则检查光感。在暗室中将受检者非受检眼完全遮盖,检查者持烛光放在受检者眼前 5m 处开始检查。若受检者不能看见烛光,则将烛光逐渐向其移近,记录其能看见烛光的最远距离。如受检眼全无光感,记录为"无光感"
	对有光感者还要行光定位检查。检查者将烛光置于受检者前 1m 处,嘱受检者向正前方注视,不要转动眼球和头部,分别将烛光置于左上、左中、左下、上、中、下、右上、右中、右下,同时询问受检者是否能看见烛光。如能看见记录为"+",不能则为"−"
	如受检者戴镜,则需检查戴镜的矫正视力。对于没有矫正眼镜的受检者,且裸眼视力 <1.0,应加针孔板后查小孔视力 [5]

表 43-2　近视力检查标准操作规程

准备	医师的准备:穿工作服,戴口罩、帽子,洗手
	核对受检者姓名、性别、年龄
	询问受检者既往有无屈光不正病史、戴镜史以及其他眼部病史
	用物准备:近视力表 [6]、遮挡板、75% 乙醇
操作过程	采用自然弥散光,也可采用人工照明,但避免眩光
	两眼分别检查,一般先查右眼,后查左眼
	检查时用 75% 乙醇消毒过后的遮挡板遮盖非受检眼
	检查距离一般为 30cm,受检者可根据具体情况移远或移近 [7],以能看清的最小一行字母作为测量结果
	结果可以小数法记录。如用耶格近视力表,则以 J_1~J_7 记录,并注明检查距离

疑点导航:

1. 远视力表可选用对数视力表、国际标准视力表、ETDRS(糖尿病视网膜病变早期治疗研究)视力表中的一种。前两种视力表的检查距离为 5m,后者的检查距离是 4m。

2. 如果检查室的最大距离不足 5m,可将视力表置于被检者座位的后上方,于视力表对面 2.5m 处放一平面镜,嘱受检者注视镜内所见的视力表来检查远视力。

3. 非受检眼要完全遮盖,但不要压迫眼球。检查时要逐行由上而下,不能隔行。受检者头位要正,不能歪头、眯眼,不能用另一只眼偷看,每个字母辨认时间为 2~3s。若受检者能辨认 0.5 一行全部视标,同时辨认 0.6 一行半数以下视标时,则记录为 0.5$^+$;如能辨认 0.5 一行全部视标,同时辨认 0.6 一行半数以上视标时则记 0.6$^-$。

4. 当受检者不能辨认视力表上最大视标向视力表靠近时,须根据受检者与视力表的距离换算受检者的实际视力,如在 3m 处才能看清 0.1 一行,则实际视力为 0.1×3/5=0.06。

5. 由于婴幼儿很难配合视力检查,所以检查时定性比定量更为重要,判断两只眼的视力是否存在差别比获得每眼的准确视力更有价值。对婴幼儿视力表检查不能合作者,可考虑采用追随光源或移动的物体、遮盖法、注视反应、视觉诱发电位、视动性眼球震颤等方法评估其视力。

6. 近视力表可选用徐广第 E 字近视力表、耶格(Jaeger)近视力表、对数近视力表中的一种。

7. 对于屈光不正者,要改变检查距离才能测得最好近视力。如将近视力表向受检眼移近时视力逐渐增加,则该眼可能为近视眼或假性近视眼。如将近视力表向受检眼移远时视力逐渐增加,则该眼可能为远视眼或老视眼。

四、临床情景实例与临床思维分析

临床情景实例 1

(1) 患者,男性,18 岁,高考前常规体检,请给其行眼科视觉功能检查(远视力、对比视野、色觉),并记录检查结果。

(2) 视功能检查项目包括哪些?

临床思维分析:视功能检查包括视力、视野、色觉、暗适应、立体视觉、对比敏感度等视觉心理物理学检查和视觉电生理检查两大类。

临床情景实例 2

(1) 患者,男性,15 岁,因双眼视物模糊半年前来就诊,首先该给其做何检查并操作。

(2) 若受检者右眼能辨认 0.4 一行全部视标,同时辨认 0.5 一行半数以上视标;左眼能辨认 0.5 一行全部视标,同时辨认 0.6 一行半数以下视标时,其双眼视力应分别怎么记录?

临床思维分析:视力的检查及正确记录,右眼 0.5$^-$,左眼 0.5$^+$。

临床情景实例 3 患者,男性,2 岁,因父母发现其右眼瞳孔区发白 1 个月前来就诊,请给其行视力检查。

临床思维分析:婴幼儿视力的检查。白瞳症常见于白内障、视网膜母细胞瘤、外层渗出性视网膜病变(Coats 病)、永存原始玻璃体增生症、早产儿视网膜病变、转移性眼内炎、视网膜脱离等。

临床情景实例 4

(1) 患者,女性,45 岁,因视近物模糊半年来院就诊,首先该给其做何检查并操作?

(2) 若该受检者视力检查示 OD 0.6/0.3(40cm),OS 0.8/0.3(40cm),眼前段和眼底检查均未见明显异常,该受检者下一步最需做何检查?

临床思维分析:远、近视力的检查。根据其检查结果,下一步需考虑给其行验光检查。

临床情景实例 5 患者,男性,35 岁,因车祸外伤致全身多处骨折入院治疗,现受检者自觉双眼视物模糊,请眼科会诊,作为值班医师,首先该给其做何检查并操作。

临床思维分析:因全身情况不能行视力表检查者,可考虑直接用数指或有无光感进行检查评估视力情况。

临床情景实例 6 患者,男性,6 岁,因右眼视力下降 1 年前来就诊,既往有"弱视"病史,请给其行视力检查。

临床思维分析:弱视儿童的视力检查。因为存在"拥挤现象",弱视儿童容易辨认单独视标,行视标视力常较单独视标视力差 1~3 行,而且在弱视训练中单个视标视力也比行视标视力增进得快,因此,对弱视儿童应分别记录单个视标检查的视力及行视标检查的视力。

临床情景实例 7 患者,男性,6 岁,因父母发现其右眼球不自主摆动 1 年前来就诊,请给其行视力检查。

临床思维分析:眼球震颤儿童的视力检查。对隐性眼球震颤者(双眼注视时无眼球震颤,遮盖一眼后出现眼球震颤)检查视力时,可在一眼前放置＋5D球镜片代替遮盖,检查另一只眼的视力。有代偿头位的眼球震颤患者检查视力时,应允许患者在其代偿头位上检查其最佳视力。

临床情景实例 8

(1) 患者,男性,65 岁,因右眼视力下降 1 年余入院,作为接诊医生,首先该给其做何检查并操作,记录检查结果。

(2) 该受检者行裂隙灯检查示右眼晶状体呈白色完全混浊,眼底模糊窥不清。请写出该受检者的诊断及下一步治疗方案。

(3) 若想初步判断受检者视网膜功能及术后的视力效果,可采用哪种简单有效的方法并请操作。

临床思维分析:该受检者因视力下降入院,因此首先应给其行视力检查。根据其裂隙灯检查结果,诊断考虑右眼白内障,需手术治疗。白内障术后视力的预测最简单有效的方法就是光定位检查。

（王 智 庄海容）

第四十四章 眼底检查
Fundus Examination

一、适应证

1. 怀疑有玻璃体或视网膜病变的受检者。
2. 因各种原因需要健康体检者。

二、禁忌证

1. 屈光间质明显混浊。
2. 急性(角)结膜炎时不宜检查。

三、标准操作规程(表 44-1)

表 44-1　直接检眼镜检查标准操作规程

准备	医师的准备:穿工作服、戴口罩、帽子,洗手
	核对受检者姓名、性别、年龄
	询问受检者有无青光眼病史、高血压、糖尿病病史以及其他既往病史
	用物准备:直接检眼镜、散瞳剂(复方托吡卡胺滴眼液)、小手电筒
操作过程	将室内光线调暗,调整受检者转椅到适当高度,以坐姿检查
	确认受检者裸眼状态
	指测法测量受检者双眼眼压。手电筒斜照法测量受检者前房深度
	一般检查时可小瞳下检查,必要时可滴用散瞳眼药水,待瞳孔散大后检查[1]
	一般先检查右眼,后检查左眼
	告知受检者向正前方注视,"全左全右"原则:检查右眼时,站在受检者右侧,右手持镜,以右眼观察;检查左眼时,站在受检者左侧,左手持镜,以左眼观察。手扶于受检者额部,拇指向上牵引上睑
	透照法:转动检眼镜转盘,用 +8D~+10D 的镜片,检眼镜距受检眼 10~20cm。见瞳孔区呈现橘红色反光。如红色反光中出现黑影,嘱受检者转动眼球,根据黑影移动方向与眼球转动方向的关系,判断混浊的屈光间质部位[2]

续表

操作过程	将检眼镜逐步移近置于受检眼前约2cm处，旋转检眼镜转盘，直至看清眼底
	检查时嘱受检者先注视正前方，检眼镜光源经瞳孔偏鼻侧约15°可检查视神经乳头，再沿血管走行，观察视网膜后极部，最后嘱受检者注视检眼镜的灯光，检查黄斑部。观察周边部视网膜，嘱受检者转动眼球，以扩大观察范围[3]
	同法检查左眼，记录检查结果[4]
	双眼检查结束，关闭直接检眼镜电源并归位[5]

疑点导航：

1. 一般检查可不散瞳，但要详细检查眼底时需散瞳后检查。常见的散瞳药物为复方托吡卡胺滴眼液，应正确选用。怀疑有闭角型青光眼或周边前房浅者，散瞳时要格外谨慎，以免导致闭角型青光眼发作。散瞳后可能出现畏光、视物模糊，6~8h后恢复，需向受检者交代清楚。

2. 如黑影移动方向与眼球运动方向一致，表明其混浊位于晶状体前方；反之，则位于晶状体后方，如不动则在晶状体。

3. 直接检眼镜下所见并不是眼底的实际大小，检查所见比实际物像放大14~16倍。

4. 眼底检查的记录内容包括对视神经乳头、视网膜血管、黄斑等部位进行描述。可以视神经乳头和血管直径来描述病变大小，以屈光度描述病变隆起高度。

5. 检查结束时，应将检眼镜的转盘拨到0处，以免转盘上的镜片受到污染。

四、临床情景实例与临床思维分析

临床情景实例1

（1）患者，男性，40岁，因左眼视力下降1个月入院。眼部检查：VOD 1.0，OS 0.4；IOP OD 16mmHg，OS 15mmHg。裂隙灯检查未见明显异常。该受检者下一步最需做何种检查？请操作。眼底如图44-1所示。

（2）请写出该受检者的诊断及下一步治疗方案。

临床思维分析：左眼中心性浆液性视网膜脉络膜病变，治疗上应禁用糖皮质激素和血管扩张药。如渗漏点距中心

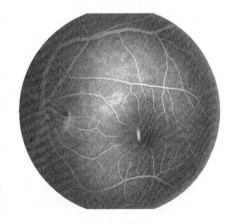

图44-1　40岁男性患者眼底检查图片

凹 200μm 以外,可采用激光光凝渗漏点,可促进 RPE 屏障修复和视网膜下液吸收。

临床情景实例 2

(1) 患者,男性,50 岁,因右眼视力下降 1 年来院就诊,既往有糖尿病病史。请行散瞳眼底检查并记录检查结果。眼底如图 44-2 所示。

(2) 该受检者最可能的诊断是什么?为进一步明确诊断及指导治疗,该受检者需做何检查?

(3) 右眼行眼底荧光造影检查结果如图 44-3 所示;该受检者下一步该做何治疗?

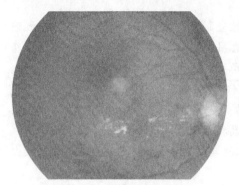 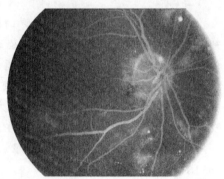

图 44-2　散瞳眼底检查　　　　　　图 44-3　眼底荧光造影检查

临床思维分析:右眼糖尿病视网膜病变,需行眼底荧光造影检查,根据造影结果,考虑行视网膜激光光凝术。

临床情景实例 3

(1) 患者,男性,60 岁,因右眼突然视力下降 1 天来院就诊,请给其行眼底检查。眼底如图 44-4 所示。

(2) 请写出该病的诊断及治疗方案。

临床思维分析:右眼视网膜中央动脉阻塞。治疗原则:应尽早尽快予以抢救性治疗,包括降低眼压的措施,如立即眼球按摩、口服乙酰唑胺、前房穿刺术等;吸入 95% 氧 +5% 二氧化碳混合气体;球后注射(妥拉苏林)或全身应用血管扩张剂,如亚硝酸异戊酯或硝酸甘油含片;全身应用抗凝剂,如口服阿司匹林等;如疑有巨细胞动脉炎,应给予全身皮质类固醇激素治疗,预防另一只眼受累。

临床情景实例 4

(1) 患者,男性,50 岁,因右眼突然视力下降 3 天来院就诊,请给其行眼底检查。眼底如图 44-5 所示。

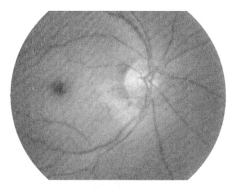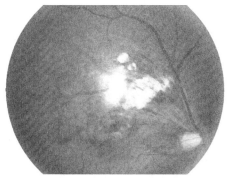

图 44-4　60 岁男性患者眼底检查图片　　　图 44-5　50 岁男性患者眼底检查图片

(2) 请写出该病的诊断及治疗方案。

临床思维分析:右眼视网膜(颞上)分支静脉阻塞。治疗原则:首先应针对全身病进行病因治疗。视网膜存在大面积无灌注区或新生血管时,应行视网膜激光光凝术。

临床情景实例 5

(1) 患者,女性,52 岁,因右眼视力下降 3 个月来院就诊,请给其行眼底检查。眼底如图 44-6 所示。

(2) 请写出该病的诊断,可考虑行哪项检查进一步明确诊断及分期。

临床思维分析:右眼黄斑裂孔,可考虑行光学相干断层扫描检查进一步明确诊断及分期。

临床情景实例 6

(1) 患者,男性,50 岁,因右眼视力下降 1 年来医院就诊。请散瞳行眼底检查(提供复方托吡卡胺滴眼液、硫酸阿托品眼用凝胶等不同散瞳药物选择)。

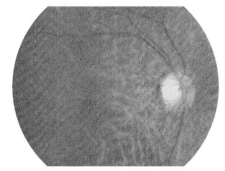

图 44-6　52 岁女性患者眼底检查图片

(2) 散瞳后受检者突然出现右眼部剧烈胀痛伴同侧头痛,此时最需做何处理?

(3) 测眼压 OD 54mmHg,OS 17mmHg。该受检者的诊断是什么? 处理方案?

临床思维分析:正确选用散瞳药物。散瞳后突然眼部剧烈胀痛伴同侧头痛,应考虑青光眼的可能,需行眼压检查。根据眼压结果,考虑青光眼急性发作,予以降眼压治疗。

临床情景实例7　患者,男性,50岁,因右眼视力下降1年来院就诊。眼部检查:VOD 0.1,OS 0.15;IOP:OD 16mmHg,OS 15mmHg。双眼结膜无明显充血,角膜透明,周边前房裂隙状,瞳孔直径约3mm,对光反应存在。请行眼底检查并记录检查结果(提供复方托吡卡胺滴眼液、硫酸阿托品眼用凝胶等不同散瞳药物选择)。

临床思维分析:该受检者虽然眼压正常,但周边前房极浅,忌行散瞳眼底检查,可考虑小瞳下行眼底检查。

(王　智　庄海容)

第四十五章

泪 道 检 查
Lacrimal System Evaluation

一、适应证

1. 有眼干症状的受检者。
2. 有流泪、泪溢症状的受检者。
3. 怀疑有泪道炎症或肿瘤的受检者。
4. 怀疑有泪道损伤的眼外伤受检者。

二、禁忌证

1. 泪道和泪囊急性炎症期。
2. 怀疑有开放性眼球外伤时,慎行泪道冲洗。

三、标准操作规程(表 45-1,表 45-2)

表 45-1　泪道检查标准操作规程

准备	医师的准备:穿工作服,戴口罩、帽子,洗手	
	核对受检者姓名、性别、年龄	
	询问受检者既往眼部病史	
	用物准备:表面麻醉剂、1%~2% 荧光素钠液(或荧光素滤纸条)、2~5ml 注射器、泪道冲洗针头、持物筒和持物钳、棉签、无菌棉球、生理盐水、抗生素滴眼液	
操作过程	一般检查	检查泪小点,注意上下泪小点有无外翻或闭塞
		泪囊区有无红肿、压痛或瘘管
		压挤泪囊区有无分泌物自泪小点溢出
	荧光素钠试验	将 1%~2% 荧光素钠液滴入受检者结膜囊内
		2min 后嘱受检者擤涕或用湿棉棒擦拭下鼻道,如带有黄绿色,即表示泪道通畅

续表

操作过程	泪道冲洗	受检者取坐位,用蘸有表面麻醉剂(如 0.5% 丁卡因)的棉签夹在上、下泪小点之间 1~2min
		嘱受检者头部稍后仰并固定,眼向上注视
		将下睑近内眦部轻轻向下牵拉,暴露下泪小点[1]
		将合适大小的泪道冲洗针头垂直插入泪小点 1~2mm 后向鼻侧转动,使针头呈水平位,随后顺沿泪小管走行方向将针头推进 4~6mm,注入生理盐水
		询问受检者有无液体进入口咽部,或请受检者低头观察有无液体从鼻孔流出,注意注水时有无阻力及有无液体反流,并观察是否伴有脓性分泌物
		冲洗完毕时,滴用抗生素眼药水,记录结果并分析[2]

表 45-2 泪腺检查标准操作规程

准备	医师的准备:穿工作服,戴口罩、帽子,洗手	
	核对受检者姓名、性别、年龄	
	询问受检者既往眼部病史	
	用物准备:消毒滤纸条(5mm×35mm)、表面麻醉剂、秒表、裂隙灯、1%~2% 荧光素钠液(或荧光素滤纸条)、生理盐水、棉签、直尺	
操作过程	一般检查	触摸颞上方眶缘,确定有无肿物。如有,应判断肿物的质地、界限、活动度、有无结节等
		患眼向鼻下方注视,翻转上睑,以拇指将外眦部由外上方牵引并轻轻地将眼球向外上方推动,可将脱垂的泪腺或由于炎症或肿物引起肿胀的睑部泪腺暴露在外眦部上穹窿部结膜下,以便检查
	泪液分泌试验	用准备好的 5mm×35mm 的消毒滤纸,将一端折弯 5mm,置于受检者下睑内侧 1/3 结膜囊内[3],其余部分悬垂于皮肤表面,轻闭双眼
		5min 后测量滤纸被泪水渗湿的长度(折叠端的 5mm 不计在内)[4]
		Schirmer Ⅱ试验[5]:检测泪液的反射分泌量,即刺激鼻腔后再行 Schirmer Ⅰ试验
	泪膜破裂时间(BUT)测定[6]	在裂隙灯下用钴蓝色滤光片观察
		在结膜囊内滴入 1%~2% 荧光素钠液 1 滴(或在下穹窿部结膜放置荧光素滤纸条片刻)
		嘱受检者眨眼数次使荧光素在角膜表面均匀分布,再睁眼凝视前方,不得眨眼
		检查者从受检者睁眼时起立即持续观察受检者角膜,并开始计时,直到受检者角膜表面出现第一个黑斑(泪膜缺损)时为止,记录时间,以秒为单位
		测量 3 次,取平均值。如短于 10s 则表明泪膜不稳定

疑点导航：

1. 如泪小点较小或泪膜闭合，可先用泪小点扩张器垂直插进泪小点1~2mm，再向鼻侧转至水平方向，轻轻捻转，扩张泪小点，再行泪道冲洗。

2. 泪道冲洗结果的分析

（1）泪道通畅：冲洗无阻力，液体顺利进入口咽部或观察到液体从鼻孔流出。

（2）鼻泪管狭窄：冲洗有阻力，液体部分自泪小点返回，部分流入口咽部或鼻腔。

（3）泪小管阻塞：冲洗有阻力，冲洗液完全从注入原路返回。此时应从另一泪小点冲洗，以判断泪总管、鼻泪管和泪囊的情况。

（4）泪总管、泪囊或鼻泪管阻塞：冲洗液自下泪小点注入，由上泪小点反流。

（5）鼻泪管阻塞合并慢性泪囊炎：冲洗液自下泪小点注入，由上泪小点反流，并伴有黏液脓性分泌物。

如需进一步了解泪道阻塞的部位及泪囊大小，可行 X 线碘油造影或超声检查，以便考虑手术问题。

3. 放置滤纸条的动作要轻柔，以免损伤或刺激结膜、角膜等组织，引起反射性泪液分泌。

4. 若检查前不点表面麻醉剂，主要评价泪腺功能，短于 10mm 为异常；若点了表面麻醉剂，则评价副泪腺功能，短于 5mm 为异常。如在 5min 内滤纸条全部被泪液浸湿，则记录滤纸条全部被浸湿所需的时间，以分钟为单位。

5. Schirmer I、II 试验可用于鉴别斯耶格伦综合征（Sjögren 综合征）和非 Sjögren 综合征水液性泪液不足，前者 Schirmer I、II 试验均低下，后者 Schirmer I 试验可能低于 5mm，但 Schirmer II 试验一般正常。

6. 行 BUT 检查时，检查室内避免使用电风扇。

四、常见并发症及处理

泪道损伤或假道形成：泪道冲洗注入液体时，如出现下睑水肿，需考虑假道形成，应即刻拔出冲洗针头，停止冲洗。结膜囊滴用抗生素眼药水，必要时应用抗菌药物，预防发生感染。与受检者交代病情，嘱其第二天复诊。

五、临床情景实例与临床思维分析

临床情景实例 1

（1）受检者，女，40 岁，双眼流泪 2 年，左眼内侧皮肤红肿 2 天。请行相关检查。

(2) 从下泪小点冲洗,冲洗液全部从原泪小点反流,下一步怎么处理?

(3) 从上泪小点进针,口鼻有大量液体,该病的诊断是什么?

临床思维分析:泪道的相关检查,但左眼处于急性炎症期,不能行泪道冲洗检查。诊断考虑右眼下泪小管阻塞,左眼急性泪囊炎可能性大。

临床情景实例 2　患者,男性,65 岁,因双眼白内障入院治疗,请给其行白内障术前准备。

临床思维分析:白内障术前准备包括术前冲洗结膜囊和泪道,散瞳剂扩大瞳孔等。

临床情景实例 3

(1) 患者,女性,40 岁,双眼流泪 2 年。请行相关检查。

(2) 行泪道冲洗时受检者突然感觉疼痛剧烈、下睑水肿,该做何处理?

临床思维分析:泪道的检查以及泪道损伤或假道形成的处理。

临床情景实例 4

(1) 患者,男性,30 岁,因右眼外伤 1h 来院就诊。受检者神志清楚,生命体征平稳,眼部检查见右眼下睑内眦处有一纵行全层裂伤口,下睑向外翻转,该受检者需做何检查?

(2) 若从下泪小点注入,冲洗针头从伤口处穿出,考虑什么? 该做何处理?

临床思维分析:泪道的检查,考虑下泪小管断裂,需尽早手术治疗行泪小管吻合术。

临床情景实例 5

(1) 患者,女性,52 岁,自觉双眼干涩感、不适 1 年余就诊。眼部检查:VOD 0.8,OS 1.0;IOP OD 16mmHg,OS 15mmHg。裂隙灯和眼底检查未见明显异常。下一步该受检者最需做何检查并请操作。

(2) 受检者泪液分泌试验未点表面麻醉剂,右眼滤纸浸湿长度为 7mm,左眼为 3mm,各说明什么?

临床思维分析:干眼症的检查,根据检查结果考虑右眼分泌不足,左眼干眼。

临床情景实例 6　怎样鉴别 Sjögren 综合征与非 Sjögren 综合征水液性泪液不足? 并请操作。

临床思维分析:行 Schirmer Ⅰ、Ⅱ试验。前者 Schirmer Ⅰ、Ⅱ试验均低下,后者 Schirmer Ⅰ试验可能低于 5mm,Schirmer Ⅱ试验一般正常。

(王　智　庄海容)

第四十六章　**眼 压 测 量**
Tonometry

一、适应证

需要了解眼压者。

二、禁忌证

1. 严重角膜上皮损伤或角膜溃疡者。
2. 眼部急性传染性或活动性炎症者。
3. 有或怀疑有眼球开放性损伤者。
4. 因全身情况不允许接受检查者。

三、标准操作规程(表 46-1,表 46-2)

表 46-1　Schiötz 眼压计测量标准操作规程

准备	医师的准备:穿工作服,戴口罩、帽子,洗手
	核对受检者姓名、性别、年龄
	询问受检者有无青光眼病史、麻醉药过敏史以及其他既往病史
	用物准备:Schiötz 眼压计[1]、眼压换算表、表面麻醉剂、75% 乙醇、抗生素滴眼液,棉签
操作过程	在眼压计的试板上测试眼压计的指针是否灵活,是否指向零位。用 75% 乙醇擦拭眼压计的足板部分,并以棉签擦干或晾干
	受检者取仰卧低枕位,受检眼滴入表面麻醉剂 2 次,闭眼数分钟后,双眼向正前方注视一较远目标,或注视天花板,使角膜位于水平正中位
	一般先测量右眼,再测量左眼
	检查者右手持眼压计持柄,左手指轻轻分开受检者上、下眼睑,分别固定于上、下眶缘,勿压迫眼球
	眼压计足板放于角膜中央,保持垂直[2]。手柄应保持在眼压计圆柱上下端中间为宜
	此时可见眼压计指针随眼球搏动在刻度尺前微微摆动,指针靠近零位一侧,从摆动的中点读取指针偏转的刻度数

续表

操作过程	每眼同一砝码连续测量 2 次,其读数差值应不超过 0.5 格刻度数
	如果用 5.5g 砝码测量时指针偏转的刻度数 <3,则换 7.5g 的砝码测量,如指针偏转的刻度数仍 <3,则应换 10g 或 15g 的砝码测量
	根据测量时所用的砝码重量,从换算表查出对应的眼压值,并记录检查结果 [3]
	测压完毕,受检眼滴抗菌药物眼药水 1 滴,嘱受检者勿揉眼
	用 75% 乙醇棉球立即将眼压计足板清洁干净,放回眼压计盒内

表 46-2　Goldmann 压平眼压计测量标准操作规程

准备	医师的准备:穿工作服、戴口罩、帽子,洗手
	核对受检者姓名、性别、年龄
	询问受检者有无青光眼病史、麻醉药过敏史以及其他既往病史
	用物准备:Goldmann 压平眼压计、表面麻醉剂、75% 乙醇、裂隙灯、1%~2% 荧光素钠液(或荧光素滤纸条)、抗生素滴眼液、棉签
操作过程	将消毒后的测压头置于眼压计测压杠杆末端的金属环内,侧面轴向刻度 0 或 180° 置于水平方位,即对准金属环的白线。如果受检眼有 3D 或以上的散光时,则对准金属环的红线
	一般先测右眼,后测左眼
	结膜囊内滴入表面麻醉剂 2 次
	受检眼结膜囊内滴入 1%~2% 荧光素钠液一滴(或在下穹窿部结膜放置荧光素滤纸条片刻),使荧光素在角膜表面均匀分布 [4]
	嘱受检者坐在裂隙灯显微镜前,调整座椅、检查台、颌架及裂隙灯显微镜的高低;使受检者下颌舒适地置于下颌托上,前额紧贴头架的额带上
	将裂隙灯显微镜的钴蓝滤光片置于裂隙灯光前方,并将裂隙充分开大,使蓝光照射在测压头部;裂隙灯置于显微镜一侧,呈 35°~60°
	嘱受检者注视前方,睁大双眼;必要时检查者用手指轻轻牵拉上睑,帮助受检者开大睑裂
	将眼压计的测压螺旋转至 1g 刻度位置。调节裂隙灯显微镜操纵杆,缓慢地将裂隙灯显微镜向前移动,使测压头刚刚接触受检眼的角膜
	此时在钴蓝光照射方向的对侧角膜缘会出现蓝光,裂隙灯显微镜不再向前推进
	用裂隙灯显微镜低倍目镜观察,可见两个黄绿色半圆环。左右、上下调节裂隙灯显微镜操纵杆,使两个半圆环位于视野中央,并使其左右、上下对称,宽窄均匀
	缓慢转动测压螺旋,直到两个半圆环的内缘正好相切,此时为测压终点

续表

操作过程	从测压螺旋上读出至测压终点时所用压力的刻度数,乘以 10,即得眼压值,单位为毫米汞柱(mmHg)
	重复测量 2~3 次,所得结果相差值不超过 0.5mmHg,取平均值 [5]
	调节裂隙灯显微镜操纵杆,将测压头从受检眼撤回
	检查角膜有无擦伤。受检眼滴抗菌药物眼药水 1 滴。嘱受检者勿揉眼
	测压头以软肥皂溶液擦洗,并以流动自来水冲洗干净后放回

疑点导航:

1. 如无眼压计或受检者不宜使用眼压计测量眼压,可考虑使用指测法。嘱受检者两眼向下注视,检查者将两手示指尖放在上眼睑皮肤面,两指交替轻压眼球,根据指尖感觉到的波动感,估计眼压的高低。眼压正常时记录为 T_n,用 $T_{+1} \sim T_{+3}$ 表示眼压增高的程度,用 $T_{-1} \sim T_{-3}$ 表示眼压降低的程度。

2. 眼压计足板压陷角膜的时间不宜过长,以免引起眼压下降,或引起角膜上皮损伤。

3. 测量值受眼球壁硬度的影响,可以用两个不同重量的砝码测量后查表校正以消除球壁硬度造成的误差,即校正眼压,一般先用 5.5g 砝码,然后用 10g 砝码测量。记录值为砝码重量 / 指针偏转刻度数 = 换算后眼压值,以 mmHg 为单位,如 7.5g/4=30.39mmHg。

4. 滴荧光素时不宜过多过浓。如观察的荧光素半环太宽,表明角膜表面染色的泪液过多,应吸除过多泪液后再测量;如荧光素半环太细,表明角膜表面干燥,应将测压头撤回,请受检者眨眼后再测量。

5. 如果受检眼的眼压超过 80mmHg,需在眼压计上安装重力平衡杆进行测量。测量的眼压数值受中央角膜厚度的影响,如中央角膜厚,眼压值会高估,中央角膜薄(包括激光屈光性角膜切除术后),眼压值低估。

四、常见并发症及处理

角膜擦伤:测量时,动作要轻柔,受检者眼球不能转动。如发现角膜擦伤,应滴用抗菌药物眼膏后包扎。如受检者疼痛剧烈,必要时可予以镇痛镇静药物。与受检者交代病情,嘱其 1 天后复查是否痊愈。

五、临床情景实例与临床思维分析

临床情景实例 1

(1) 患者,女性,45 岁,自觉双眼酸胀不适 1 个月余,尤其视近物明显,请

313

给其行眼压测量。

(2) 眼压测量示 OD 15mmHg,OS 13mmHg,视力检查 OD 0.8/0.4(40cm),OS 0.8/0.4(40cm),眼前段和眼底检查均未见明显异常,下一步最需做何种检查?

临床思维分析:根据病史及眼部检查结果,下一步需考虑验光检查。

临床情景实例2 患者,女性,50 岁,自觉双眼胀痛不适 3 个月余,左眼红、有大量分泌物 3 天,请行给其行眼压测量。

临床思维分析:受检者左眼有急性传染性或活动性炎症,不宜行眼压测量,可行右眼眼压测量。

临床情景实例3

(1) 患者,女性,62 岁,昨夜突然出现右眼胀痛、视力下降,伴同侧头痛、恶心、呕吐,今晨来急诊。眼部检查:视力 VOD 0.05,OS 0.2。右眼结膜混合性充血,角膜雾状水肿,房水混浊,周边前房裂隙状,瞳孔直径约 5mm,对光反应迟钝,眼底模糊窥不清。该受检者目前最需做何种检查?

(2) 眼压检查示 OD 60mmHg,OS 15mmHg,最可能的诊断是什么? 该做何处理?

临床思维分析:考虑右眼青光眼急性发作,需行眼压测量。予以降眼压及视神经保护治疗,进一步完善眼底、视野、房角镜等青光眼相关检查。

临床情景实例4

(1) 患者,男性,25 岁,右眼视力下降 1 年前来就诊。眼部检查:视力 VOD 0.2,OS 0.8。右眼前段未见明显异常,眼底见右眼视神经乳头色淡白,C/D=0.8,盘沿变窄,左眼 C/D=0.5。该受检者目前最需做何检查?

(2) 眼压检查示 OD 26mmHg,OS 15mmHg,可能的诊断是什么? 该做何处理?

临床思维分析:考虑原发性开角型青光眼可能性大,需完善 24h 动态眼压、视野、房角镜等青光眼相关检查进一步明确诊断。

临床情景实例5

(1) 患者,女性,40 岁,自觉双眼酸胀不适 1 个月余,请给其行眼压测量。

(2) 眼压测量示 OD 15mmHg,OS 13mmHg。此时受检者突然出现右眼部疼痛、畏光流泪,不能睁眼,此时最需做何检查?

(3) 裂隙灯检查如图 46-1 所示,

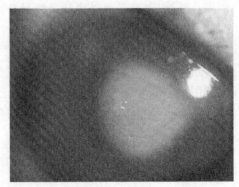

图 46-1 患者裂隙灯检查图片

该做何处理?

临床思维分析:角膜擦伤的处理。

临床情景实例 6

(1) 患者,女性,23 岁,因右眼胀痛 1 个月来医院就诊,半年前曾有准分子激光手术病史。请行给其行眼压测量(Goldmann 压平眼压计)。

(2) 若测受检者眼压 OD 20mmHg,OS 17mmHg。怎样评价该受检者的眼压?

临床思维分析:该受检者既往有准分子激光手术病史,中央角膜变薄,眼压值低估,因此其实际眼压可能大于 20mmHg,可根据换算公式换算出其实际眼压。

(王 智 庄海容)

第七篇

耳鼻喉科

<table>
<tr><td></td><td>第四十七章</td><td><h1>外鼻、鼻腔、鼻窦检查</h1>Inspection of External Nose, Nasal
Cavity and Nasal Sinuses</td><td></td></tr>
</table>

一、适应证

1. 出现鼻塞、鼻漏、鼻出血、嗅觉下降、头痛、泪溢及复视等症状需要行外鼻、鼻腔及鼻窦检查。

2. 健康体检者。

3. 鼻腔、鼻窦某些治疗、活检及异物取出。

二、标准操作规程（表47-1）

表47-1　鼻腔、鼻窦检查操作规程

准备	医师的准备：穿工作服，戴口罩、帽子，洗手
	核对受检者信息
	取得患者知情同意
	用物准备：耳鼻喉科诊疗台、光源、额镜、前鼻镜、间接鼻咽镜、压舌板、酒精灯、1%丁卡因、1%麻黄碱液等
操作过程	体位[1]：受检者坐位，双腿并拢，检查者与患者距离25~40cm
	观察鼻外形无畸形、酒糟鼻、鞍鼻、蛙状鼻、观察眼球运动有无障碍；牙龈、硬腭有无溃烂；软腭抬举有无障碍、各鼻窦区皮肤无异常
	触摸鼻有无压痛，鼻骨有无中断
	检查各鼻窦有无压痛
	光源置于患者耳后上方约15cm
	戴额镜前调节双球关节的松紧度，使镜面能灵活转动于任何位置，又不至于松滑坠落为宜
	调整额带圈至适合头围大小
	将额镜戴于前额，与光源同侧

	对光[2]:额镜反射光的焦点调节到患者需要检查的部位
	保证额镜不晃动
	不过度弯腰扭颈而迁就光源
	鼻前庭检查:用拇指将鼻尖抬起,检查皮肤有无红肿、糜烂、溃疡、皲裂、结痂、肿块和鼻毛脱落
	正确使用前鼻镜:先将鼻镜的两叶合拢伸入鼻前庭,鼻镜不能超过鼻阈[3]。退镜时两叶轻轻张开,抬起鼻翼[4]
	第一位置:头稍低,观察鼻腔底部、下鼻甲、下鼻道及鼻中隔前下部
	第二位置:头后仰30°,检查鼻中隔中段、中鼻甲、中鼻道和嗅裂一部分
	第三位置:头后仰60°,检查鼻中隔上部、中鼻甲前端、鼻丘、嗅裂与中鼻道前部
	观察鼻道中分泌物[5],注意来源的位置、颜色、性质[6]、量、引流方向,判断鼻窦炎
	观察鼻甲黏膜有无肿胀、息肉样变,注意各鼻道中有无息肉或新生物
	同法检查另侧鼻腔
操作过程	后鼻孔检查:体位相同,对光焦点在咽后壁
	将间接鼻咽镜面在酒精灯上加热,在检查者手背上试温,温而不烫
	嘱被检查者平静用鼻呼吸
	左手持压舌板将舌前2/3压下,右手持镜(镜面朝上)从左侧口角送至软腭与咽后壁之间
	调整镜面呈45°倾斜,转动镜面,观察软腭背面、鼻中隔后缘、后鼻孔及各个鼻甲及鼻道的后端有无充血、粗糙、出血、溃疡、隆起及新生物[7]
	1%麻黄碱收缩鼻黏膜,使各窦口通畅,嘱患者固定于所要求的位置15min
	额窦:头直立
	上颌窦炎,头前倾90°,患侧居上
	前组筛窦炎,头位稍向后倾
	后组筛窦炎,头位稍向前倾
	蝶窦炎,低头位,亦可取坐位,下肢自然分开,屈身,头垂抵膝
	鼻窦体位引流的目的:通过判断分泌物的来源,借以确定患者是否有鼻窦炎
	整理用物,洗手并记录
	操作结束后向患者交代检查情况

疑点导航:

1. 检查不合作的儿童可由家属及护士将之搂抱在怀中坐好,一手绕过儿童的胸前,一手按住额部,双膝将受检儿童双腿夹住。

2. 对光前注意调节光源亮度;检查者的瞳孔、额镜中央孔、反光焦点和受检部位在同一条直线上;双眼单视;不能过分地转头、扭颈、弯腰等姿势迁就光源。

3. 鼻镜不宜进入过深,不能超过鼻阈,以免引起疼痛或损伤鼻中隔黏膜引起出血。

4. 取出鼻镜时不可完全将双叶闭紧,以免夹持鼻毛引起疼痛。

5. 鼻腔分泌物较多,可嘱检查者擤出或用吸引器吸出。并留标本送检。若下鼻甲黏膜肿胀妨碍观察,可先将1%麻黄碱生理盐水棉片置于下鼻甲与鼻中隔之间,3min后取出。或用1%麻黄碱生理盐水鼻内喷雾1~2次,待黏膜收缩后再行检查。

6. 疑似脑脊液鼻漏时应观察是否凝固,并行脑脊液葡萄糖定量试验。

7. 后鼻镜所成图像与实体位置左右相反。

三、临床情景实例与临床思维分析

临床情景实例 1

(1) 患者,男性,42岁,1天前在采石场工作时,石块击伤颜面部,当时有鼻出血,现已停止,之后一直有鼻涕流出,请为其行相关检查。

(2) 行前鼻镜检查鼻腔后,在患者鼻腔内发现一石子异物,取出异物后见清水样鼻涕流出,葡萄糖定量实验是2.0mmol/L,请继续处理。

临床思维分析:正确使用前鼻镜;诊断鼻腔异物;了解取鼻腔异物风险和方法;诊断并处理脑脊液鼻漏。

临床情景实例 2

(1) 患者,男性,52岁,回缩性涕中带血5个月,鼻塞2个月,患者未重视,近2天来患者视物重影,家属看出左眼较右眼前突,来耳鼻咽喉头颈外科就诊,请行相关处理并写出初步诊断及依据。

(2) 前鼻镜检查未见明显异常。后鼻镜检查发现左侧咽隐窝一大拇指大小菜花状新生物,表面可见糜烂。

临床思维分析:①正确使用前鼻镜及后鼻镜;②了解鼻咽癌的临床表现。

临床情景实例 3

(1) 患者,男性,8岁,2天前误将纽扣电池放入鼻腔内,请检查及处理。

(2) 取出异物后请行相关处理;出现鼻出血,请继续处理。

　　临床思维分析:鼻腔的检查,电池误置入鼻腔后出现鼻腔黏膜的化学烧伤,可以出现鼻腔黏膜糜烂、出血、鼻中隔穿孔等并发症。应立即取出异物,并行止血及预防并发症等处理。

　　临床情景实例 4

　　(1) 患者,男性,42 岁,反复鼻塞、流脓涕并嗅觉下降 3 年,请为其行前鼻镜检查。

　　(2) 患者行鼻窦 CT 检查,如图 47-1,根据病史及影像学资料,初步诊断有哪些?

　　临床思维分析:正确戴额镜、对光及使用前鼻镜。掌握鼻窦炎的 CT 表现。

　　临床情景实例 5

　　(1) 患者,男性,38 岁,鼻塞及流脓血涕 5 个月。请行相关检查并描述检查结果。

　　(2) 检查发现左侧中鼻道内暗红色新生物。

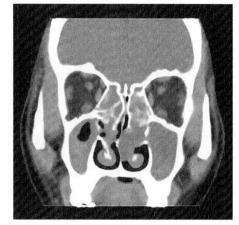

图 47-1　患者鼻旁窦 CT 片

　　临床思维分析:运用第一位置、第二位置、第三位置检查鼻腔内各个部位。

　　临床情景实例 6　患者,男性,5 岁,将一玻璃球误放入右侧鼻腔内,请帮其处理。

　　临床思维分析:注意患儿检查时体位要求;圆球形异物不能使用镊子,要求使用钩状或环状器械,防止异物后坠。

　　临床情景实例 7　患者,男性,23 岁,鼻腔反复出血 4 天,请帮其处理。

　　临床思维分析:考核鼻出血患者的鼻腔检查及止血处理。

　　临床情景实例 8　患者,女性,46 岁,车祸外伤 5h 后出现颜面部明显肿胀,双眼睑淤青,鼻根部明显塌陷,双内眦变宽,鼻腔出血,鼻塞,请行相关检查及记录。

　　临床思维分析:该患者为复合伤,外伤后出现颜面部明显肿胀,鼻根部明显塌陷,双内眦变宽,可能为鼻骨、筛窦等骨折,检查时主要从外鼻、鼻腔及鼻窦行相关检查,对邻近的部位如眼、口腔也要求检查。

　　临床情景实例 9

　　(1) 患者,男性,54 岁,左侧反复头痛 3 个月,发作时难以耐受,以上午明显,曾行头颅 MRI 未见异常。患者既往有鼻炎病史,左侧持续性鼻塞,请行相关检查。

(2) 检查发现左侧中鼻道内黄色脓性分泌物,请行进一步检查及处理。

临床思维分析:疑似鼻源性头痛者应行鼻腔鼻窦检查,发现鼻道内有脓性分泌物,应行鼻窦体位引流。

(石大志　邓启华)

<table>
<tr><td></td><td>第四十八章</td><td>外耳、鼓膜检查
Inspection of External Ear and
Tympanic Membrane</td><td></td></tr>
</table>

第四十八章 外耳、鼓膜检查
Inspection of External Ear and Tympanic Membrane

一、适应证

1. 出现耳痛、耳漏、耳聋、面瘫、耳鸣及眩晕症状者。
2. 健康体检者。
3. 外耳道、鼓膜及鼓室的某些治疗、活检及异物取出。

二、标准操作规程(表 48-1)

表 48-1 外耳及鼓膜检查操作规程

准备	医师准备:穿工作服,戴口罩、帽子,洗手
	核对床号、姓名
	告知检查者检查目的并征得同意
	用物准备:耳鼻喉科诊疗台或检查台、光源、额镜、耵聍钩、卷棉子,耳镜、电耳镜、鼓气耳镜
操作过程	先检查健耳,再检查患耳
	受检者体位[1]:侧坐、受检耳朝检查者、两手置膝上、腰直、头正
	视诊:观察耳廓有无畸形,耳周有无红、肿、瘘口、瘢痕、赘生物等
	触诊:检查者触诊两侧乳突区有无压痛,耳周淋巴结是否肿大;有无耳屏压痛或耳廓牵拉时出现疼痛
	嗅诊和听诊:有无分泌物,是否有特殊臭味;有无他觉性耳鸣等
	光源置于患者一侧后上方约 15cm
	检查者与患者距离 25~40cm
	戴额镜前调节双球关节的松紧度,使镜面能灵活转动于任何位置,又不至于松滑坠落为宜
	调整额带圈至适合头围大小,保证额镜不晃动
	将额镜带于前额,与光源同侧

续表

操作过程	对光:额镜反射光的焦点调节到患者需要检查的部位;瞳孔、镜孔、反光焦点和检查部位成一直线,另一眼不闭
	额镜反光焦点对准外耳道口
	不过度弯腰扭颈而迁就光源
	徒手检查[2],检查时用双手法(图48-1),操作时单手法(图48-2)
	描述外耳道及鼓膜所见[3],鼓膜穿孔患者应该检查鼓室内情况[4]
	检查不清时行耳镜检查[5](图48-3)、电耳镜及鼓气耳镜检查
	检查时耳镜勿超过软骨部和骨部交界处
	观察有无耳漏[6],记录其性状和气味,做脓液细菌培养及药敏试验,将脓液彻底洗净、拭干,以便窥清鼓膜
	观察鼓膜的色泽、活动度,以及有无穿孔等
	同法检查另侧耳
	整理用物,洗手并记录
	操作结束后向患者交代检查情况

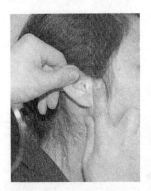 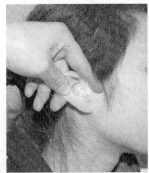 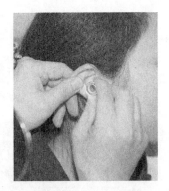

图48-1 双手检查法　　　图48-2 单手检查法　　　图48-3 耳镜检查法

疑点导航:

1. **小儿体位** 其家长正坐在检查椅上,将小儿抱坐于家长一侧大腿上,其受检耳朝向检查者,家长一手固定其头部,另一手环抱固定小儿手臂及胸部。

2. 检查婴幼儿时将耳廓向后下方牵拉,成人向后上方牵拉,使外耳道变直,便于观察。

3. 鼓膜检查顺序为先找到光锥,然后相继观察锤骨柄、短突及前、后皱襞,区分鼓膜的松弛部和紧张部。

4. 若鼓膜有穿孔,应注意穿孔的位置和大小,鼓室黏膜是否充血、水肿,鼓室内有无肉芽、息肉或胆脂瘤等。

5. 耳镜检查法　检查者外耳道狭窄及耳毛浓密适用耳镜检查。电耳镜因其自带光源并有放大功能,利于观察鼓膜的细微病变。必要时利用鼓气耳镜观察鼓膜细微病变,如微小穿孔、粘连、液平面等,并可挤压橡皮球向外耳道加压、减压,观察鼓膜活动度。置入的耳镜不宜超过软骨部,以免受压迫骨部引起疼痛。

6. 有耳漏时判断耳漏液来源部位、性质、量等推断可能病因。

(1) 溢液仅见于外耳道,又有耳道外伤或进水病史者,多为外耳道炎症。

(2) 少量黄色或棕褐色油脂样稀薄液体积附于外耳道,多为耵聍腺分泌物。

(3) 鼓室内引流出淡黄色、透明、稀薄液体,多见于分泌性中耳炎。

(4) 黏液样或脓性分泌物多见于急性或慢性化脓性中耳炎或肿瘤伴感染,偶见于第一鳃裂囊肿伴感染;若有恶臭味应考虑胆脂瘤。

(5) 水样溢液者,若有耳及颅脑外伤或手术史,应考虑脑脊液耳漏。

(6) 血性溢液者,应考虑大疱性鼓膜炎、耳外伤、部分中耳炎、颈静脉球瘤或中耳恶性肿瘤。

三、临床情景实例与临床思维分析

临床情景实例 1　患者,女性,25 岁,左耳痛 2 天来院就诊。请对患者进行耳的一般检查。

临床思维分析:①正确规范的行耳廓、外耳道及鼓膜的检查;②耳痛的常见病因有耳部炎症(如耳廓软骨膜炎、外耳道炎、外耳道疖、耳道异物、急性中耳炎等)、耳部外伤(如耳廓外伤)、耳部肿瘤。耳部的邻近或远离器官的疾病也可放射至耳部,导致耳痛如咽部溃疡、急性扁桃体炎、口咽部肿瘤、三叉神经痛等。

临床情景实例 2

(1) 患者,男,46 岁,左耳反复流脓伴听力下降 5 年就诊。

(2) 描述检查结果,告知患者诊断及相关处理。

临床思维分析:长时间反复脓性耳漏伴有听力下降考虑慢性化脓性中耳炎。耳的一般检查后了解外耳道及中耳内脓性分泌物、鼓膜穿孔情况。分泌物应行分泌物的培养及药敏试验。应告知患者行听力学检查及颞骨 CT 检查,防止颅内、外并发症发生。

临床情景实例 3　患者,男性,40 岁,右耳痛、头痛、发热 3 天,右耳流脓 1 天来院就诊。3 天前下河游泳后,出现右耳疼痛,1 天前出现右耳流脓,有异味,疼痛缓解。既往体健。请行相关检查并告知处理意见。

临床思维分析: 右耳痛、头痛发热 3 天伴有耳漏,急性感染可能。在检查时要对耳漏的来源、性状及量进行记录。行耳的一般检查后,如外耳道内可见脓性分泌物,应行分泌物的培养及药敏试验。清理脓液后继续检查鼓膜情况。应行血常规检查,3% 过氧化氢清洗外耳道,根据脓液细菌培养及药敏试验结果足量抗生素控制感染。

临床情景实例 4

(1) 患者,3 岁,男孩,耳痛 1h。1h 前患儿在水中嬉闹后挠耳并哭诉右耳痛。请行相关检查。

(2) 家属述 1 天前右耳中进一粒黄豆,请做相应处理。

临床思维分析: ①患儿耳痛 1h 应先行耳的一般检查,注意检查时患儿的体位及儿童耳廓牵拉方向(向后下方牵拉);②植物性异物遇水易出现肿大,难以取出,取出前可先在外耳道内滴无水酒精,使其缩小。圆球形异物应使用钩状器械。

临床情景实例 5

(1) 患者,32 岁,男性,被人掌掴后耳痛伴听力下降 2h。请行耳的一般检查。

(2) 检查发现外耳道内可见血痂,鼓膜可见裂隙状穿孔,周边可见血迹。根据检查结果做出诊断及告知患者应进行相应处理。

临床思维分析: ①外伤后出现耳痛伴有听力下降应进行耳的一般检查,了解耳廓、外耳道及鼓膜的情况;②外伤性鼓膜穿孔检查及处理,清理外耳道内血痂,外耳道消毒处理,描述鼓膜穿孔部位、大小及形状等,告知患者禁止耳道内进水及滴药;③出现听力下降应常规行音叉试验。

临床情景实例 6　25 岁,男性,耳廓外伤 4h。与人打斗后致右侧耳廓撕裂伤 4h,神志清楚,颅脑 CT 未见异常,已经在外院行清创缝合,患者诉右侧耳听力下降,请行相关处理。

临床思维分析: ①耳廓外伤后检查时要动作轻柔。耳廓软骨如因外伤、感染发生缺损或变形则可造成耳廓的畸形,影响外耳的功能和外观,且此种畸形的修复较困难,故对耳廓的外伤处理要给予重视。②预防和控制感染,尽可能保留组织以免形成畸形是耳廓外伤的处理原则,包扎不宜太紧。

临床情景实例 7　患者,女性,45 岁,广州人,因右耳奇痒、耳闷胀感 1 个月就诊,请行相关检查及处理。

临床思维分析: 温度高、湿度大的地区,外耳道不适,胀痛或奇痒要考虑外耳道真菌病。应作真菌培养或涂片检查。有时需要经过活组织检查才能作出诊断。

临床情景实例 8

(1) 患者,男性,18 岁。突发剧烈头痛呕吐、发热 5 天急诊入院。既往患右耳慢性化脓性中耳炎 8 年,右耳反复流脓伴听力下降,请行相关检查并初步诊断。

(2) 行颞骨 CT(图 48-4)及头颅 MRI 检查(图 48-5),请初步诊断并给出处理意见。

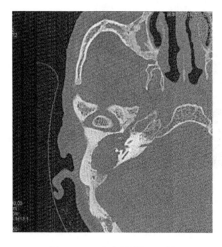 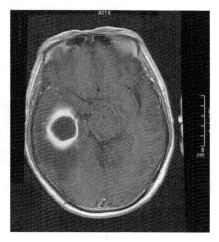

图 48-4 患者颞骨 CT 片   图 48-5 患者头颅 MRI 片

临床思维分析:中耳炎患者突然出现头痛、发热、高热,应考虑颅内并发症。应仔细行耳部检查:清理外耳道分泌物,观察其颜色,有无臭味,有无血性分泌物,有无肉芽及胆脂瘤。还应行颞骨和颅脑 CT、MRI 检查、眼底检查、脑脊液及血液的实验室检查、脓液细菌培养。

临床情景实例 9

(1) 患者,男性,7 岁,听力下降 6 个月。家长诉患者近半年来看电视时喜欢将音量调大,坐教室中间座位不能听清讲课。夜间睡眠后打鼾明显,喜俯卧位。作为耳鼻咽喉科医师,患者要求解决耳部问题,请行查体,耳部可出现哪项体征?

(2) 患者出现听力下降、夜间打鼾最有关联的是何种疾病。为诊断该疾病,首选哪项检查?

临床思维分析:听力下降应行耳部一般检查。鼓膜可以出现内陷,表现为光锥缩短,变形或消失,锤骨柄向后上移位,锤骨短突明显向外突起。鼓室积液时,鼓膜失去正常光泽,呈淡黄、橙红或琥珀色。鼓膜见到液平面或气泡,积液甚多时,鼓膜向外隆凸,鼓膜活动受限(图 48-6)。根据病史和体征可诊断为分泌性中耳炎。儿童腺样体肥大可导致分泌性中耳炎,可选择间接鼻咽镜检查。如不能合作也可采用纤维鼻咽镜或鼻内镜检查。

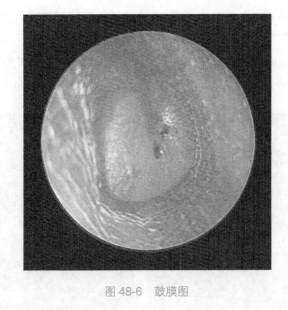

图 48-6　鼓膜图

（石大志）

<table>
<tr><td></td><td>第四十九章</td><td>咽 喉 检 查
Inspection of Pharynx and Larynx</td></tr>
</table>

咽 喉 检 查
Inspection of Pharynx and Larynx

一、间接喉镜检查适应证

1. 出现咽痛、声嘶、痰中带血、吞咽困难、呼吸困难、言语障碍等症状需要检查喉咽部及喉部的患者。

2. 健康体检者。

3. 喉咽部和喉部的某些治疗、活检及异物取出。

二、鼻咽镜检查适应证

1. 出现鼻塞、鼻涕带血、耳闭塞感、不明原因的颈部肿块及头痛等需要检查鼻咽部及后鼻孔的患者。

2. 健康体检者。

3. 鼻咽部的活检。

三、标准操作规程(表 49-1)

表 49-1　咽喉检查操作规程

准备	医师的准备:穿工作服,戴口罩,帽子,洗手
	核对受检者信息(姓名、性别、年龄等)
	患者知情同意
	用物准备:耳鼻喉科诊疗台、光源、额镜、前鼻镜、间接鼻咽镜、间接喉镜、压舌板、纱布、酒精灯、1% 丁卡因等
操作过程	受检者坐位,双腿并拢,检查者与患者距离 25~40cm
	光源置于患者耳后上方约 15cm
	戴额镜前调节双球关节的松紧度,使镜面能灵活转动于任何位置,又不至于松滑坠落为宜
	调整额带圈至适合头围大小
	将额镜戴于前额,与光源同侧

操作过程	对光:额镜反射光的焦点调节到患者需要检查的部位;瞳孔、镜孔、反光焦点和检查部位成一直线,另一眼不闭
	保证额镜不晃动
	不过度弯腰扭颈而迁就光源
	口咽部检查(图 49-1):观察唇黏膜,张口运动,观察牙龈、口腔黏膜、舌、口底、唾液腺开口等情况
	用压舌板压舌前 2/3 处,观察硬腭、软腭及悬雍垂是否对称,有无充血、肿胀、溃疡等,并嘱患者发"啊"声,观察软腭运动情况
	检查舌腭弓、咽腭弓黏膜有无充血和肿胀
	检查扁桃体,注意肿大程度、隐窝表面有无伪膜或角化物,并用另一压舌板挤压舌腭弓,视有无分泌物自隐窝溢出
	间接鼻咽镜检查(图 49-2):体位相同,对光焦点在咽后壁
	将间接鼻咽镜面在酒精灯上加热,在检查者手背上试试温度,温而不烫
	嘱被检查者平静用鼻呼吸
	左手持压舌板将舌前 2/3 压下[1],右手持镜(镜面朝上)从左侧口角送至软腭与咽后壁之间[2]
	调整镜面呈 45° 倾斜,转动镜面[3],观察软腭背面、鼻中隔后缘、后鼻孔及各个鼻甲及鼻道的后端有无充血、粗糙、出血、溃疡、隆起及新生物。观察咽鼓管圆枕、咽鼓管咽口、咽隐窝、腺样体[4]
	如不成功,可以使用鼻内镜、纤维鼻咽镜或电子鼻咽镜检查
	间接喉镜检查(图 49-3):嘱患者张口,伸舌,用纱布裹住舌前 1/3
	左手拇指和中指捏住舌前部,将其向前下方拉[5]
	示指抵住上唇,以求固定
	右手持间接喉镜,将镜面稍加热
	在手背上试试温度
	确认不烫手后,将其放入口咽部,镜面向前下
	镜背将悬雍垂和软腭推向后上方
	检查并口述所见结构:舌根、会厌谷、喉咽后壁和侧壁
	嘱患者发"衣"声,检查并口述所见结构:会厌喉面、杓间区、杓会厌皱襞、声门、室带、声带、声门下,并描述声带运动是否正常[6]
	如不成功,可以使用纤维喉镜、电子喉镜检查或者直接喉镜检查
	整理用物,洗手并记录
	如发现咽、喉部肿物及声带运动受限应行颈部视诊及淋巴结触诊
	操作结束后向患者交代检查情况

疑点导航:

1. 压舌板置于舌前 2/3,注意不要过分用力压舌,以免引起迷走神经反射,严重者可致心脏骤停。

2. 注意勿碰及咽后壁及舌根,以免恶心影响检查。

3. 检查时需将镜面左右转动和水平移动,以便观察鼻咽全貌。

4. 咽部过于敏感、检查不能合作者,可用 1% 丁卡因行表面麻醉后再检查。对鼻咽部暴露困难者,可用软腭拉钩或细导管将软腭拉起检查;应特别注意鼻咽黏膜有无充血、粗糙、出血、溃疡、新生物以及鼻咽腔两侧是否对称,以便早期发现病变。

5. 检查者用拇指与中指将舌轻轻固定于门齿外,不可过度用力牵拉以免损伤舌底。

6. 不能配合暴露喉腔时,可用 1% 丁卡因咽部喷雾麻醉后,让受检者自己拉舌,检查者左手持喉镜,右手持会厌拉钩或弯喉滴管、弯卷棉子等物将会厌拉起,暴露喉腔;应注意镜面影像为倒像,与喉部真实解剖位置前后颠倒;检查时应注意声带有无充血、肿胀、增生、溃疡、新生物,两侧是否对称,有无运动障碍;喉室及声门下区有无肿物,梨状窝有无唾液潴留,杓间区有无溃疡或肉芽等。

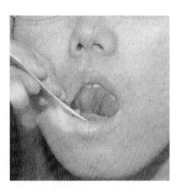

图 49-1 口咽部检查

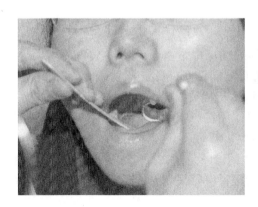

图 49-2 间接鼻咽镜检查

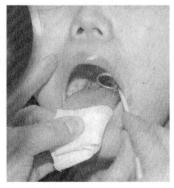

图 49-3 间接喉镜检查

四、临床情景实例与临床思维分析

临床情景实例 1 患者,男性,56 岁,咽部异物感 2 个月,声音嘶哑 1 个月,逐渐加重。请检查咽喉部情况并记录检查所见。

临床思维分析:①咽部异物感、声音嘶哑患者必须要行口咽部检查、喉镜检查;②考核口咽部检查、间接喉镜规范操作;③了解可能致声音嘶哑的病因。

临床情景实例 2

(1) 患者,男性,50 岁,行胃癌根治术后声音嘶哑 1 个月。今日进食后诉咽痛明显,请行相关处理(在模型内会厌谷处刺入一鱼刺异物)。

(2) 发现左侧声带固定不动,请解释其可能的原因。

临床思维分析:考虑行间接喉镜喉部检查,易忽略喉咽部检查,漏诊喉咽部异物。可以在间接喉镜下行异物取出,达到治疗目的。了解声带运动不能的病因。

临床情景实例 3

患者,女性,38 岁,教师,近半年来出现声嘶,发声易倦,渐进性加重。患者来耳鼻咽喉头颈外科就诊,作为接诊医师,请行相关处理。

临床思维分析:间接喉镜检查及声嘶的相关知识和处理方法。

临床情景实例 4

(1) 患者,男性,61 岁,咳嗽咳痰半年,患者未行诊断和治疗,症状未缓解,近来出现声音嘶哑,渐进性加重。患者来耳鼻咽喉头颈外科就诊,作为接诊医师,请行相关处理。

(2) 检查时发现左侧声带固定在旁正中位。

(3) 颈部检查可见左侧锁骨上窝颈部淋巴结肿大。请对肿大的淋巴结行相关记录,根据症状和体征目前需要进行哪些检查。

临床思维分析:间接喉镜检查及声带运动不能时的相关知识和处理方法,注意颈部视诊及触诊。

临床情景实例 5

(1) 患者,男性,55 岁,出现回缩性涕中带血 5 个月、左耳鸣 2 个月,未重视,近 2 天来患者视物重影,家属看出左眼较右眼前突,来耳鼻咽喉头颈外科就诊,作为耳鼻咽喉头颈外科医师,请行相关处理。

(2) 前鼻镜检查未见明显异常。间接鼻咽镜检查发现左侧咽隐窝一大拇指大小菜花状新生物,表面可见糜烂。

(3) 根据症状及体征,患者可能的诊断是什么,请行进一步体检,并回答还需要行哪些检查以明确诊断,作为眼科医师根据患者目前情况需要行哪些相关处理。

临床思维分析:前鼻镜检查和间接鼻咽镜检查的操作规范;了解鼻咽癌的临床表现及诊断方法;结合病史行眼科的相关检查。

临床情景实例 6

(1) 患者,女性,35 岁,咽痛伴有呼吸困难 1 天来门诊检查,请先行相关检查。

(2) 口咽部检查未见明显异常,间接喉镜检查可见会厌充血肿胀,患者不合作,其余结构未能窥及,改行表面麻醉下电子喉镜检查。突然出现呼吸困难,大汗淋漓,面色发绀,请急诊处理。

临床思维分析:咽痛及呼吸困难需要行喉部检查了解病变情况,对有喉阻塞患者,最好在行电子喉镜、直接喉镜检查前快速建立人工气道的准备。

临床情景实例 7

(1) 患者,女性,49 岁,误咽鱼刺异物 2h,咽部疼痛明显,请帮其处理。

(2) 取异物过程中突然停电,请问有哪些处理方法?

临床思维分析:口咽部检查及间接喉镜检查在咽部异物检查中的应用。检查过程中出现停电情况可采用带光源的头灯、助手持手电筒投射额镜等方法处理。

临床情景实例 8　患者,女性,46 岁,右侧耳鸣及闷胀感 2 个月,已经行耳部检查可见明显鼓膜内陷,鼓室积液。右侧下颌角处可扪及质地较硬,移动度差、直径约 3cm 大小的淋巴结。行颈部淋巴结穿刺证实为转移性癌,为寻找原发灶,请行相关检查及记录。

临床思维分析:该患者出现耳鸣及闷胀感 2 个月,鼓膜内陷,鼓室积液,可以诊断为右耳分泌性中耳炎,需要与鼻咽癌鉴别。颈部淋巴结为转移性癌,推测出为鼻咽癌转移可能,应行鼻咽镜检查及活检。

(石大志)

第五十章 音叉试验
Tuning Fork Test

一、适应证

1. 出现耳聋、耳痛、耳漏、耳鸣及眩晕症状者。
2. 健康体检者。

二、标准操作规程（表 50-1）

表 50-1　音叉试验的一般检查操作规程

<table>
<tr><td rowspan="4">准备</td><td>医师准备：穿工作服，戴口罩、帽子，洗手</td></tr>
<tr><td>核对床号、姓名</td></tr>
<tr><td>告知检查者检查的目的及由检查带来的不适症状并征得同意</td></tr>
<tr><td>用物准备：耳鼻喉科诊疗台或检查台、额镜、光源、音叉一套（C128，C256，C512，C1024，C2048）、鼓气耳镜</td></tr>
<tr><td rowspan="7">操作过程</td><td>体位：坐位、两手置膝上、上腰直、头正。先检查健耳，再检查患耳</td></tr>
<tr><td>光源置于患者一侧后上方约 15cm</td></tr>
<tr><td>检查者与患者距离 25~40cm</td></tr>
<tr><td>戴额镜：戴额镜前调节双球关节的松紧度，调整额带圈至适合头围大小，将额镜带于前额，与光源同侧</td></tr>
<tr><td>对光：额镜反射光的焦点调节到患者需要检查的部位；瞳孔、镜孔、反光焦点和检查部位成一直线，另一眼不闭</td></tr>
<tr><td>徒手法或耳镜检查外耳道及鼓膜，清除耳道内耵聍</td></tr>
<tr><td>选用 C256 和 C512 音叉 [1]</td></tr>
<tr><td></td><td>按顺序检查林纳试验（Rinne test，RT）、韦伯试验（Weber test，WT）、施瓦巴赫试验（Schwabach test，ST）、盖莱试验（Gelle test，GT）[2]</td></tr>
<tr><td rowspan="2">林纳试验</td><td>试验方法：手持叉柄，将音叉臂向另手的第一掌骨外缘或肘关节处轻轻敲击 [3]</td></tr>
<tr><td>将振动的音叉臂置于受试者外耳道口 1cm 处，两叉臂末端应与外耳道口在同一平面，检查气导（air conduction，AC）听力（图 50-1）</td></tr>
</table>

续表

操作过程	林纳试验	检查骨导（bone conduction，BC）时，应将叉柄末端的底部压置于颅面上或鼓窦区（图 50-2）
		先测骨导听力，当听不到音叉声时，立即测同侧气导听力，受试耳若能听及，说明气导＞骨导（AC>BC），为阳性（+）
		若气导不能听及，应再敲击音叉，先测气导听力，待不再听及时，立即测同侧耳骨导听力，若此时骨导又能听及，证实为骨导＞气导（BC>AC），为阴性（-）
		若气导与骨导相同（BC=AC），以"（±）"表示[4]
	韦伯试验	手持叉柄，将音叉臂向另手的第一掌骨外缘或肘关节处轻轻敲击
		将叉柄底部紧压在颅面中线上任何一点（多为前额或头顶正中），也可置于两第一上切牙之间
		让受试者辨认音叉声何侧耳的声音较响，以手指示之
		可用"→"表示偏向侧别，用"="表示两侧相等[5]
	施瓦巴赫试验	手持叉柄，将音叉臂向另手的第一掌骨外缘或肘关节处轻轻敲击
		先试正常人骨导听力，待其不再听及音叉声时，迅速将音叉移至受试耳鼓窦区测试
		记录受试者能否听到音叉声
		再按同法先测受试耳，不再听及音叉声时，后移至正常人
		记录正常人能否听到音叉声
		若受试耳骨导延长，以"（+）"表示，缩短以"（-）"表示，两者相似以"（±）"表示[6]
	盖莱试验	将鼓气耳镜置于外耳道，使其密闭，用橡皮球向外耳道交替加压和减压
		手持叉柄，将音叉臂向另手的第一掌骨外缘或肘关节处轻轻敲击
		同时将振动的音叉叉柄底放在鼓窦区
		若镫骨活动正常，患者所听之音叉声在由强变弱的过程中有忽强忽弱的不断波动变化，为阳性（+），无强弱波动感者为阴性（-）[7]
	整理用物，洗手并记录	
	操作结束后向患者交代检查情况[8]	

疑点导航：

1. 临床常用 C256 和 C512 音叉，检查骨导最为适宜，因低于此频率的音叉测骨导时可引起振动感，高于此频率者，其振动不易传至颅骨，并且其气导强度较骨导强度高。

2. 音叉试验可初步鉴别耳聋为传导性或感音神经性，但不能准确判断听

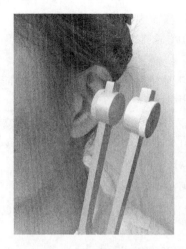
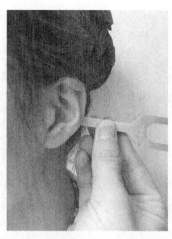

图 50-1　气导检查　　　　　　　　图 50-2　骨导检查

力损失的程度,无法进行前后比较。

3. 注意敲击音叉时用力要适当,如果用力过猛,可产生泛音而影响检查结果。

4. 林纳试验(+)为正常或感音神经性耳聋,(−)为传导性耳聋,(±)为中度传导性耳聋或混合性耳聋。

5. 韦伯试验偏向患侧(或耳聋较重之一侧),表示该患耳为传导性耳聋;偏向健侧(或耳聋较轻之一侧),表示该患耳为感音神经性耳聋。

6. 施瓦巴赫试验(+)为传导性耳聋,(−)为感音神经性耳聋,(±)为正常。

7. 耳硬化或听骨链固定时,盖莱试验为(−)。

8. 音叉试验结果如表 50-2。

表 50-2　音叉试验结果

试验方法	正常	传导性耳聋	感音神经性聋
林纳试验(RT)	(+)	(−)(±)	(±)
韦伯试验(WT)	(=)	→患耳	→健耳
施瓦巴赫试验(ST)	(±)	(+)	(−)

三、临床情景实例与临床思维分析

临床情景实例 1

(1) 患者,男性,16 岁,右侧听力下降 1 天就诊。昨日有游泳后挖耳。请对患者进行耳部检查。请完善音叉试验。

(2) 检查发现右侧外耳道充血肿胀,明显狭窄,鼓膜完整,未见明显充血。

音叉试验结果为 RT(-),WT →患耳,ST(+),如何向患者告知病情。

临床思维分析:①正确规范的行外耳道及鼓膜的检查;音叉试验了解耳聋性质以鉴别。②告知患者根据病史和耳部一般检查应考虑为急性弥漫性外耳道炎,音叉试验结果为传导性聋,为外耳道炎症肿胀所致。注意保持外耳道清洁,取外耳道分泌物细菌培养及药物敏感试验,抗生素滴耳液治疗。

临床情景实例 2

(1) 患者,女,38 岁,因双耳进行性听力下降 4 年就诊。伴有耳鸣,不伴耳漏、耳闷。请根据临床表现相关检查。

(2) 患者外耳道宽大,鼓膜完整,标志清楚。音叉试验结果:双耳 RT(-)骨导延长,ST(+),GT(-),写出初步诊断并告知患者相关病情。

临床思维分析:进行性听力下降 4 年,伴有耳鸣,不伴耳漏、耳闷,应行耳廓、外耳道、鼓膜检查,并行音叉试验初步判断耳聋性质为传导性聋,并出现 Bezold 三征,即 RT 强阳性;骨导延长;GT 阴性,初步诊断耳硬化症,需进一步行纯音听阈测定、声导抗测试、耳声发射检查、听性脑干反应测听及颞部 CT 检查有助于诊断,手术探查后方能明确诊断。可视情况选择药物治疗、佩戴助听器或手术治疗。

临床情景实例 3

(1) 患者,男性,32 岁,左耳听力下降 2 天来诊,伴有眩晕耳鸣,不伴耳漏。起病前无明显诱因,突然发病,根据临床表现作耳部检查和音叉试验。

(2) 写出该患者可能出现的音叉试验的结果(感音神经性耳聋的结果)并写出初步诊断。

(3) 进一步检查项目和处理原则。

临床思维分析:单侧耳听力下降 2 天,不伴耳漏,如检查外耳道、鼓膜正常,行音叉试验初步判断耳聋性质,进一步行纯音听阈测试、声导抗检查,必要时行耳蜗电图、听性脑干反应测听及影像学检查,音叉试验结果提示感音神经性耳聋,在排除其他原因导致感音神经性耳聋则考虑突发性耳聋的诊断。应根据突发性耳聋的类型进行相应的治疗。

临床情景实例 4 患者,女性,7 岁,双耳波动性听力下降 4 年,加重 2 天。家长诉患者练习吹小号后双耳突发听力明显下降,伴有发作性眩晕。

(1) 请行耳的一般检查及最常用听力检查。

(2) 外耳道、鼓膜正常,音叉试验结果 RT(±),ST(-),请做出初步判断及进一步检查。

临床思维分析:患者,女性,7 岁,双耳波动性听力下降 4 年,加重 2 天,练习吹小号后双耳突发听力明显下降,伴有发作性眩晕。检查外耳道、鼓膜正常,行音叉试验结果提示感音神经性耳聋,应考虑有大前庭导水管综合征可能。

进一步行纯音听阈测试、声导抗检查、耳蜗电图、听性脑干反应测听、颞骨 CT 和基因检查,发现前庭水管扩大或内淋巴管、内淋巴囊扩大,诊断即可成立。

临床情景实例 5　患者,男性,46 岁,自幼右耳听力极差,反复左耳流脓 20 年来诊。

(1) 根据临床表现及现有模型做耳科检查并写出诊断。

(2) 该患者诊治过程中注意点。

临床思维分析: ①自幼右耳听力极差,可能为突发性耳聋或中、内耳畸形等原因,左侧反复流脓史考虑为慢性化脓性中耳炎。②需要常规行耳部检查耳廓、外耳道、鼓膜外,尚需行纯音听阈检测及 CT 等检查,注意纯音听阈检测行掩蔽,并行音叉试验验证,如左侧耳有手术适应证,需要谨慎处理。

临床情景实例 6　患者,男性,17 岁,自幼双耳听力下降,无耳漏,无眩晕。

(1) 可能诊断是什么?

(2) 需要那些检查?

临床思维分析: 自幼发生的双耳听力下降,应该行音叉试验及纯音听阈检测判断耳聋性质,并行 CT 检查,如为传导性耳聋,则考虑中耳畸形可能性大,需行鼓室探查术。如为感音神经性耳聋,则需要考虑遗传性耳聋或突发性耳聋所致可能,需要追问病史。

(石大志)

第五十一章

鼻腔异物取出术
Extraction of Nasal Foreign Bodies

一、适应证

诊断明确的各类鼻腔异物[1]。

二、禁忌证

无绝对禁忌证[2]。

三、标准操作规程(表 51-1)

表 51-1　鼻腔异物取出术标准操作规程

准备	医师准备:穿工作服,戴口罩,帽子,七步法洗手
	核对患者信息:姓名、性别、年龄、床号、住院号等
	取得患者和/或家属知情同意并签名
	用物准备:光源、额镜、前鼻镜、异物钩、枪状镊、1% 丁卡因液、1% 麻黄素液,耳鼻喉科诊疗台、鼻内镜、吸引器等
操作过程	简要询问病史(包括外伤史、鼻腔手术史、心血管疾病、血液病等)
	患者取坐位,双腿并拢,身体前倾,头后仰[3]
	检查者保持正坐位,检查者与患者距离 25~40cm
	光源置于患者耳后上方约 15cm
	调整额镜带和球关节松紧度
	戴好额镜,镜体与光源同侧
	对光,保持双眼单视[4]
	初步检查鼻腔[5]
	若未发现异物,收缩鼻腔黏膜后仔细检查鼻腔各个位置[6]
	根据异物的种类和形状使用不同的方法和器械取出鼻腔异物[7]
	再次检查鼻腔情况,有无异物残留、有无鼻腔出血
	术后整理用物,洗手并记录
	操作结束后向患者和/或家属交代检查及处理情况[8]

疑点导航:

1. 鼻异物可分为内源性和外源性异物。前者有死骨、凝血块、鼻石、痂皮等,后者又可分为动物性、植物性及非生物性异物。植物性异物多见,动物性异物罕见。造成鼻异物的原因很多:①自塞入鼻,如豆类、果核、纸卷、小玩具等;②爬行入鼻,如水蛭、昆虫等;③饮吸入鼻,饮水时水中生物被吸入鼻腔;④弹射入鼻,爆炸、枪伤等使石块、铁屑、弹片等进入鼻腔;⑤呕逆入鼻,如食物、寄生虫等;⑥误遗于鼻,如棉片、纱条等;⑦内生于鼻,如鼻石、额外牙等。

2. 异物较大且嵌顿于大血管附近时,须先行相关血管结扎术后再取出异物;对无症状的细小金属异物,若无危险可不取出,但应定期复查。

3. 儿童患者不易配合,协助者可将患者抱入怀中,双膝将其双腿夹紧,一手绕过患儿前胸,固定其身体及双手,一手按住额部使其头部紧贴在协助者胸前。

4. 对光前调节光源亮度,使检查者的瞳孔、额镜中央孔、受检部位在同一条直线上,并使聚光点与受检部位重叠。检查者保持正坐位,保持单眼观察,不要过度扭颈、弯腰来迁就光源。

5. 选择大小合适鼻镜,并将鼻镜的两叶合拢伸入鼻前庭,镜唇前端不能超过鼻阈,以免损伤鼻黏膜引起疼痛或出血。取出鼻镜时两叶轻轻张开,以免夹持鼻毛引起患者疼痛。

6. 若鼻腔异物位于鼻腔后端或较为隐蔽,鼻腔黏膜肿胀鼻腔分泌物较多时,可用 1% 麻黄素喷鼻 2~3 次,待黏膜收缩后再行鼻腔检查,按第一位置、第二位置、第三位置顺序逐步检查,以免遗漏,必要时鼻内镜检查。

7. 发现鼻腔异物后应与患者及家属充分沟通,告知其危险性。签字确认后用 1% 丁卡因喷鼻 2~3 次,充分麻醉鼻腔黏膜。注意勿使用丁卡因棉片或纱条麻醉,以免将异物推入鼻腔后部、甚至下呼吸道。鼻腔异物选用前端为环状或钩状的器械绕至异物后端将之钩出,最好一次成功,否则造成患儿配合困难。球形异物切勿用镊子夹取,以免异物滑脱至鼻腔后端或鼻咽部,甚至掉入喉腔及下呼吸道,造成取出困难,甚至生命危险。

8. 化学性异物取出后必须与患者及家属阐明其危害性及鼻腔冲洗的必要性,以防患者及家属掉以轻心,造成更大的伤害。外伤性异物在充分评估伤情和妥善准备后,经准确定位,必要时在 X 线荧光屏观察下,选择相应手术进路和方法,实施手术取出。

四、常见并发症及处理

1. 出血 取异物的过程中容易伤及鼻腔黏膜,引起鼻腔出血,要求动作轻柔、迅速,选用头端圆钝的异物钳,并尽量使患者保持在静止状态。一般出血不多,用麻黄素棉球填塞鼻腔即可。

2. **下呼吸道异物**　取异物过程中,如患者挣扎不配合,或医师操作不当,均可使异物向后推至下咽、喉,甚至气管、支气管,造成呼吸困难,甚至生命危险。如误吸入至气管、支气管,则必须立即在全麻支气管镜下取出。

五、临床情景实例与临床思维分析

临床情景实例1

(1) 患者,男性,4 岁,将一塑料子弹塞入左鼻腔内 2h,请处理。

(2) 前鼻镜检查发现左鼻后端一黄色球形异物,请继续处理。

(3) 全麻气管插管后用异物钩取出异物,见左鼻内少许血性分泌物,请继续处理。

临床思维分析:①儿童常因好奇玩耍将细小物品塞入鼻腔内,日久遗忘,可致鼻塞、脓血涕,呼气时有臭味;②鼻腔异物多在表面麻醉下取出,若患者不配合或异物较大取出困难时,应在气管插管全麻下取出,以防异物掉入下呼吸道,造成危险及取出困难;③术中损伤鼻腔黏膜可导致少许出血,用麻黄素棉片填塞鼻腔即可,一般不需特殊处理。

临床情景实例2

(1) 患者,男性,56 岁,野外游泳后出现左鼻塞、鼻痒、鼻涕带血 3 天。患者自诉 3 天前于海南一野外水塘中游泳后出现左侧鼻腔内虫爬感、鼻塞、鼻涕带血。请予以检查。

(2) 前鼻镜检查在患者左侧鼻腔内见一黑色球状物,表面附少许血痂,触软,可自行蠕动。请继续处理。

临床思维分析:①热带地区常有水蛭、昆虫或蠕虫爬入野营及野浴者鼻中,可有鼻塞、鼻涕带血、虫爬感等症状;②鼻腔动物性异物一般用鼻镜检查就能发现,必要时用鼻内镜检查,对活动的动物性异物常用 1% 丁卡因麻醉后,再用鼻钳取出。

临床情景实例3

(1) 患者,男性,5 岁,将一纽扣电池塞入右鼻腔 3 天,现鼻塞、鼻痛明显,伴有脓血性分泌物。请检查。

(2) 前鼻镜检查在患者右鼻腔前段见一纽扣电池,表面附多量黑色痂皮,请处理。

(3) 鼻腔异物取出后见右下鼻甲前端黏膜糜烂,鼻中隔前端糜烂穿孔。请继续处理。

临床思维分析:①化学性异物可致鼻腔黏膜的化学烧伤,尤以碱性腐蚀伤明显。碱离子与组织蛋白结合形成碱性蛋白,可穿透到深部组织,如早期处理不及时,创面可继续扩大或加深。酸性异物接触机体后引起细胞脱水及蛋白质凝固变性,可阻止烧伤向深部组织发展。②儿童鼻腔异物可用头端是环状的异物钩绕至异物后端钩出。③碱性烧伤伤口常呈凹陷,边缘潜行,往往经久不愈。碱性异物要及时取出,并清理鼻腔内痂皮及坏死物,取出后要用大量清水冲洗鼻腔,清除残留物,预防鼻中隔穿孔和鼻腔粘连发生。

临床情景实例 4

(1) 患者,男性,38 岁,鼻内镜手术后出现左鼻塞、异味 2 个月。患者 3 个月前因"鼻息肉"行功能性鼻内镜手术,术后未定时复查,2 个月前左侧鼻塞加重,并出现臭味、鼻涕带血。请检查。

(2) 鼻内镜下见左鼻腔内广泛粘连,中鼻道内可见纱条存留,取出后见纱条已部分腐烂,上附脓血性分泌物。请处理。

临床思维分析:①鼻部手术时填塞的棉片、纱条等未及时取出,造成医源性异物;②异物在鼻腔内长时间存留,导致鼻腔感染,肉芽增生,鼻腔粘连;③鼻内镜下取出医源性异物及鼻腔清理是必须的,有利于清除全部异物、肉芽、囊泡及粘连,防止息肉复发及保持鼻窦引流通畅;④鼻部手术后应记录填塞的纱条及棉片数量,以免遗留,术后要定期复查鼻腔。

临床情景实例 5

(1) 患者,男性,16 岁,右侧鼻塞、流涕 10 年余,加重 1 个月伴脓血涕。患者曾多次就诊,诊断为"鼻窦炎",每次均行抗生素治疗后好转,1 个月前上述症状再次加重,否认有异物进入鼻腔史。请检查。

(2) 鼻内镜下见右侧鼻腔内多量脓血性分泌物及痂皮,有臭味。鼻底中部一灰黑色物体,质硬,形状欠规则。请处理。

(3) 用 1% 丁卡因、1% 麻黄素液麻醉及收缩鼻腔黏膜后取出,压碎后呈砂石感,未见明显核心。请继续处理。

临床思维分析:①鼻石是异物在鼻及鼻窦滞留,炎性分泌物浓缩、分解,无机盐类存积于异物表面,以此为核心而逐渐形成;②一般在表麻或局麻下用鼻内镜下将鼻石取出,若鼻石较大取出困难,宜先用咬骨钳咬碎后分次取出;③鼻石周围黏膜常有溃疡及肉芽,应全身应用敏感抗生素治疗。

(石大志)

第五十二章 咽异物取出术
Extraction of Foreign Bodies in Pharynx

一、适应证

诊断明确的各类咽部异物[1]。

二、禁忌证

无绝对禁忌证[2]。

三、标准操作规程(表 52-1)

表 52-1 咽部异物取出术标准操作规程

<table>
<tr><td rowspan="4">准备</td><td colspan="2">医师准备:穿工作服,戴口罩、帽子,洗手</td></tr>
<tr><td colspan="2">核对患者信息:姓名、性别、年龄、床号、住院号等</td></tr>
<tr><td colspan="2">取得患者和 / 或家属知情同意并签名</td></tr>
<tr><td colspan="2">用物准备:光源、额镜、间接鼻咽镜、间接喉镜、压舌板、纱布、酒精灯、异物钳、1% 丁卡因、电子喉镜、显微喉异物钳等</td></tr>
<tr><td rowspan="11">操作过程</td><td colspan="2">简要询问病史(包括异物的类型、大小、形状等)</td></tr>
<tr><td colspan="2">患者取坐位,双腿并拢,身稍前倾,头后仰</td></tr>
<tr><td colspan="2">检查者保持正坐位,检查者与患者距离 25~40cm</td></tr>
<tr><td colspan="2">光源置于患者耳后上方约 15cm</td></tr>
<tr><td colspan="2">调整额镜带和球关节松紧度</td></tr>
<tr><td colspan="2">戴好额镜,镜体与光源同侧</td></tr>
<tr><td colspan="2">对光,保持双眼单视</td></tr>
<tr><td colspan="2">咽部检查[3]</td></tr>
<tr><td rowspan="3">口咽异物</td><td>检查口腔,排除口腔黏膜、齿间异物</td></tr>
<tr><td>用压舌板压舌前 2/3 处,检查扁桃体、舌根、黏膜皱襞等处[4]</td></tr>
<tr><td>发现异物后用异物钳夹出[5]</td></tr>
</table>

续表

操作过程	喉咽异物	酒精灯加温间接喉镜镜面,然后在手背上试温,以免烫伤黏膜
		嘱患者张口,伸舌,用纱布裹住舌前 1/3
		检查者捏住舌前部并拉向前下方,示指抵住上唇,以求固定
		检查者右手持镜,送入口咽部,镜背将悬雍垂和软腭推向后上方
		检查会厌谷、梨状窝、杓间区、杓状会厌襞等 [6]
		发现喉咽部异物后,以 1% 丁卡因喷喉部 2~3 次
		令患者将舌头拉出口外固定
		医生左手持间接喉镜,右手持喉异物钳将异物取出
	鼻咽异物	酒精灯加热间接鼻咽镜镜面,做到温而不烫
		嘱受检者用鼻平静呼吸
		左手持压舌板将舌前 2/3 压下,右手持镜,镜面朝上送至口咽部
		转动镜面,观察鼻咽各部分
		发现异物后,一般用纤维鼻咽镜将异物取出 [7]
术后整理用物,洗手并记录		
操作结束后向患者和 / 或家属交代检查及处理情况		

疑点导航:

1. 咽部异物在耳鼻喉科各类异物中最为常见。常见原因:①进食不慎,将鱼刺、骨头、果核等咽下;②儿童口含小玩具,嬉戏、哭闹时吸入;③醉酒、昏迷、精神异常时发生误咽,如义齿脱落;④企图自杀,有意吞入异物;⑤术中使用医疗用品,术后忘记取出,形成异物。

2. 少数异物刺破咽壁进入咽后或咽旁隙,引起气肿、脓肿,导致呼吸困难,可先予气管切开,再经口或颈侧切开排脓,取出异物。

3. 根据患者主诉,评估异物大致位置,然后重点检查,一般先口咽,再喉咽,必要时检查鼻咽部。

4. 如果患儿不愿张口,可待其啼哭张口或捏鼻张口呼吸之时,迅速将压舌板伸入口腔,压其舌前 2/3,快速检查口咽部,确定好异物后,用异物钳迅速取出。必要时镇静或全身麻醉下取出异物。

5. 异物大多存留在扁桃体、舌根、会厌谷及梨状窝等处,有时深入扁桃体隐窝内难以发现,可刺激舌根使患者恶心时挤压扁桃体而发现。口咽部异物可用镊子夹出,但应防止滑落掉入下咽、喉部或下呼吸道。

6. 下咽部异物一般用 1% 丁卡因行黏膜表面麻醉后再检查和取出异物。

检查者不可过度用力将舌体向下牵拉,以免牙齿损伤舌体及舌系带。如检查不成功,可于纤维喉镜或者全麻下直接喉镜检查及异物取出。

7. 鼻咽部异物少见,偶见于因呕吐、呛咳而将食物、鱼刺、药片等挤入鼻咽部,久之可有臭味。大部分在纤维鼻咽镜检查时发现并取出。

四、常见并发症及处理

1. 咽部黏膜损伤　术中视野不清、患者欠配合或医生操作不当,异物钳可撕裂黏膜而出血、疼痛,但一般出血量不大,通常无需特殊处理。

2. 出血　一般为少量出血,可自止,不需特殊处理。若出血剧烈,保持呼吸道通畅是首要任务,可气管插管或切开,然后止血、补液,以保证血容量充足。

3. 异物下坠　检查时异物移动或取出时异物滑脱,均可使异物掉下喉腔、气管或支气管,甚至误咽入食管,增加取出困难及生命危险。

4. 异物残留　如有多个异物或异物取出时被夹断而造成异物遗留。

五、临床情景实例与临床思维分析

临床情景实例 1

(1) 患者,男性,25 岁,嚼槟榔后出现咽部异物感 1 周,患者以为咽炎发作未予在意,现请检查。

(2) 舌根部可见一黑色异物嵌插其中,请继续处理。

临床思维分析:①咽异感症常与咽炎、扁桃体炎、扁桃体角化症、茎突过长、会厌囊肿、反流性食管炎等疾病有关,也可为神经官能症的一种表现,患者咽部常有异物、堵塞、贴附、咽痒等症状,空咽时有明显异物感,吞咽食物时反而不明显。②抽烟、酗酒、粉尘、刺激性食物、有害气体等都可以引起慢性咽炎及咽异感症。在嚼食槟榔的人群中,慢性咽炎患者比例很高,近年来,口腔癌在此人群中发病率稳步上升,应引起足够重视。③口咽部异物常用镊子夹出,但时有异物滑脱,用血管钳夹取较为稳妥。

临床情景实例 2

(1) 患者,男性,50 岁,误咽鱼刺出现咽部异物感 5 天,请检查。

(2) 双扁桃体、舌根、会厌谷、梨状窝均未发现异物,CT 示左侧扁桃体上隐窝层面细小高密度影,结合病史提示异物。请继续处理。

(3) 探查左扁桃体上隐窝,见一小鱼刺存于其中,取出后异物感消失。

临床思维分析:①咽部异物有时深入扁桃体隐窝内难以发现,可用棉签或镊子探查扁桃体表面或隐窝,也可在表面麻醉后用手探查扁桃体,有时可发现隐匿的短小异物;②薄层 CT 能发现短小隐匿的骨性及金属异物,帮助异物定位取出。

临床情景实例 3

(1) 患者,女性,23 岁,进食后出现咽部异物感半小时,请检查。

(2) 间接喉镜下见左侧梨状窝内一黑色异物,请继续处理。

(3) 间接喉镜下用喉异物钳取出后,见为一洗碗用钢丝球断端。

临床思维分析:①金属类异物可由口含异物嬉戏、哭闹时吸入,也可由醉酒、精神异常时误咽,或自杀时吞入,常见于针、铁丝、螺钉、假牙等,可刺破黏膜引起出血、疼痛及感染,严重时还可引起咽旁脓肿。②下咽部异物可在黏膜麻醉后在间接喉镜下用间接喉钳取出或纤维喉镜下用喉显微钳取出,异物较大、取出困难时可在全麻下用直接喉镜取出。

临床情景实例 4

(1) 患者,男性,68 岁,误食鱼刺后出现右侧咽痛、发热、吞咽困难 8 天,伴头痛、畏寒、乏力、言语不清及食欲减退,无张口及呼吸困难。请检查。

(2) 急性病容,颈部僵直,右侧下颌下及下颌角下后方肿胀,触诊坚硬疼痛,无波动感。右侧扁桃体 I 度,无明显充血,右侧咽侧壁突向中线。请继续检查。

(3) 电子喉镜下见右侧喉咽壁肿胀隆起,表面呈附大量黏液。请处理。

临床思维分析:①咽壁的异物刺伤可以引起咽后及咽旁隙感染,继而形成脓肿,见于抵抗力低下的人群,如糖尿病患者及老年人;②咽旁脓肿位于深部,颈外不易触及波动感,不能以此作为诊断咽旁脓肿的依据,颈部 B 超或 CT 可发现脓肿形成,必要时可在病侧肿胀处穿刺抽脓以明确诊断;③咽旁脓肿须与扁桃体脓肿、咽后脓肿及咽旁肿瘤相鉴别,咽旁脓肿患者扁桃体本身无明显病变;④咽旁脓肿形成前,应给予足量敏感的抗生素和适量的糖皮质激素;⑤咽旁脓肿形成后,需及时切开排脓,一般选择颈外径路,以下颌角为中心,局麻下在胸锁乳突肌前缘作一切口,血管钳钝性分离组织进入脓腔,充分引流。

临床情景实例 5

(1) 患者,男性,70 岁,误吞鸡骨后出现右侧咽痛、吞咽困难 9 天,畏寒、发热、呼吸困难 4 天。伴头痛、乏力、张口困难及言语不清。请行体格检查及重要的辅助检查。

(2) 急性病容,呼吸急促,口角流涎,颈部僵直,右侧颈部肿胀,上达腮腺,前至颈中线,后至项部,下至锁骨上方,触诊疼痛明显,有波动感。右侧咽侧壁隆起越过中线。请继续检查。

(3) 颈部 CT 提示,右侧咽旁巨大脓肿,侵及颈内动脉,咽腔极度狭窄,喉咽部见一约长 2cm 的骨性异物。请行明确诊断及向患者家属交代病情。

临床思维分析:先行口咽部及间接喉镜检查喉咽部,根据病史及检查诊断为"咽部异物,右侧咽旁脓肿"。咽旁脓肿累及翼内肌时,可出现张口困难。该疾病凶险,应注意和患方交代以下情况:①咽旁脓肿过大,阻塞上呼吸道,可引起吸气性呼吸困难;②咽旁脓肿侵及颈动脉鞘,破坏颈内动脉壁,可引起出血性休克或呛入肺部导致淹溺而死亡;③咽旁脓肿侵犯颈内静脉,可发生血栓性静脉炎或脓毒血症;④有呼吸困难者可先行气管切开,再经口或颈侧切开排脓,取出异物。

临床情景实例 6

(1) 患者,女性,34 岁,误吞鱼刺后咽部异物感 3h。患者误吞鱼刺后出现恶心、呕吐,后症状减轻,咽部异物感上移。请检查。

(2) 间接喉镜下均未发现口咽及喉咽部异物。请继续检查。

(3) 间接鼻咽镜下见一鱼刺嵌顿于鼻咽部,请处理。

临床思维分析:①鼻咽部异物非常少见,可以是鼻腔异物往后掉入,也可以是口咽部异物因呛咳上行所致,往往在行电子鼻咽喉镜检查时发现;②有明确异物吸入史患者,口咽部及喉咽部未发现异物时,应常规检查鼻咽部。

临床情景实例 7

(1) 患者,男性,67 岁,误吞鱼刺后咽部异物感 2 天。请检查。

(2) 间接喉镜下见右侧会厌谷一细长鱼刺,部分嵌入咽壁。用喉息肉钳取出后患者仍有异物感。请继续处理。

(3) 电子喉镜下见右侧会厌谷仍有一小段鱼刺嵌入咽壁,请继续处理。

临床思维分析:①咽部异物残留非常少见,可能为多个异物,也有可能是异物断裂所致,异物取出后仍应再次检查,以免遗漏;②虽有异物残留,也可因丁卡因的麻醉作用而感觉不明显,待麻醉消散后患者仍有异物感;③若怀疑异物残留,可在纤维喉镜下仔细检查,发现异物后用显微喉钳取出。

临床情景实例 8

(1) 患者,男性,3 岁,误吞鱼刺后咽部异物感 1h。请检查。

(2) 纤维喉镜下见右侧梨状窝一鱼刺,用显微喉钳钳夹时异物脱落,患儿出现剧烈呛咳。请继续处理。

(3) 肺部 CT 提示右侧支气管异物,请继续处理。

临床思维分析:①取异物过程中应避免异物脱落,防止下咽造成食管异物、掉入下呼吸道,造成气管、支气管异物;②一旦发生应迅速明确诊断,立即处理食管异物或气管、支气管异物。

(石大志)

347

第八篇

传　染　科

第五十三章 穿脱隔离衣
Don and Remove Isolation Gown

一、适应证

1. 接触经接触传播的感染性疾病患者如传染病患者、多重耐药菌感染等患者时。

2. 对患者实行保护性隔离时,如大面积烧伤患者、骨髓移植等患者的诊疗、护理时。

3. 可能受到患者血液、体液、分泌物、排泄物喷溅时。

二、标准操作规程(表 53-1)

表 53-1　穿脱隔离衣标准操作规程

准备		穿工作服,戴口罩、帽子,洗手
		修剪指甲、脱去手表、卷袖过肘
		评估隔离衣是否符合要求,评估环境
操作过程	穿隔离衣	选择大小合适隔离衣,能遮盖工作服
		手持衣领取下隔离衣
		两手将衣领的两端向外折,使内面向着操作者,并露出袖子内口
		将左臂入袖,举起手臂,使衣袖上抖
		用左手持衣领,同法穿右臂衣袖
		两手持衣领中央,沿着领边由前向后扣好领扣
		扣好两侧袖扣,解开腰带活结
		从腰下 5cm 将隔离衣的一边渐向前拉,直至距边缘约 1cm 处,然后用手捏住,不能触及边缘内面
		同法捏住另一边
		两手在背后将两侧边缘对齐,向一侧折叠,以一手按住
		另一手将腰带拉至背后压住折叠处
		将腰带在背后交叉,再回前方打一活结

续表

操作过程	脱隔离衣	双手置胸前,松开腰带,打活结
		解开两侧袖扣,将两侧衣袖塞于工作服袖下
		消毒液搓(刷)洗双手 2min、肥皂水、流水洗 2 遍、擦干
		解开领扣,拉下衣袖 [1],解开腰带
		双手轮换退出衣袖
		手持衣领,两边对齐,挂好 [2]
		隔离衣送洗:隔离衣每天更换,潮湿、污染后立即更换,将脱下的隔离衣,污染面向内,卷成包裹状,丢至医疗废物容器内送洗
		穿脱隔离衣时未污染面及颈部,操作符合隔离原则 [3]

疑点导航:

1. 洗完手后拉衣袖应注意,一手伸入另一侧袖口内,拉下衣袖过手,再用遮盖着的手在外面拉下另一衣袖。

2. 挂隔离衣时注意,污染面向外挂于污染区,污染面向里挂于半污染区。

3. 隔离衣的衣领和内面视为清洁面,系衣领时袖口不可触及衣领、面部、帽子,系腰带时手不可触及隔离衣内面,脱隔离衣时双手不可触及隔离衣外面,始终保持衣领清洁。

三、临床情景实例与临床思维分析

临床情景实例 1　患者,女性,20 岁,因甲型肝炎入住传染病病房。请为患者完成静脉采血。

临床思维分析:穿脱隔离衣和静脉采血的准备及操作。

临床情景实例 2　患者,男性,50 岁,因全身大面积烧伤入院,现右下肢(大腿)伤口有较多量渗出,敷料渗出液呈淡绿色,具有微甜腐霉气味。请予换药。

临床思维分析:保护性隔离与穿脱隔离衣。

临床情景实例 3　患者,男性,34 岁,诊断重症肺炎入住重症监护室,痰培养及药物敏感试验结果为多重耐药鲍曼不动杆菌。为该患者进行基础护理操作。

临床思维分析:接触多重耐药菌患者的准备。

临床情景实例 4　患儿,男性,1 岁,患有传染病,请给予患者 250ml 0.9% 氯化钠注射液静脉输注。

临床思维分析:穿脱隔离衣适应证的掌握及小儿头皮静脉穿刺。

临床情景实例 5

(1) 患者,男性,20 岁,持续高热和腹泻 8 天,大便每天 6 次,偶尔有黏液,右下腹隐痛,伴食欲差、恶心、呕吐,躯干背侧隐约可见 3 颗比米粒小,压之褪色的淡红色皮疹。考虑诊断为伤寒,现需要静脉采血进行血培养,请予以处理?

(2) 穿好隔离衣后发现,衣服上有一破洞,该怎么做?

临床思维分析:对传染病患者进行操作的防护措施及隔离衣污染;隔离衣破损的处理。

临床情景实例 6

(1) 患者,男性,37 岁,因甲型肝炎、肺部感染入院,患者痰多无法自行咳出,现需为患者吸痰,吸痰前是否需要做其他准备,请完成。

(2) 取隔离衣时发现隔离衣不能遮盖工作服,该如何处理?

临床思维分析:对传染病患者进行操作可能受到血液、体液、分泌物喷溅时的防护措施;隔离衣的选择。

临床情景实例 7

(1) 患者,男性,62 岁,患有传染病,为提高免疫力,医嘱予卡介菌多糖核酸(斯奇康)肌注,请为他行肌内注射。

(2) 操作者在穿隔离衣时,发现下摆处有一潮湿区域,该如何处理?

临床思维分析:穿脱隔离衣适应证的掌握 + 肌内注射;隔离衣污染、破损或溅湿的处理。

临床情景实例 8

(1) 患者,男性,64 岁,患慢性阻塞性肺疾病多年,再发加重 2 天合并肺部感染,痰培养及药物敏感试验结果为:铜绿假单胞菌。请行动脉穿刺查血气分析。

(2) 操作者准备好操作用物穿好隔离衣后,发现物品准备不齐,该如何处理?

临床思维分析:对多重耐药菌感染患者操作前的准备;穿隔离衣前后注意事项。

(张丽媛 肖丽艳)

第五十四章

穿脱防护服
Don and Remove Disposable Gowns

一、适应证

1. 临床医务人员在接触甲类或按甲类传染病管理的传染病患者时。

2. 接触经空气传播或飞沫传播的传染病患者,可能受到患者血液、体液、分泌物、排泄物喷溅时。

二、标准操作规程(表 54-1)

表 54-1 穿脱防护服标准操作规程

准备	操作前评估:环境区域[1]、隔离种类[2,3]、防护服有无破损、防护服种类[4]		
	用物准备:防护服、医疗垃圾袋		
	医务人员准备:洗手→戴帽子→戴医用防护口罩[5]→穿工作服→换工作鞋		
操作过程	穿防护服	选择大小合适、未破损的防护服(潜在污染区)	
		先穿下装	
		再穿上衣	
		戴好帽子	
		拉上拉锁	
		戴防护目镜 / 防护面罩	
		正确戴手套	
		穿鞋套(后进入污染区)	
	脱防护服	脱手套、消毒双手(污染区)	
		摘护目镜 / 防护面罩	
		脱分体式防护服	脱联体式防护服
		先将拉链拉到底	先将拉链拉到底
		向上提拉帽子,使帽子脱离头部	向上提拉帽子,使帽子脱离头部

续表

操作过程	脱防护服	脱袖子、上衣,将污染面放入医疗废物袋	脱袖子
		脱下装,由上向下边脱边卷,污染面向里,脱下后置于医疗废物袋	由上向下边脱边卷,污染面向里直至全部脱下后放入医疗废物袋内
		脱鞋套	
		洗手和/或手消毒(可进入潜在污染区)	

疑点导航:

1. 医务人员应严格执行区域划分的流程,按程序做好个人防护,方可进入病区,离开时按要求摘脱,并按照医院废物管理要求处理使用后物品。

(1) 穿戴防护应遵循的程序

1) 清洁区进入潜在污染区:洗手→戴帽子→戴医用防护口罩→穿工作衣裤→换工作鞋后→进入潜在污染区。手部皮肤破损的戴乳胶手套。

2) 潜在污染区进入污染区:穿隔离衣或防护服→戴护目镜/防护面罩→戴手套→穿鞋套→进入污染区。

3) 为患者进行吸痰、气管切开、气管插管等操作,可能被患者的分泌物及体内物质喷溅的诊疗护理工作前,应戴防护面罩或全面型呼吸防护器。

(2) 脱防护用品应遵循的程序

1) 医务人员离开污染区进入潜在污染区前:摘手套、消毒双手→摘护目镜/防护面屏→脱隔离衣或防护服→脱鞋套→洗手和/或手消毒→进入潜在污染区,洗手或手消毒。

2) 从潜在污染区进入清洁区前:洗手和/或手消毒→脱工作服→摘医用防护口罩→摘帽子→洗手和/或手消毒后,进入清洁区。

3) 离开清洁区:沐浴、更衣→离开清洁区。

2. 医务人员应根据疾病的传播途径,正确使用防护服。

(1) 法定甲类传染病为鼠疫、霍乱。按甲类传染病管理的传染病:传染性非典型肺炎(SARS)、炭疽中的肺炭疽和人感染高致病性禽流感。

(2) 接触经空气传播或飞沫传播的传染病患者,可能受到患者血液、体液、分泌物、排泄物喷溅时。

3. 三种传播途径的隔离与预防

(1) 接触传播的隔离与预防:接触经接触传播的疾病如肠道感染、多重耐药菌感染、皮肤感染等的患者,在标准预防的基础上,还应采用接触传播的隔离与预防。

1) 患者的隔离:应限制患者的活动范围。应减少转运;如需要转运时,应采取有效措施,减少对其他患者、医务人员和环境表面的污染。

2)医务人员的防护:①接触隔离患者的血液、体液、分泌物、排泄物等物质时,应戴手套;离开隔离病室前,接触污染物品后应摘除手套,洗手和/或手消毒。手上有伤口时应戴双层手套。②进入隔离病室,从事可能污染工作服的操作时,应穿隔离衣;离开病室前,脱下隔离衣,按要求悬挂,每天更换清洗与消毒,或使用一次性隔离衣。接触甲类传染病应按要求穿脱防护服,离开病室前,脱去防护服。使用后的隔离衣、防护服按医疗废物管理要求进行处置。

(2)空气传播的隔离与预防:接触经空气传播的疾病,如肺结核、水痘等的患者,在标准预防的基础上,还应采用空气传播的隔离与预防。

1)患者的隔离:①无条件收治时,应尽快转送至有条件收治呼吸道传染病的医疗机构进行收治,并注意转运过程中医务人员的防护;②当患者病情容许时,应戴外科口罩,定期更换,并限制其活动范围;③应严格空气消毒。

2)医务人员的防护:①应严格按照区域流程,在不同的区域,穿戴不同的防护用品,离开时按要求摘脱,并正确处理使用后物品。②进入确诊或可疑传染病患者房间时,应戴帽子、医用防护口罩;进行可能产生喷溅的诊疗操作时,应戴防护目镜或防护面罩,穿防护服,当接触患者及其血液、体液、分泌物、排泄物等物质时应戴手套。

(3)飞沫传播的隔离与预防:接触经飞沫传播的疾病,如百日咳、白喉、流行性感冒、病毒性腮腺炎、流行性脑脊髓膜炎等,在标准预防的基础上,还应采用飞沫传播的隔离预防。

1)患者的隔离:①遵循要求对患者进行隔离与预防。②应减少转运。当需要转动时,医务人员应注意防护。③患者病情容许时,应戴外科口罩,并定期更换。应限制患者的活动范围。④患者之间、患者与探视者之间相隔距离在1m以上,探视者应戴外科口罩。⑤加强通风,或进行空气的消毒。

2)医务人员的防护:①应严格按照区域流程,在不同的区域,穿戴不同的防护用品,离开时按要求摘脱,并正确处理使用后物品;②与患者近距离(1m以内)接触,应戴帽子、医用防护口罩;进行可能产生喷溅的诊疗操作时,应戴防护目镜或防护面罩,穿防护服;当接触患者及其血液、体液、分泌物、排泄物等物质时应戴手套。

4.防护服有联体式和分体式两种,脱防护服时操作稍有不同。

5.医用防护口罩的佩戴方法

(1)一手托住防护口罩,有鼻夹的一面背向外。

(2)将防护口罩罩住鼻、口及下巴,鼻夹部位向上紧贴面部。

(3)用另一只手将下方系带拉过头顶,放在颈后双耳下。

(4)再将上方系带拉至头顶中部。

(5) 将双手指尖放在金属鼻夹上,从中间位置开始,用手指向内按鼻夹,并分别向两侧移动和按压,根据鼻梁的形状塑造鼻夹。

(6) 每次佩戴医用防护面罩进入工作区域之前,应进行密合性检查:将双手完全盖住防护口罩,快速的呼气,若鼻夹附近有漏气应按第(5)调整鼻夹,若漏气位于四周,应调整到不漏气为止。

三、注意事项

1. 防护服只限在规定区域内穿脱。
2. 接触多个同类传染病患者时,防护服可连续应用。
3. 接触疑似患者时,防护服应每个患者之间进行更换。
4. 穿时勿使衣袖触及面部及衣领,脱时注意避免污染。
5. 发现有渗漏或破损应及时更换。

四、临床情景实例与临床思维分析

临床情景实例 1 患者,男性,20 岁,疑似 SARS,现需要静脉采血进行血培养,请前去采血之前需要做什么?

临床思维分析:根据《医院隔离技术规范》,需要穿防护服进行操作的常见传染病有:SARS、人感染高致病性禽流感。

临床情景实例 2

(1) 患者,女性,40 岁,疑似人感染高致病性禽流感,请前去给该患者进行静脉采血送病原学检测,请问怎样防护?

(2) 该患者最后确诊为人感染甲型 H1N1 流感,接下来怎样防护?

临床思维分析:根据国卫疾控发〔2013〕28 号,将人感染 H7N9 禽流感纳入法定乙类传染病;将甲型 H1N1 流感从乙类调整为丙类,并纳入现有流行性感冒进行管理;人感染高致病性禽流感由乙类传染病甲类管理调整为乙类传染病乙类管理。

(李 坑 张丽媛)

推荐阅读文献

［1］陈红.中国医学生临床技能操作指南.2版.北京:人民卫生出版社,2014.

［2］葛均波,徐永健,王辰.内科学.9版.北京:人民卫生出版社,2018.

［3］万学红,卢雪峰.诊断学.9版.北京:人民卫生出版社,2018.

［4］王毅,张秀峰.临床技能与临床思维.北京:人民卫生出版社,2015.

［5］郑劲平,高怡.肺功能检查实用指南.北京:人民卫生出版社,2009.

［6］中华医学会呼吸病学分会肺功能专业组.肺功能检查指南:肺弥散功能检查.中华结核和呼吸杂志,2015,38(3):164-169.

［7］柏树令.系统解剖学.5版.北京:人民卫生出版社,2002.

［8］陈清启.心电图学.2版.济南:山东科学技术出版社,2012.

［9］郭继鸿.心电图学.北京:人民卫生出版社,2002.

［10］何方田.临床心电图详解与诊断.杭州:浙江大学出版社,2010.

［11］王卫平,孙锟,常立文.儿科学.9版.北京:人民卫生出版社,2018.

［12］贾建平,陈生弟.神经内科学.7版.北京:人民卫生出版社,2013.

［13］吴江,贾建平.神经病学.3版.北京:人民卫生出版社,2015.

［14］李小寒,尚少梅.基础护理学.5版.北京:人民卫生出版社,2013.

［15］王建荣.输液治疗护理实践指南与实施细则.北京:人民军医出版社,2009.

［16］黄金,李乐之.常用临床护理技术操作并发症的预防及处理.北京:人民卫生出版社,2013.

［17］胡丽华.临床输血学检验.3版.北京:人民卫生出版社,2012

［18］李志强.简明临床输血理论与实践.上海:世界图书出版上海有限公司,2010.

［19］孔维佳.耳鼻咽喉头颈外科学.3版.北京:人民卫生出版社,2015.

［20］陈孝平,汪建平,赵继宗.外科学.9版.北京:人民卫生出版社,2018.

［21］李乐之,路潜,外科护理学.5版.北京:人民卫生出版社,2012.

［22］吴希如.儿科实习手册.2版.北京:人民卫生出版社,2006.

［23］金星明,静进.发育与行为儿科学.人民卫生出版社,2014.

［24］陈孝平,陈义发.外科手术基本操作.北京:人民卫生出版社,2007.

［25］卡内尔,贝蒂.坎贝尔骨科手术学.王岩,毕郑刚,译.北京:人民军医出版社,2014.

［26］杨镇.外科实习医师手册.5版.北京:人民卫生出版社,2013.

［27］中华医学会外科学分会外科手术学学组.关腹技术和材料选择专家共识(2008).中国实用外科杂志,2008,28(10):797-799.

［28］王昌明 . 临床基本技能操作手册 . 上海：第二军医大学出版社,2006.

［29］黄志强 . 外科手术学 . 3 版 . 北京：人民卫生出版社,2007.

［30］吴孟超 . 黄家驷外科学 . 7 版 . 北京：人民卫生出版社,2008.

［31］关广聚 . 临床实践技能指南 . 北京：人民卫生出版社,2006.

［32］杜玉君,安莲华 . 临床实践技能操作规范 . 北京：人民卫生出版社, 2013.

［33］胥少汀,葛宝丰,徐印钦 . 实用骨科学 . 4 版 . 北京：人民卫生出版社,2012.

［34］赵玉沛,陈孝平 . 外科学(下册). 3 版 . 北京：人民卫生出版社,2013.

［35］王正敏 . 王正敏耳显微外科学 . 上海：上海科技教育出版社,2004.

［36］谢幸,孔北华,段涛 . 妇产科学 . 9 版 . 北京：人民卫生出版社,2018.

［37］邓小明,李文志 . 危重病医学 . 3 版 . 北京：人民卫生出版社,2011.

［38］郭曲练,姚尚龙 . 临床麻醉学 . 3 版 . 北京：人民卫生出版社,2012.

［39］孔维佳 . 耳鼻咽喉头颈外科学 . 2 版 . 北京：人民卫生出版社,2010.

［40］黄选兆,汪吉宝,孔维佳 . 实用耳鼻咽喉头颈外科学 . 2 版 . 北京：人民卫生出版社, 2013.

［41］孙虹,张罗 . 耳鼻咽喉头颈外科学 . 9 版 . 北京：人民卫生出版社,2018.

［42］教育部医学教育临床教学研究中心专家组 . 教育部临床能力认证丛书 . 北京：人民卫生出版社,2012.

［43］杨培增,范先群 . 眼科学 . 9 版 . 北京：人民卫生出版社,2018.

［44］赵家良 . 临床技能操作规范：眼科学分册 . 北京：人民军医出版社,2007.

［45］孔维佳,周梁 . 耳鼻咽喉头颈外科学 . 3 版 . 北京：人民卫生出版社,2015.

［46］SCONFIENZA LM,SERAFINI G,SERAFINI G . Atlas of emergency medicine procedures. Springer.2017,70(5):623-629.

28档